U0325362

冠心病饮食
营养一本通

求医不如求己养生别养病

王洪磊◎编著

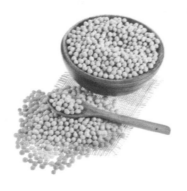

天津出版传媒集团

天津科学技术出版社

图书在版编目（CIP）数据

冠心病饮食营养一本通 / 王洪磊编著 . -- 天津：
天津科学技术出版社 , 2022.7
ISBN 978-7-5742-0151-4

Ⅰ . ①冠… Ⅱ . ①王… Ⅲ . ①冠心病—食物疗法
Ⅳ . ① R247.1

中国版本图书馆 CIP 数据核字 (2022) 第 112359 号

冠心病饮食营养一本通
GUANXINBING YINSHI YINGYANG YIBENTONG

责任编辑：孟祥刚
责任印制：兰　毅
出　　版：天津出版传媒集团
　　　　　天津科学技术出版社
地　　址：天津市西康路 35 号
邮　　编：300051
电　　话：（022）2332490
网　　址：www.tjkjcbs.com.cn
发　　行：新华书店经销
印　　刷：三河市同力彩印有限公司

开本 710×1000　1/16　印张 16　字数 200 000
2022 年 8 月第 1 版　第 1 次印刷
定价：48.00 元

序言

心脏是人体的重要器官，我们全身所有器官的供血都由它来推动。它就像一个永不停歇的泵，将携带氧气和营养物质的血液输送到全身。正因为心脏夜以继日地跳动，我们的生命才得以维系。而心脏本身也需要充分的血液和氧分，冠状动脉是负责供应心脏本身血液的血管。因冠状动脉本身的问题，导致心肌缺血、缺氧而引起的疾病称为冠状动脉性心脏病，简称冠心病。

冠心病的发生与高脂肪、高胆固醇、高热量等有很大的关系，而这些又与饮食习惯不佳密切相关。随着人们生活水平的提高，高血压、高脂血症、糖尿病、肥胖、吸烟、过量饮酒、精神紧张、饮食不当、缺乏运动等因素，使得冠状动脉粥样硬化性心脏病的患者日益增多，患者人群也有了更年轻化的趋势。伴有眩晕、气促、出汗、恶心及昏厥症状的冠心病俨然已经成为影响人类健康的第一杀手。据世界卫生组织发布的报告，全世界每年有1700万人死于以"心肌梗死"和"脑卒中"为主要表现的心脑血管疾病。目前，我国心脑血管疾病患病人数约3.3亿。

那么，从饮食方面怎样防治冠心病呢？基于这个问题，我们编著了《冠心病饮食宜忌全书》一书，就冠心病患者所关心的饮食问题，从正确认识冠心病入手，详细地介绍了冠心病的诱导因素、诊断方法、饮食原则等。同时从冠心病患者宜吃的81种食物、慎吃的63种食物及48种常用中药材等方面给予详细、系统的指导，让读者清楚了解冠心病患者适宜吃什么，不适宜吃什么。在本书的最后，我们着重介绍中医治疗冠心病，分享了中医对冠心病的认识，以及中医治疗冠心病的常用方剂和中医常用于冠心病的针灸疗法、推拿疗法、膏药穴位贴敷、药浴疗法、水浴疗法和气雾剂吸入法。

本书用通俗易懂的语言，让完全没有医学基础的人也能了解冠心病的基本知识以及冠心病患者日常生活中的饮食宜忌等，从而有效预防和及时发现冠心病先兆，及时就医，并从饮食方面达到防治冠心病的目的。本书结构简单，知识系统、丰富，具有很强的可操作性，便于患者及其家人自我学习和掌握。

我们衷心希望本书能对冠心病患者及其家人提供可靠而有效的帮助。祝愿各位冠心病患者早日恢复健康！

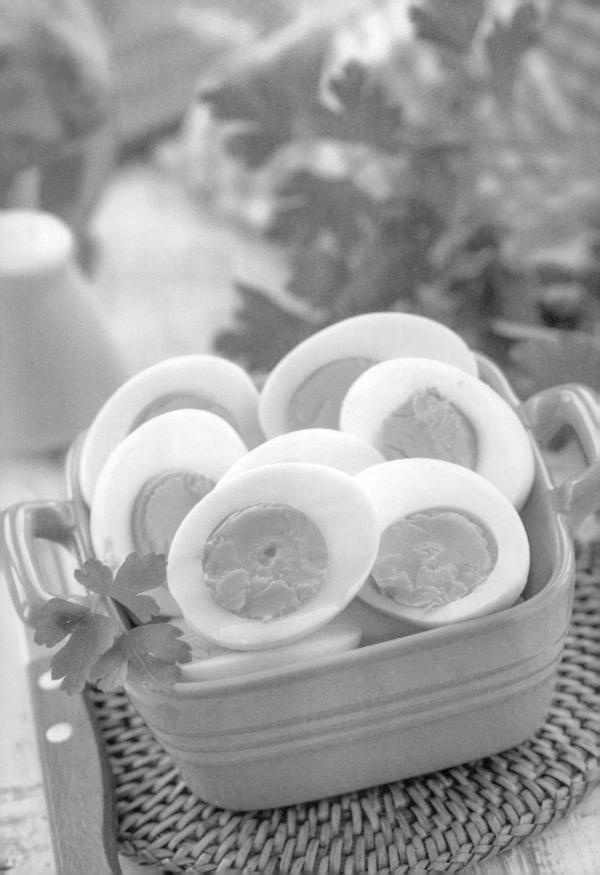

目录

第一章 | 冠心病是健康的第一杀手

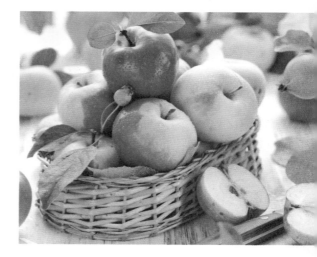

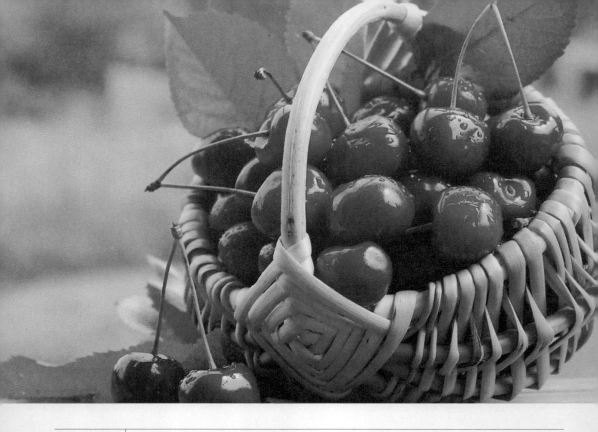

第二章 | 冠心病患者宜吃的 81 种食物

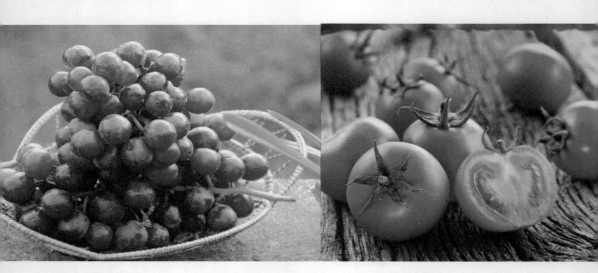

第三章 | 冠心病患者慎吃的 63 种食物

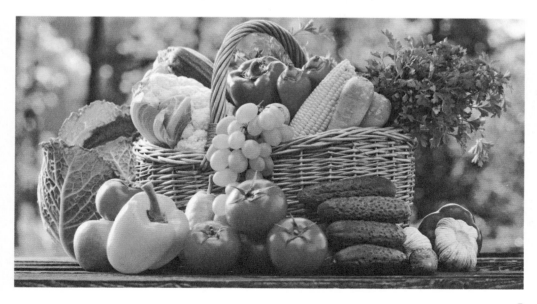

第四章 | 冠心病患者常用的 48 种中药材

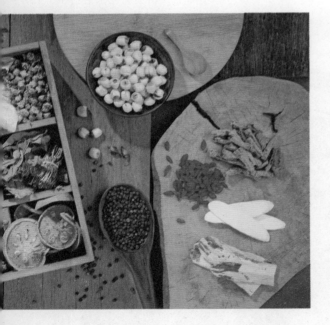

第五章 | 中医治疗冠心病

第一章
冠心病是健康的
第一杀手

冠心病是发病率最高的心脏病，也是所有心脑血管疾病中发病率和死亡率最高的。造成冠心病的原因有很多，就目前情况看，冠心病发病年龄日趋下降，这与人们的饮食习惯有很大关系。本章针对冠心病的常识进行介绍，让读者能够更清楚地了解冠心病。同时，还介绍了冠心病患者的饮食原则、饮食宜忌或饮食建议，让您吃得更健康。

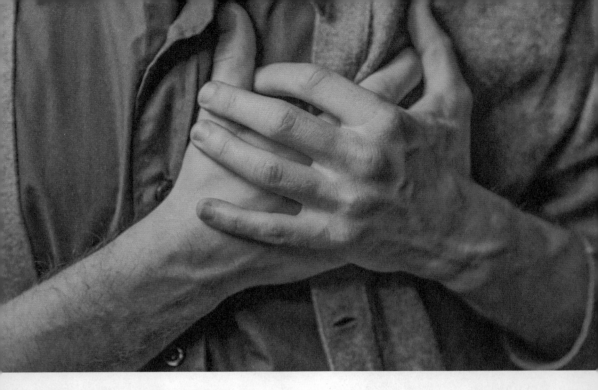

认识冠心病

　　冠心病通常是一种进展性疾病，平时可以没有任何症状，但随着时间的推移，病变和病情可能会逐渐地加重，不容小觑。

什么是冠心病

　　冠状动脉粥样硬化性心脏病简称冠心病。由于脂质代谢异常，血液中的脂质沉着在原本光滑的动脉内膜上，在动脉内膜一些类似粥样的脂类物质堆积而成白色斑块，这些斑块渐渐增多造成动脉腔狭窄，使血流受阻，导致心脏缺血，产生心绞痛。如果动脉壁上的斑块形成溃疡或破裂，就会形成血栓，使整个血管血流完全中断，发生急性心肌梗死，甚至猝死。冠心病少见发病机制是冠状动脉痉挛（血管可以没有粥样硬化），产生变异性心绞痛，如果痉挛超过30分钟，也会导致急性心肌梗死（甚至猝死）。冠心病是动脉粥样硬化导致器官病变的最常见类型，也是严重危害人类健康的常见病。

冠心病有哪些危害

　　冠心病危害一：冠状动脉树长期硬化情况下，最终会导致远端下游相应的灌注区域的心肌缺血。发生缺血的原因主要是冠状动脉供血和心肌需血之间的矛盾。慢性供血量不足主要是由严重狭窄或闭塞所致；急性供血量不足则主要是由于血管的痉挛或斑块破裂，诱发管腔内血栓形成导致管腔的突然狭窄加重或闭塞。如果临时发生的供需矛盾所致的心肌缺血可以在短时间内解除，在临床上则表现为心绞痛。如果短时间（大都超过30分钟）内无法解除时，导致相应冠状动脉下游远端灌注区的心肌坏死，临床上则表现为急性心肌梗死。慢性缺血一般都是由于冠状动脉慢性固定性严重狭窄或闭塞所引起，慢性缺血情况下，由于心脏对于缺血逐渐地得到了适应，或侧支循环的代偿性增粗，供血得到了部分代偿，因此一般不会发生心绞痛和心肌梗死。心绞痛可分为稳定性和不稳定性两种。稳定性心绞痛一般不会诱发急性心肌梗死，不稳定性心绞痛则容易发生急性心肌梗死。

冠心病危害二：冠心病的危害除了可以发生心绞痛和心肌梗死以外，还可以因为心肌缺血导致各种心律失常，以及心脏扩大和心力衰竭。最严重的心律失常是心室颤动，临床上表现为突然死亡（医学上称之为猝死）。心绞痛、心肌梗死、心律失常、心脏扩大和心力衰竭可以互为因果而同时存在。猝死是冠心病死亡的主要形式。

虽然冠心病的危害比较大，但我们也不要过于恐惧冠心病。因为，冠心病是一种现代生活方式病，是一种可以预防发生（一级预防）的疾病。即使已经患上了冠心病，也可以通过二级预防得到很好的治疗效果。

冠心病有哪几种类型

临床分为隐匿型、心绞痛型、心肌梗死型、心力衰竭型（缺血性心肌病）、猝死型五个类型。其中最常见的是心绞痛型，最严重的是心肌梗死和猝死两种类型。

隐匿型冠心病：患者有冠状动脉硬化，但病变较轻或有较好的侧支循环，或患者痛阈较高因而无疼痛症状，称为隐匿性冠心病。

心绞痛型冠心病：心绞痛最常见的临床综合征，是由于心肌耗氧量和供氧量暂时失去平衡而引起。心绞痛既可因心肌耗氧量暂时增加超出了已狭窄的冠状动脉供氧能力而发生（劳力型心绞痛）（例如可以在体力活动、情绪激动、寒冷、暴饮暴食等影响下发作），亦可因冠状动脉痉挛导致心肌供氧不足而引起（自发型心绞痛）。综合上述，心绞痛型冠心病是在

冠状动脉狭窄的基础上，由于心肌负荷的增加引起心肌急剧的、短暂的缺血与缺氧的临床综合征。主要表现为：1.胸部压迫窒息感、闷胀感、剧烈的烧灼样疼痛，一般疼痛持续1～5分钟，偶有长达15分钟，可自行缓解。2.疼痛常放射至左肩、左臂前内侧直至小指与无名指。3.疼痛在心脏负担加重（例如，体力活动增加、过度的精神刺激和受寒）时出现，在休息或舌下含服硝酸甘油数分钟后即可消失。4.疼痛发作时，可伴有（也可不伴有）虚脱、出汗、呼吸短促、忧虑、心悸、恶心或头晕症状。

心肌梗死型冠心病：心肌梗死是指由于绝对性冠状动脉功能不全，伴有冠状动脉供血区的持续性缺血而导致的较大范围的心肌坏死。绝大多数（95%）的心肌梗死局限于左心室一定范围，并大多累及心壁各层（透壁性梗死），少数病例仅累及心肌的心内膜下层（心内膜下梗死）。而心肌梗死型冠心病是指在冠状动脉病变的基础上，发生冠状动脉供血急剧减少或中断，使相应的心肌严重而持久地急性缺血导致心肌坏死。通常表现为：1.突发时胸骨后或心前区剧痛，向左肩、左臂或他处放射，且疼痛持续半小时以上，经休息和含服硝酸甘油不能缓解。2.呼吸短促、头晕、恶心、多汗、脉搏细微。3.皮肤湿冷、灰白、重病病

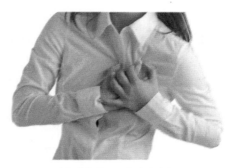

胸部疼痛是冠心病的典型症状。

容。4.大约十分之一的患者唯一表现是晕厥或休克。

心力衰竭型冠心病：心肌纤维化，心肌的血供长期不足，心肌组织发生营养障碍和萎缩，或大面积心肌梗死后，以致纤维组织增生所致。

猝死型冠心病：冠状动脉性猝死较为常见，且多见于30～49岁的人，男性比女性多3.9倍。发病通常有两种情况：1.在某种诱因作用下发作：如饮酒、劳累、吸烟、争吵、斗殴等。患者可突然昏倒在地、四肢肌肉抽搐、小便失禁，或突然发生呼吸困难、口吐泡沫、大汗淋漓，很快昏迷。症状发作后迅即死亡，或在1至数小时死亡。2.在夜间睡眠中发病：多在家中或集体宿舍中死亡，且往往不被人察觉，所以多无目击者。所以，猝死型心脏病是指患者心脏骤停的发生是由于在动脉粥样硬化的基础上，发生冠状动脉痉挛或栓塞，导致心肌急性缺血，造成局部电生理紊乱，引起暂时的严重心律失常所致。

冠心病有哪些症状

没有症状：这种类型的患者没有什么临床症状，只是在做心电图检查时，发现有异常的改变，因此又称"隐性冠心病"。有些老年人平时看起来很健康，可偶尔一次因为过度劳累或强烈的精神刺激，便突然发病倒地而死亡，医学上叫"猝死症"。医学统计资料表明，各种心脏病是造成老年人猝死的常见病因，其中隐性冠心病在心脏病猝死的病因中占据首位。

心绞痛：主要是由于劳累或激动引发心肌暂时缺血，引起心前部或胸骨后剧烈疼痛，感觉呼吸困难、胸口憋闷。原因是冠状动脉狭窄明显，侧支循环差，当心肌耗氧量大于其所能得到的血液供给时，临床上可引起心绞痛的症状。

心肌梗死：由于冠状动脉粥样斑块破溃、水肿、血栓形成，或冠状动脉持久痉挛，造成冠状动脉完全堵塞，致使冠状动脉血流中断，心肌长时间严重缺血，导致心肌坏死，从而引起了剧烈的心痛症状，以及心电图和化验上的改变，形成具有一定特征的临床候群。

心肌缺血：某些冠心病患者有时心肌缺血却无心绞痛等症状，可能是因为缺血时间短、程度轻、范围小，也可能与体内的痛觉感受系统、痛觉传导神经系统异常有关。而多支冠状动脉病变，往往由于心肌长期的慢性缺血、低氧，导致心肌弥漫性纤维化、心肌萎缩、心脏扩大，终致发生慢性心力衰竭或心律失常。

哪些人易患冠心病

以下人群，应注意预防冠心病：

患病年龄：占3/4的患者年龄在40岁以上，虽然起病于青少年时期，但步入中年后应多加防范。

职业：脑力劳动者患此病的比例比体力劳

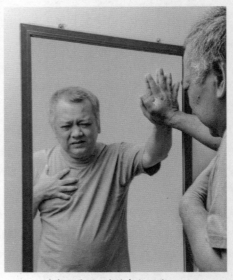

老年人是冠心病的高发人群。

动者几乎高1倍。

高脂血症患者患病率较高：如检查血液的胆固醇含量高于26%毫克者，冠心病发病率比一般人高5倍。

高血压患者：约60%的冠心病患者伴有高血压。收缩压在180毫米汞柱者患病率比一般人高8倍。

肥胖者：肥胖者与消瘦者的患病比例约为5：1。

吸烟者：吸烟者比不吸烟者的发病率高5～10倍。

糖尿病患者：在45岁以上的糖尿病患者中，有半数人患有冠心病。

遗传因素：父母患有冠心病者，子女的患病机会比常人高1倍。

情绪因素：精神紧张、易怒、忧虑、多疑者的病发率，比文静、开朗者高1.5倍。

总之，冠心病是以高血压、高胆固醇血症、糖尿病、高脂血症、肥胖以及嗜好吸烟者为主要危险诱因的疾病。

冠心病的诱发因素有哪些

气候：寒冷的天气或冬春季节，冠心病心绞痛和心肌梗死的发病率就会增加。在寒冷、潮湿和大风天气，冠心病发病率高是因为寒冷刺激，易使交感神经兴奋，使心率加快，血压升高，体循环血管收缩，外周阻力增加，心肌耗氧量增多，同时，也可诱发冠状动脉痉挛，使管腔持续闭塞，或挤压斑块使内膜损伤，血小板聚集，血栓形成使管腔急性堵塞，也可导致急性心肌梗死。因此，在高发季节里，冠心病患者应注意御寒保暖，减少户外活动，以防疾病发生。

性别：冠心病多发生在40岁以后，男性多于女性。大多数是由于男性的不良生活习惯所

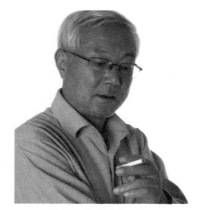

吸烟人群易发冠心病。

造成的，如吸烟等。

生活习惯：冠心病患者应拥有良好的生活习惯，如减少盐的摄入，以渐进的方式做运动，培养良好习惯来缓解精神紧张，不抽烟，不饮酒，多吃果蔬杂粮，定期到医院体检等。

年龄：冠心病的发病随年龄的增长而增高，程度也随年龄的增长而加重。有资料表明，自40岁开始，每增加10岁，冠心病的患病率增加1倍。男性50岁、女性60岁以后，冠状动脉硬化发展比较迅速，同样心肌梗死的危险也随着年龄的增长而增长。医生提出，动脉硬化并非从中年开始，而是从幼年开始逐渐出来，只不过是随着年龄的增长，其病变程度加重、速度也加快而已，因此预防冠心病要从儿童做起。

社会心理因素：对于冠心病患者来说，情绪时常波动会对病情起到推波助澜的作用，甚至关系到生死。因为，不良的情绪易引起机体内分泌机制的紊乱，带来生理上的变化，比如呼吸急促、血压升高、脉搏加快、血液黏稠度增加、血中胆固醇和甘油三酯浓度增加等，这些变化都很容易危及心脏。因此，冠心病患者不仅要依赖药物治疗，还必须坚持必要的心理治疗，逐步调节自己的情绪，完善不良性格。

冠心病的诱发疾病有哪些

高血压：高血压被认为是冠心病的重要危险因素。高血压患者动脉粥样硬化程度较血压正常者明显，且血压水平越高，动脉硬化程度越重。血压升高不仅加速了动脉粥样硬化，也加速了小动脉硬化，因此高血压患者发生血管闭塞和破裂比正常血压者早约20年。研究证明，无论是收缩压还是舒张压的增高都能够强有力地预测冠心病的危险性。

目前对于重度高血压的危害已无异议，而轻度高血压的影响存在争议，大多数专家认为虽然此类患者血压水平较低，引起冠心病的危险较小，但在人群中所占比例仍不容忽视。

高脂血症：高血清总胆固醇已被证明是冠心病的危险因素。在血清总胆固醇较低的东方人群中也是如此。饮食是影响血清胆固醇水平的重要因素，从而也影响到冠心病的发病率和死亡率，多种研究都证实了这一点。饮食脂肪的类型也很重要，饱和脂肪酸的增加会使血清胆固醇升高，而多不饱和脂肪酸的增加会使其降低。

糖尿病：糖尿病和糖耐量异常使心脑血管疾病的危险性增加。高血压、肥胖、胰岛素抵抗、高胰岛素血症、高甘油三酯血症、低HDL-C经常共同存在，这些因素均会加速动脉粥样硬化。

肥胖：肥胖者冠心病的发病率较高，尤其是短期内发胖或极度肥胖者发病率更高。因为过度的体重增加，使心脏负荷和血压均上升。高热量的饮食摄入习惯，使血脂、血压水平增高，冠状动脉粥样硬化形成并加重。肥胖后体力活动减少，妨碍了冠状动脉粥样硬化病变者侧支循环的形成。但是，如果不考虑年龄因素或者不并发高血压、高脂血症、糖尿病等疾患，肥胖不能成为真正的危险因素。

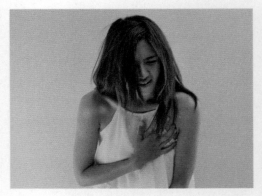

X综合征多见于女性。

其他疾病：1.肥厚梗阻性心肌病：由于左室流出道梗阻和心肌肥厚，可有心绞痛、晕厥或呼吸困难，多与活动有关，胸痛在服用硝酸甘油后反而加重，查体可以听到胸骨左缘的收缩期杂音。2.瓣膜病：主动脉狭窄也可有心绞痛，应行超声心动图检查。怀疑有冠状动脉疾病，应行冠状动脉造影检查。3.其他疾病累及冠状动脉疾病：如冠状动脉畸形或先天发育异常、冠状动脉肌桥、风湿性疾病引起冠状动脉炎，冠状动脉夹层或急性主动脉夹层累及冠状动脉，冠状动脉栓塞、梅毒性主动脉炎引起冠状动脉口狭窄或闭塞。4.X综合征：X综合征多见于女性，为冠状动脉系统毛细血管功能不良引起，与冠状动脉内皮功能失调有关，临床表现为劳力型心绞痛，运动试验可以阳性，但冠状动脉造影无固定狭窄或冠状动脉痉挛，预后相对好。

冠心病的诊断与鉴别

冠心病可通过以下方法进行诊断：

心电图检查：心电图是冠心病诊断中最早、最常用和最基本的诊断方法。心电图使用方便，易于普及，当患者病情变化时便可及时捕捉其变化情况，并能连续动态观察和进行各种负荷试验，以提高其诊断敏感性。无论是心绞痛或心肌梗死，都有其典型的心电图变化。

心电图负荷试验：心电图负荷试验是诊断冠心病最常用的非创伤性检查方法。增加心脏负担以激发心肌缺血，运动方式主要有分级运动平板或蹬车。心电图改变主要以ST段水平型或下斜型压低≥0.1mV（从J点后0.06～0.08秒），持续2分钟作为阳性标准。运动中出现步态不稳、室性心动过速或血压下降时，应即停止运动。心肌梗死急性期、不稳定型心绞痛、心力衰竭、严重心律失常或急性疾病者禁做运动试验。

酶学检测：酶学检测是急性心肌梗死的诊断和鉴别诊断的重要手段之一。临床上根据血清酶浓度的序列变化和特异性同工酶的升高等肯定性酶学改变，可明确诊断为急性心肌梗死。

冠状动脉造影：冠状动脉造影是目前世界公认的诊断冠心病的"金标准"，可以明确冠状动脉有无狭窄、狭窄的部位、程度、范围等，并可据此指导进一步治疗所应采取的措施。同时，进行左心室造影，可以对心脏功能进行评价。冠状动脉造影的主要指征为：1.对内科治疗下心绞痛仍较重者，明确动脉病变情况以考虑旁路移植手术。2.胸痛像心绞痛而不能确诊者。

64排螺旋冠脉成像：冠状动脉造影是目前世界公认的诊断冠心病的"金标准"，但属于有创检查，存在一定风险，对于某些患者从心理上难以接受；另外该项检查明显受医院条件限制，费用高，因此寻找一种无创、安全的冠脉影像技术非常具有现实意义。近年来快速发展起来的多层螺旋CT（MSCT）已经在心脏影像领域取得了可喜成绩，冠状动脉成像技术发展尤为迅速，MSCT具有较强的时间分辨力、密度分辨力和空间分辨力，扫描速度快、覆盖容积范围大、球管功率高等优点。

放射性核素检查：根据病史、心电图检查不能排除心绞痛时，可做此项检查。核素心肌显像可以显示缺血区、明确缺血的部位和范围大小。结合运动试验再显像，可提高检出率。

X线检查：X线检查对判断原有的心脏病、心力衰竭的早期诊断及其严重程度，都具有意义。胸部X线检查主要用于肺炎行实变、纤维化、钙化、肿块、肺不张、肺间质病变、肺气肿、空洞、支气管炎症及扩张、胸腔积液、气胸、胸膜肥厚粘连、纵隔肿瘤、心脏、血管性态、乳房肿块诊断。而冠心病患者心绞痛发作时，少数心绞痛患者X线平片上可见左室增大等表现。

二维超声心动图：心脏超声可以对心脏形态、室壁运动以及左心室功能进行检查，是目前最常用的检查手段之一。对室壁瘤、心腔内血栓、心脏破裂等有重要的诊断价值。血管内超声可以明确冠状动脉内的管壁形态及狭窄程度，是一项有发展前景的新技术。

动态心电图：是一种可以长时间连续记录并编集分析心脏在活动和安静状态下心电图变化的方法。常规心电图只能记录静息状态短暂仅数十次心动周期的波形，而动态心电图于24小时内可连续记录多达10万次左右的心电信号，可提高对非持续性异位心律，尤其是对一过性心律失常及短暂的心肌缺血发作的检出率，因此扩大了心电图临床运用的范围，并且出现时间可与患者的活动与症状相对应。

化验检查：心肌酶学检查是急性心肌梗死的诊断和鉴别诊断的重要手段之一。临床上根据血清酶浓度的序列变化和特异性同工酶的升高等肯定性酶学改变，便可明确诊断为急性心肌梗死。

冠心病可通过以下方法进行鉴别：

冠心病的鉴别参考标准：1.有典型的心绞痛发作或心肌梗死，而无重度主动脉瓣狭窄、关闭不全、心肌病等证据。2.休息时心电图有明显的心肌缺血表现或心电图运动试验阳性，而无其他原因（如各种心脏病、显著贫血、阻塞性肺气肿、自主神经功能紊乱，应用洋地黄药物及电解质紊乱等）可查。如患者仅有心电图的缺血表现而无心绞痛者，可诊断为无症状性心肌缺血。3.40岁以上患者有心脏增大、心力衰竭，以及乳头肌功能失调等症状，而不能用心肌疾病或其他原因解释，并有下列三项中的两项者：原发性高血压、高胆固醇血症、糖尿病。

典型心绞痛的症状与鉴别诊断：

心绞痛以发作性胸痛为主要临床表现，疼痛的特点为：1.部位：主要在胸骨体上中段后方，可波及心前区，手掌大小范围，甚至横贯前胸，界限不很清楚。常放射至左肩、左臂内侧达无名指和小指，或至颈、咽或下颌部、牙齿，或后背部。2.性质：胸痛常为压迫、发闷、紧缩性、烧灼感，但不尖锐，不像针刺或刀扎样痛，偶伴濒死的恐惧感。发作时，患者往往不自觉地停止原来的活动，直至症状缓解。3.诱因：体力劳动或情绪激动、饱食、寒冷、吸烟、心动过速、休克、排便等亦可诱发。疼痛发生于劳力或激动的当时，而不在

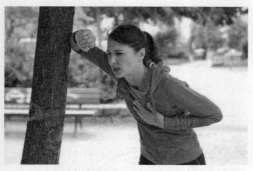

心绞痛是冠心病的典型症状。

一天或一阵劳累之后。典型的心绞痛常在相似的条件下发生，但有时同样的劳力只在早晨而不在下午引起心绞痛，提示与晨间痛阈较低有关。4.持续时间：疼痛出现后常逐步加重，在3～5分钟内逐渐消失，偶有持续15～20分钟。可以反复发作。5.缓解方式：一般在停止原来诱发症状的活动后即缓解。舌下含用硝酸甘油也能在几分钟内使之缓解。6.体征：一般无异常体征。心绞痛发作时常见心率增快、血压升高、表情焦虑、皮肤冷或出汗，有时出现第四或第三心音奔马律，暂时性心尖部收缩期杂音。

急性心肌梗死的临床症状与鉴别诊断：1.不稳定型心绞痛：是介于劳累性稳定型心绞痛与急性心肌梗死和猝死之间的临床表现。主要包括初发心绞痛、恶化劳力性心绞痛、静息心绞痛伴心电图缺血改变和心肌梗死后早期心绞痛。特征是心绞痛症状进行性增加，新发作的休息或夜间性心绞痛或出现心绞痛持续时间延长。2.主动脉夹层：胸痛一开始即达到高峰，常有高血压，两侧上肢的血压和脉搏常不对称，此为重要特征，少数可出现主动脉瓣关闭不全的听诊特点。没有AMI心电图的特征性改变及血清酶学的变化。X线、超声心动图、CT和磁共振有助于诊断。3.肺动脉栓塞：胸痛、咯血、呼吸困难、休克等表现。有引起肺动脉栓塞的诱因，常有急性肺源性心脏病改变，与AMI心电图改变明显不同。4.急腹症：急性胆囊炎、胆石症、急性坏死性胰腺炎、溃疡病合并穿孔，常有急性上腹痛及休克的表现，但常有典型急腹症的体征。心电图及心肌坏死标志物与心肌酶不增高。 5.急性心包炎：胸痛与发热同时出现，有心包摩擦音或心包积液的体征。心电图改变常为普遍导联ST段弓背向下型抬高，T波倒置，无异常Q波出现。彩超可诊断。

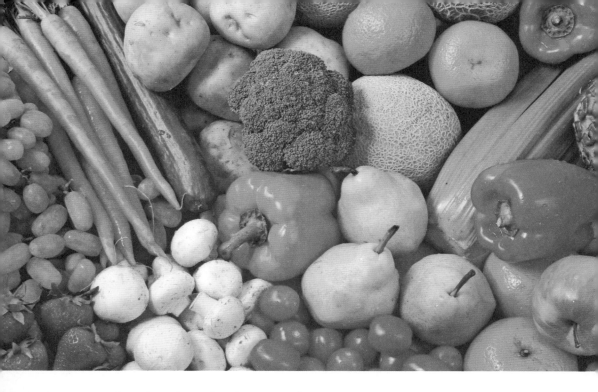

冠心病患者饮食六大原则

健康的饮食原则对一般人群是重要的，对于冠心病患者来说尤为重要。冠心病患者应拥有科学、健康的饮食原则。

食物多样，以谷类为主

谷类是最好的基础食物，也是最经济的能量来源，早在两千多年前我国古代医书就提出"五谷为养，五菜为充，五畜为益，五果为助"，这就是平衡膳食的基本模式，是比较合理的。

谷类是人体能量的主要来源，还可以提供蛋白质、B族维生素和膳食纤维。提出谷类为主是提醒人们保持我国膳食的优良传统，避免高能量、高脂肪、低膳食纤维的西方膳食模式。

常吃乳制品、豆制品

牛奶是营养佳品，除含有高质量的蛋白质外，还含有钙、铁、B族维生素等。有人担心喝牛奶会使血脂升高，原因是牛奶中含有较多的饱和脂肪酸。100毫升牛奶中含胆固醇15毫克，而且牛奶中所含的钙质及胆碱尚可减少胆固醇的吸收，所以冠心病患者是可以喝牛奶的，特别是发酵的牛奶（如酸奶）。酸奶中有一种因子具有降低血清胆固醇浓度的作用，因此，常喝酸奶有预防冠心病发作的作用。

豆类包括黄豆、蚕豆、豌豆、赤小豆、绿豆等，除含有大量植物蛋白质外，均含有丰富的多不饱和脂肪酸。

现在大家都知道，胆固醇高是引起冠心病的危险因素之一。有人认为，胆固醇与血中的多不饱和脂肪酸酯化后，能形成一种较稳定的胆固醇酯溶于血中；而当饮食中长期缺少多不饱和脂肪酸时，胆固醇就与饱和脂肪酸酯化，此种酯化胆固醇，不稳定且容易积于血管壁上形成斑块。多不饱和脂肪酸还可以促进胆固醇

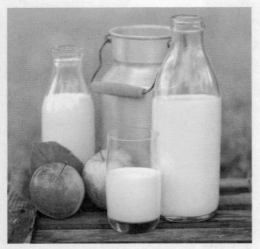

冠心病患者宜多喝牛奶、豆浆等富含优质蛋白质的食物。

分解，使血中的胆固醇降低。可见，多不饱和脂肪酸对于降低血胆固醇的含量、防止动脉粥样斑块的形成有重要意义。

国内外不少研究证明，多种豆类有降血脂作用。我国盛产黄豆的地区如黑龙江，由于当地人群膳食中黄豆及豆油较多，虽然进食胆固醇的量与北京人相近，但血清中的胆固醇水平却明显低于北京人。综上所述，豆类，特别是黄豆可称是冠心病患者的保健食品。

此外，豆类含有纤维素及维生素、微量元素等。因此，营养学会建议，成人每人每月至少应进食豆类1千克，以增加优质蛋白质，降低血清胆固醇。

多吃新鲜蔬菜、水果

蔬菜和水果中含有较高的维生素、矿物质、蛋白质、脂肪、糖和纤维素，这些都是人体所必需的营养物质。另外，蔬菜和水果可以帮助人体吸收蛋白质、糖类和脂肪，因为蔬菜和水果可以促进消化腺的分泌，改善人体对食物的消化与吸收。

蔬菜和水果有助于减肥。蔬菜和水果体积较大，食用后容易使人有饱腹感，并且含有的热量比较少，而且蔬菜和水果中的酒黄石酸可以阻止糖类转变成脂肪，所以对于较肥胖的冠心病患者而言，食用蔬菜和水果是非常重要的。蔬菜和水果还含有较多维生素，对小肠的蠕动有帮助，能促进人体排泄。

蔬菜和水果中所含的钾是心肌活动不可或缺的物质。此外，蔬菜和水果中所含的果胶可以帮助预防自身机体发生动脉粥样硬化，排出胆固醇；所含的大量维生素也可以帮助机体恢复被破坏的胆固醇代谢平衡。

多吃蔬菜和水果可以增强人体抗癌能力。蔬菜和水果中含有大量粗纤维，可以刺激胃肠蠕动，保持大便畅通，及时排出存在于胃肠道的致癌物质。有些蔬菜如南瓜、豆芽等，还含有一种能分解致癌物质亚硝胺的酶，也具有明显的抗癌作用。

因此，冠心病患者不仅需要必要的药物治疗，还要科学地搭配饮食，而多吃蔬菜和水果就是一个不错的选择。

控制食物总热量

膳食摄入总热量过多，超过人体的消耗，必然会以脂肪的形式蓄积于体内，造成肥胖。因此，中国营养学会曾提出全国平均膳食热量，主食一般每日350~400克，避免过饱。

每天摄入的热量中，13%~15%的热量是由蛋白质提供的，其中一半应是动物蛋白质；15%~30%是由脂肪提供的，其中大部分应当是植物性的，食用油中含有大量的不饱和脂肪酸，可促使脂代谢和凝血系统的正常化；其他50%~60%的热量则由糖类来提供。因此，冠心病患者完全可以从热量很低的植物性食物中获得大量的糖类、维生素、矿物质和电解质。在感到饥饿时，可通过果蔬来减

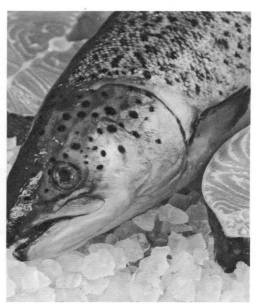

冠心病患者适合食用三文鱼。

少热量的摄入。同时，还要少食多餐。

适量吃瘦肉，远离肥甘厚腻

　　鱼、禽、蛋、瘦肉等动物性食物是优质蛋白质、脂溶性维生素和矿物质的良好来源。动物性蛋白质的氨基酸组成适合人体需要，且赖氨酸含量高，有利于补充植物性蛋白质中赖氨酸的不足。

　　此外，肉类中铁的利用较好，动物肝脏含维生素A极为丰富，还富含维生素B_1、维生素B_2和叶酸等。但值得注意的是，肥肉和荤油属于肥甘厚腻类食物，高能量、高脂肪食物摄入过多往往引起肥胖，而且是冠心病的危险因素，应当少吃。

吃清淡少盐的膳食

　　目前，城市居民油脂的摄入量越来越高，这样不利于健康。我国居民盐摄入量过多，平均值是世界卫生组织建议值的2倍以上。调查表明，钠的摄入量与高血压呈正相关，因而盐不宜摄入过多。世界卫生组织建议每人每日盐用量不超过6克。膳食钠的来源除盐外，还包括酱油、咸菜、味精等高钠食品和含钠的加工食品等。而冠心病患者的饮食还应吃得清淡一些。吃清淡膳食有利于健康，即不要吃太油腻、太咸、过多的动物性食物和油炸、烟熏食物。盐可以增加血容量，并通过内分泌和体液等因素使血压升高，加重动脉硬化，增加心脏负担。尤其是发生心力衰竭时，更应限制盐的摄入。通常情况下，每日进食的盐量应控制在5克左右为宜。

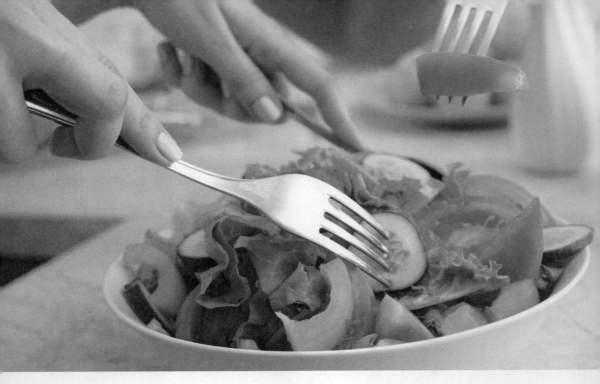

冠心病患者的 21 条饮食宜忌

饮食不仅仅能饱腹，还能给机体提供许许多多正能量因子，这些正能量因子在体内可以生成有益于机体的物质，从而达到预防和治疗冠心病的目的。

宜控制脂肪与胆固醇摄入量

我们知道，冠状动脉硬化的第二号杀手，就是高胆固醇的"高脂血症"。过多摄入脂肪和胆固醇，会导致胆固醇和脂蛋白结合在一起形成一些小颗粒而沉着在血管内壁上，从而阻碍血管的通畅性，久而久之该部位就发生病变，从而导致心脑血管疾病的发生。

美国儿科协会以及国家胆固醇教育机构认为：人从2岁以后，就应该减少脂肪和胆固醇的摄入，因为引起动脉硬化的粥样硬化斑块在儿童期就已经开始形成。

控制脂肪和胆固醇摄入仅仅是预防血液胆固醇升高，以及使升高的胆固醇下降的措施之一，并不是全部。虽然饮食中的胆固醇摄入并不是血液中胆固醇的主要来源，但控制饮食中胆固醇的摄入（避免摄入过多胆固醇）仍然是

防治血脂异常、高血压、冠心病、动脉粥样硬化等心脑血管疾病的重要措施。

宜合理补充维生素

维生素C能促进胆固醇生成胆酸，从而有降低血胆固醇的作用；还能改善冠状循环，保护血管壁。烟酸能扩张末梢血管，防止血栓形成；还能降低血中甘油三酯的水平。维生素E具有抗氧化作用，能阻止不饱和脂肪酸过氧化，保护心肌并改善心肌缺氧，预防血栓发生。所以，冠心病患者可多食用维生素含量高的水果及蔬菜。

宜合理选择优质蛋白质

优质蛋白质即完全蛋白质，所含必需氨基酸种类齐全、数量充足、比例适当。所以冠心

病患者宜食如奶类的酪蛋白、乳清蛋白，蛋类的卵清蛋白及卵黄磷蛋白，肉类的清蛋白和肌蛋白，黄豆蛋白等。

要提升人体对蛋白质的利用率，除选择优质蛋白质外，还要避免长时间加工与高温烹煮，涮肉片、蛋花汤（蛋最后放）、自制豆浆（黄豆煮熟后直接打成豆浆）都是蛋白质容易吸收的方式。

宜少量多餐，避免过饱

冠心病患者不能暴饮暴食，要饮食清淡、低盐。若摄入过多蛋白质，则会使新陈代谢加快，从而增加心脏负担，增加心脑血管疾病的发病率；若摄入过多的糖类，则会在机体内转化为脂肪而堆积沉淀，阻碍血液正常流动，促使血压骤升；若摄入过多膳食纤维，则可能影响某些矿物质的吸收。

饱餐容易引发冠心病的发作。食量过大会引起心脏负担，引起心绞痛，同时还能引起消化系统、循环系统、血液系统和神经内分泌系统的疾病。这是因为，当胃里充满食物时，为了促进胃消化，血液不得不大量流进胃中运输养分，导致其他组织供血量降低甚至不足；另一方面，饱餐后外周血压下降，高血压患者血压下降更加明显，血压的明显下降，会造成冠状动脉的供血不足。更有甚者，饱餐还摄入了大量高脂肪食物，更易引发心绞痛或心肌梗死。

大量高脂肪食物可使血液中脂肪浓度升高，增加血液的黏稠度，增高血小板的凝集量，容易导致微血栓。因此，冠心病患者应该纠正不良的生活习惯，避免暴饮暴食，应该少食多餐。

宜谨慎摄入糖类

碳水化合物是机体热能的主要来源，碳水化合物摄入过多，可造成热量超过消耗量，在体内同样可转化生成脂肪，引起肥胖，并使血脂升高。经研究证明，在碳水化合物中升高血脂的作用，果糖高于蔗糖，蔗糖高于淀粉。过高的血糖负荷，会导致胰岛素异常、诱发炎症，进而促进动脉粥样硬化。因此呼吁广大公众，尤其是冠心病的高危人群，尽量少喝或不喝含糖饮料，这样会对冠心病的发病有一定预防作用。

宜培养良好的饮食习惯

在我国，随着社会的发展，人们生活水平的提高，由于膳食结构的不合理、吸烟等易患因素的影响，冠心病的发病率和死亡率呈逐年上升的趋势。大量流行病学调查表明，饮食习惯与冠心病之间有密切关系，喜食高胆固醇食物的人，冠心病的发病率明显升高。因此，必须养成良好的饮食习惯，形成合理的膳食结构，以预防冠心病的发生。

宜多喝水

水是人体血液、淋巴液、消化液、汗液、尿液、体内各组织间体液的供给源泉，是维持人体新陈代谢、调节体温、输送营养、保持酸碱平衡、促进体内废物及毒素排泄等的重要物质。

如不经常、及时补充水分，很容易出现生理性缺水，会使体温升高，出现口干舌燥、头晕、体倦乏力及血液浓度增大，影响血液正常循环，容易诱发高血压、脑血栓、心肌梗死等严重病症。

许多老年人血液黏稠度本来就高，患心脑血管病的危险性也较大，而缺水易引发缺血性中风乃至猝死。

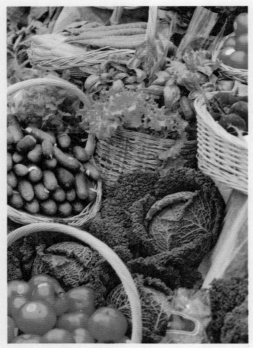

新鲜蔬菜是膳食纤维的主要来源。

宜多吃富含膳食纤维的食物

膳食纤维可促使唾液和消化液分泌增加，对胃起到填充作用，同时吸水膨胀，能产生饱腹感而抑制进食欲望。膳食纤维还可以与部分脂肪酸结合，当脂肪酸通过消化道时，脂肪不能被吸收，因此减少了对脂肪的吸收率，也降低了脂肪附着于血管壁的风险。

胆固醇和胆酸的排出也与膳食纤维有着极为密切的关系，膳食纤维可与胆酸结合，使胆酸迅速排出体外，同时膳食纤维与胆酸结合的结果，会促使胆固醇向胆酸转化，从而降低了胆固醇水平。故在防治冠心病的膳食中，应有充足的膳食纤维。

宜平衡膳食

中国营养学会建议冠心病患者：每日饮250毫升牛奶。补钙有助于降低高血压、冠心病的病发，预防骨质疏松；每日摄入糖250克左右，肥胖者可酌减至150克；每日3份高蛋白食物，如50克瘦肉、1个鸡蛋、100克豆腐等；粗细粮搭配，食味不甜不咸；每天分三餐或者四餐进食，每餐七分饱为宜；选择食用油以橄榄油为佳；每日食用500克水果及蔬菜，例如苹果、西红柿、绿色蔬菜、豆制品、藻类、菌类等。

宜配合四季调理

在气温变化较大的深冬初春之际，冠心病发病率可达50%左右。这是因为寒冷可致体内肾上腺素类儿茶酚胺类物质分泌增加，使血管收缩、血液黏稠度增高。建议广大冠心病患者多吃蔬菜、水果，饮食宜清淡，忌油腻、生冷及刺激性食物。春季气温逐渐升高，细菌、病毒等微生物也开始繁殖，活力增强，容易侵犯人体而致病，如：上呼吸道感染、支气管炎、肺炎等疾病，而这些普通的感染性疾病均会增加心脏的负担，使冠心病患者诱发心绞痛、心肌梗死等严重疾患。

宜选择适当食物

冠心病患者在选择食物的时候，应该选择一些胆固醇和脂肪含量较低，对人体有益的矿物质、维生素以及纤维素含量较高，具有抗凝血、降血脂作用的食物，主要包括以下几种。

冠心病患者可以随意食用的食物包括各类谷类，特别是豆类制品、粗粮、紫菜、各种瓜类、水果、茶叶、菌藻、香菇、黑木耳、海带、蒜、金菜花、绿豆芽、扁豆芽、扁豆、洋葱等。

冠心病患者可以适当进食的食物包括橄榄油、鸡蛋（每周2~3个）、豆油、玉米油、香油、食用油、红花油、鱼油、猪瘦肉、牛肉、家禽肉、河鱼、海鱼等。

冠心病患者应该禁食或少食的食物主要有贝壳类动物、糖、酒、巧克力、骨髓、动物内脏、蛋黄、鱼子、软体动物、羊肥肉、猪油、黄油、羊油、鸡油等。

宜常食鱼及水产品

最近数年，研究发现鱼类脂肪所含的EPA属于高度的不饱和脂肪酸，比食用油中所含的亚油酸在降低胆固醇方面有更好的效果。此外，EPA可以抑制血液凝集。像三文鱼、鲣鱼、秋刀鱼、沙丁鱼这类平日极为普通而又便宜的鱼类都含有大量EPA。

经一系列研究后表明，鱼肉中的Omega-3脂肪酸可以有效地减少心律失常现象的发生，从而降低因心律失常造成猝死的概率。此外，Omega-3脂肪酸还可以防止血栓的形成，有降压、加强血管壁的功能。

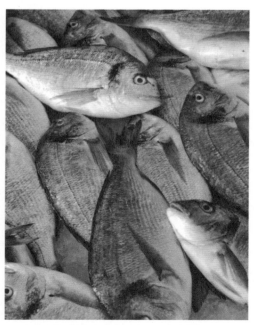

鱼类富含不饱和脂肪酸，适合冠心病患者食用。

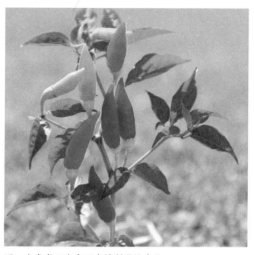

冠心病患者不宜食用辛辣刺激性食物。

忌浓茶与辛辣食物

茶叶中含有咖啡因，一杯浓茶中约含100毫克的咖啡因，而过多的咖啡因有使人大脑兴奋、失眠、心跳加快、情绪烦躁和心律失常的作用，进而可加重心脏的负担。若空腹或者晚上喝浓茶就更容易加重冠心病患者的病情，严重者甚至可诱发心绞痛和心律失常。

辛辣食物，如辣椒、胡椒、花椒、姜、蒜等，一般都具有较大的刺激作用，而且还具有"行散"作用，过多食用，容易"耗气"，可能导致气虚，使人体免疫力降低。

忌烟酒

吸烟有害健康。烟草燃烧时，释放的烟雾中含有上千种化学物质，其中包括尼古丁、一氧化碳、醛类、醇类等。吸烟可以引起肺癌、高血压，还能造成动脉硬化，形成血栓，增加心绞痛和心肌梗死的发病率。世界卫生组织调查表明，吸烟能够导致血液黏稠，引起血管变化、血液凝固，吸烟的冠心病患者比不吸烟的患者发病率高出3倍之多，且死亡率是不吸烟患者的6倍。

长期大量饮酒可导致心功能衰竭，表现为心室扩大和左心室收缩功能低下，影响体内糖代谢过程而使甘油三酯生成增加，而肥胖和高脂血症均是冠心病患病的危险因素。因此，长期大量饮酒可使冠心病的患病率增加，大量饮酒者的冠心病死亡率亦增加。

忌过量补铁、补钙

通过各种途径进入体内的铁量增加，可使铁在人体内贮存过多，因而可引致铁在体内潜在的有害作用，体内铁的贮存过多与多种疾病，如心脏和肝脏疾病、糖尿病、某些肿瘤有关。

许多学者认为，铁通过催化自由基的生成、促进脂蛋白的脂质和蛋白质部分的过氧化反应、形成氧化LDL等作用，参与动脉粥样硬化的形成。因而，冠心病患者补铁不宜过量。

尽管钙质的补充对人体健康是很重要的，但是仍不建议每天补充超过2500毫克钙离子，补充过量虽不至于立即出现中毒现象，却会影响其他人体必需矿物质如铁、锌等的吸收率。所以，冠心病患者应该科学补钙，而不宜过量。

忌饮食太精细

对于冠心病患者而言，粗粮和细粮搭配食用十分重要。因为粗粮可以提供细粮所缺乏的营养成分。五谷杂粮各有长处，如小麦含钙高；小米中的铁和B族维生素较高；糯米、玉米中的营养成分也各有千秋。五谷杂粮经常调换搭配，能使人体获得的营养更全面，而且还能防止肥胖。

一般情况下，一天宜吃一顿粗粮、两顿细粮。粗粮和细粮给人体提供的能量是不完全

一样的，单纯只吃粗粮或只吃细粮都不合适。宜选用易于消化吸收的粗粮，如玉米面、小米面、全麦粉等。细粮可选用白面、大米。但主食总量应适当控制，一般控制在250～400克即可，具体视患者的身体状况和体力劳动强度而定。

忌早餐太少，晚餐太饱

早餐吃得太少，饥饿时血糖降低，会使大脑出现障碍，产生头晕、注意力不集中、记忆力减退、易疲劳等现象，甚至影响大脑功能，导致智力下降。伦敦圣乔治医院首席营养师凯瑟琳·柯林斯认为，长期不吃早餐，容易使低密度脂蛋白沉积于血管内壁，导致动脉硬化的发生。另外，有科学家曾对长期不吃早餐的人群进行过详细研究，发现其患心肌梗死等病症的概率也比正常进食早餐的人群高出许多。所以，冠心病患者的早餐不仅要吃饱，还要合理搭配。

晚餐吃得太多容易增加血液中脂类物质的含量，还会加强机体合成胆固醇的能力，过多的胆固醇和脂肪被运载到动脉血管壁上堆积起来，从而诱发动脉粥样硬化、高血压、冠心病、猝死等各种心脑血管疾病。所以，冠心病患者晚餐不宜过饱，八分饱就足够了。

忌口味太重

《黄帝内经》中有这样一段记载："多盐，则脉凝注而色变""味过咸，大骨气伤，心气抑"。咸多伤心，食味过咸使小动脉收缩，有害于心脏。

一般来说，味道重的食物，令人担心的主要是盐、糖、增味剂和油脂过多的问题。浓味有时也涉及辣、麻、酸等方面的味道。大部分情况下，味道重的食物含盐量都高。市面上许

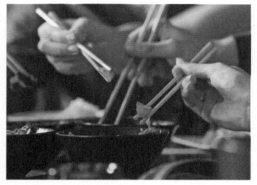

冠心病患者不宜吃火锅类食物。

多重口味的食物所用的油都是动物油，脂肪含量很高，摄入过多往往引起肥胖，而且是诱发冠心病的危险因素，应当少吃。

忌不吃蔬菜，以水果替代

水果中所含的碳水化合物，主要成分是蔗糖、果糖、葡萄糖之类的单糖和双糖。当这些单糖和双糖被吃进人体后，只需稍加消化或不需要消化，即可以被小肠吸收。

蔬菜的营养物质主要包含蛋白质、矿物质、维生素等，这些物质的含量越高，蔬菜的营养价值也越高。

水果与蔬菜的营养存在着一定差异，营养专家提倡人们每天都要摄取一定量的蔬菜。蔬菜的作用具体如下：1.大部分蔬菜都含有人们日常需要的六大类营养，只是相对来说其中的蛋白质含量低，脂肪含量也很低。维生素是蔬菜中的主要营养成分，各类蔬菜以维生素C为主，也含有维生素A、B族维生素。同时，蔬菜中还有生物活性物质，如：番茄红素、叶绿素、生物碱、多酚等，这些物质可以清除体内垃圾、延缓衰老过程和预防肿瘤、心脑血管疾病。2.人的体内有一个酸碱度，正常情况下，中等稍偏酸性就能维持人体各项活动的最佳状态，蔬菜中富含的钙、钾、镁、磷、铁等矿物质就是碱性元素，能够调节人体内的酸碱平衡，而水果中的矿物质总量比蔬菜中要少。3.蔬菜还有一定的食疗作用，如西蓝花、西红柿等含有丰富的抗氧化物的蔬菜可以预防癌症；黄瓜、冬瓜、萝卜、豆角等热量较低的蔬菜可以辅助减肥；糖尿病患者多吃南瓜、苦瓜可以减轻病症；芹菜、紫菜等有特殊香味的蔬菜可以起到降血压的作用。4.蔬菜中不仅膳食纤维的含量远远高于水果，而且它所含有的是不可溶性纤维，具有促进肠道蠕动、清除肠道内积蓄的有毒物质等作用，能有效地防治便秘、痔疮，预防大肠癌，这是吃水果无法达到的功效。

由此可见，蔬菜中的营养相对而言比水果丰富，水果当然不能取代蔬菜。反之也不意味着蔬菜就能代替水果，水果也有它独特的功用，如多数水果中含有各种有机酸，能刺激消化液分泌。所以，每天应食用300～500克的新鲜蔬菜，再适当吃100～200克水果，做到均衡营养膳食，这才有利于身体健康。

忌少吃主食减肥

人体每天消耗的能量和营养，主要来自于主食。主食要遵循"五高一低"的原则。

"五高"是指高纤维、高维生素、高蛋白、高微量元素、高酸碱中和性。

高纤维即选择膳食纤维高的主食，膳食纤维既有可溶性的，也有不能被人体吸收的粗纤维，能有效缓解和预防便秘，减少结肠癌的发病率。

高维生素即选择维生素含量高的主食，B族维生素、维生素E、β-胡萝卜素等能帮助人体清除氧自由基，活化机体酶活性，改善内环境平衡，起到积极的抗衰老作用。

高蛋白即选择蛋白质、氨基酸占比高的主

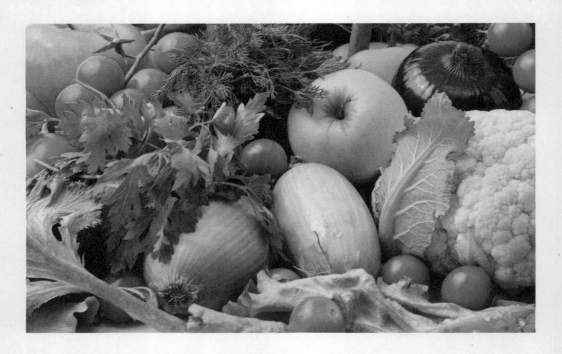

食，这类食物营养丰富、均衡，含有高比例的蛋白质、氨基酸，其营养功效远远超过精米白面，可起到营养互补的作用，是儿童、老年人的最佳主食。

高微量元素即选择微量元素含量高的主食，这类主食可为人体提供丰富的铁、硒、锌等。

高酸碱中和性即选择碱酸中和性高的主食，它的偏碱性可中和人体酸性环境、缓解疲劳、增强体能，并可通过清除垃圾、保留水分，发挥美容效果。

"一低"是指低热量，即选择热量低的主食。杂粮相对体积大，在胃肠中滞留时间长，容易使人产生饱胀感，是糖尿病、高脂血症患者和减肥者的最佳主食。

因此，如果长期不吃主食，身体没有足够的营养成分来完成相应的生理功能，人就会出现头晕、疲乏、低血压、心律失常等症状。对于冠心病患者来说，主食可以少吃，吃六七分饱，但是不能不吃。

忌长期食素

随着现代社会逐渐增高的高脂血症、高血压、糖尿病等慢性富贵病，受其"威胁""恐吓"的人也越来越多。在养生、减肥等思想的指导下，不少人灭掉"食肉欲"，转而选择他们认为更为健康的素食，这是不科学的。

一方面，素食食材的脂肪含量普遍特别少，基本不含胆固醇，的确能有效减少心脑血管疾病发生的可能性；此外，素食的纤维素含量非常充足，可以带走身体内部分毒素；多吃青菜水果还能有助于防止肿瘤发生，有利于养生。

但另一方面，摄入更多的植物性食物也会带来一些营养素缺乏的高危因素：优质蛋白质的摄入减少、植物性食物中的钙的吸收率低，再加上膳食纤维及植酸对营养素吸收的干扰，很容易造成维生素、矿物质的缺乏。人体必需的矿物质如锌、钙、铁等主要来自肉食。

锌主要来源于动物性食物，饮食中80%的钙来自奶类，80%的铁来自肉类和蛋类。素食中锌、钙、铁含量少，其中含有较多的草酸，会阻碍锌、钙和铁等矿物质的吸收。长期食素者容易发生因缺乏维生素而引起的一些疾病，如缺乏维生素A易患夜盲症和呼吸道感染；缺乏维生素D易患小儿佝偻病和骨质疏松症；缺乏维生素E会引起溶血性贫血、脂溢性皮炎和氨基酸代谢障碍、免疫力下降；缺乏维生素K则易引起各种自发性出血。

长期缺乏蛋白质对机体的抗病能力影响极大，会使人体内碳水化合物、蛋白质、脂肪比例失衡，因而造成贫血、消瘦、消化不良、记忆力下降等。

素食中植物纤维的成分较多，可使胆酸的吸收率降低，胆盐浓度也降低。素食者往往维生素A、维生素E的摄入不足，这两种维生素缺乏，使胆囊上皮细胞容易脱落，从而导致胆固醇沉积形成结石。

德国的一项最新研究表明，如果过分强调吃素，就会由于营养不均衡而增加患心脑血管疾病的风险。德国的研究人员对部分德国素食者进行了调查，结果显示，虽然这些素食者体内的胆固醇水平较低，但大部分人都表现出缺乏维生素B_{12}的症状，这使得血液中一种被称为"高半胱氨酸"的成分增加，这种物质会增加心脑血管疾病的患病风险。调查还发现，不食肉类可能会导致血液中高密度脂蛋白水平降低，从而对心脑血管健康不利，食肉过多和完全不食肉都可能会引起心脑血管疾病。

所以，对于冠心病患者来说，素食主义不可取，想要预防和改善冠心病的症状，必须有均衡的饮食结构，还要注意劳逸结合，保持心情舒畅。

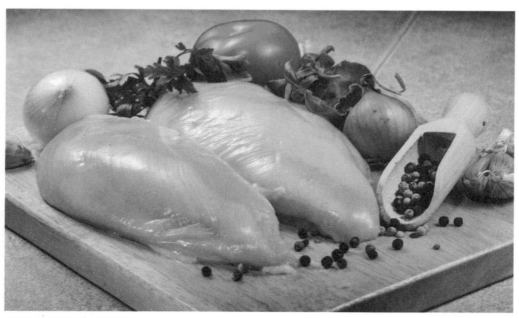

动物性食品中微量元素丰富。

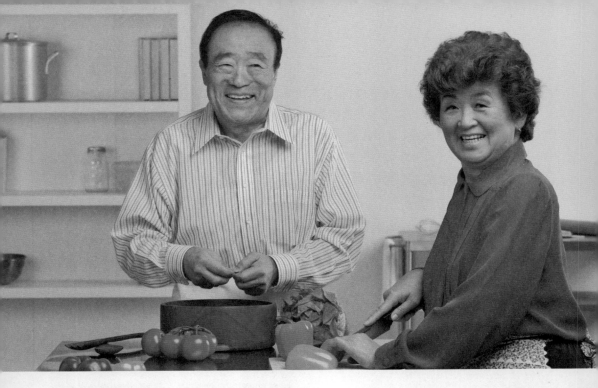

巧调养拦截冠心病

拦截冠心病要从冠心病的防治入手。对于还没出现病症的中年人，当然重在预防，而对于已有冠心病的患者，应防治并重。

积极防治高脂血症

冠心病的病理基础是动脉粥样硬化。目前对动脉粥样硬化的病因及发病机理不完全清楚，但一般认为与脂质代谢异常及血内低密度脂蛋白胆固醇、血脂、甘油三酯增高有密切关系。因此，预防和控制高脂血症尤为重要。

最需要关注的是低密度脂蛋白胆固醇，这是高脂血症治疗的首要目标，一般人应低于1.6毫克/毫升，高血压患者要低于1.3毫克/毫升，患有糖尿病或心脑血管疾病者要低于1毫克/毫升。此外，甘油三酯应低于150毫克/毫升，而高于或等于3毫克/毫升就需要药物治疗，在0.99~1.50毫克/毫升范围者可通过饮食控制。

劳逸结合，适量运动

一项调查显示：42%的劳动者都处于超时工作状态，"过劳死"已渐渐逼近职场。其实，"过劳死"的背后，真正原因是心脏病。大部分"过劳死"的青壮年本身就潜伏有心脑血管疾病，但很可能他自己都不知道。而过劳是促使疾病突发的诱因。患有血管病变、冠心病、主动脉瘤等心脏疾病的人，血压很容易受情绪及体力影响而波动，高压、劳累势必导致短时间内血压急剧升高，从而导致心脏供血不足，引发猝死。

所以，为了我们的健康，除了工作以外，我们还应合理安排一天的运动和休息，这对冠心病患者十分重要。研究证实，体力活动少以及缺乏体育锻炼和冠心病的发生有关，因此进行适当的体育锻炼，对冠心病患者的康复是大有裨益的。如可以扩张冠状血管，促进侧支循环的形成，改善心肌供血，增加心脏泵血功能；增强体质，预防各种疾病。

总之，冠心病患者生活节奏应以轻松、自然为主，防止任何导致精神过于紧张、兴奋的情况发生。注意劳逸结合，避免过度疲劳、紧张。尤其是从事脑力劳动的冠心病患者，在紧张工作之余，松弛一下神经尤为重要。

戒烟限酒

吸烟和酗酒是已知的导致动脉粥样硬化的罪魁祸首之一，因此冠心病患者一定要戒烟限酒。

吸烟对冠心病的影响非常大，烟的主要成分是尼古丁，对心脏的刺激作用明显，能够使心脏的负荷增加，心肌耗氧量增加，造成动脉壁和心肌缺氧。尼古丁还可刺激心脏的传导系统，诱发心动过速和其他类型的心律失常。

饮酒能使血压升高，长期饮酒者高血压发病率增加，长期嗜酒还可使心脏发生变化，降低心肌的弹性和收缩力，造成血管壁脂肪物质堆积、管腔变窄、管壁不光滑等变化。另外，饮酒能增加降血压基础药物的抗性。因此，提倡高血压患者戒酒，对有饮酒习惯者必须限制饮酒。每日饮啤酒不应超过300～500毫升、葡萄酒不应超过100～150毫升，最好不喝白酒。

控制体重

研究报道，一个人处于肥胖状态的时间越长，患冠心病的风险越高。肥胖会使人易患心脑血管疾病，而美国全国心、肺、血液研究所的调查发现，对肥胖者来说，如果不及时减肥，"胖龄"越大，患冠心病的风险越高。这里所说的"胖"包括整体肥胖和腹部肥胖。

研究结果显示，肥胖持续的时间越长，冠状动脉钙化率越高，即钙化情形不断恶化。冠状动脉钙化率是冠心病的一个亚临床预测因子，可以借此确认是否出现动脉粥样硬化。另外一项研究发现，曾有过肾结石的女性，患冠心病的风险也有所升高。但在男性中未发现这种关联。

来自意大利罗马一家医院的研究人员在报告上说，他们分析了此前美国3项大规模研究的数据，这些研究总共涉及超过24万名参与者。统计发现，女性的肾结石病史与冠心病风险增加之间存在明显相关性。这一研究成果提醒女性，得过肾结石后，应警惕冠心病。

保持血压稳定

血压在一天的不同时期是不稳定的，正常

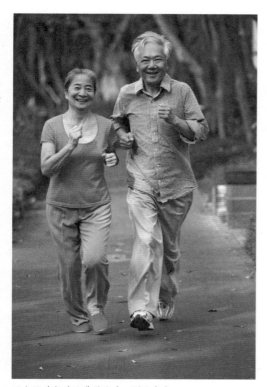

适当运动有助于增强体质，预防疾病。

波动是较为合理的现象。高压被称为收缩压，低压被称为舒张压，收缩压处于90～130毫米汞柱为正常，舒张压处于60～90毫米汞柱为正常，如果偏离了这两项正常值，人体就会出现各种不适情况，如头晕、头痛、恶心等症状，甚至还可能会引起各种严重的并发症。

尽管将血压控制在90～140毫米汞柱以下算达标，但患有冠心病、脑血管病、糖尿病或肾病者一定要低于80～130毫米汞柱。只有把血压控制到正常范围，才能拥有健康的身体。有些患者血压为60～90毫米汞柱时，就认为自己低血压，其实属正常血压。所以人们一定要学会准确地判断血压，这是实施各种治疗方法的前提。

维持血糖正常

血糖控制是否平稳，不仅是糖尿病患者所关心的问题，也应该得到冠心病患者的高度警惕。众所周知，血糖高了易患糖尿病，而糖尿病慢性并发症分为大血管和微血管并发症，大血管并发症为脑血管、心脑血管、下肢血管，

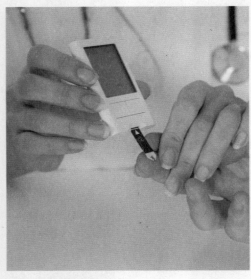

冠心病患者要定期检测血糖。

微血管并发症为肾脏、神经与视网膜。一般来讲，血糖升高并不可怕，可怕的是并发症，只有并发症才能致残致死，如脑卒中、心肌梗死、下肢坏疽及溃疡、肾功能衰竭、失明等。血糖控制到理想的达标范围，就可以阻止慢性并发症的发生及发展，减少致残致死率，提高患者的生存概率和生活质量。

保持心情愉快

许多冠心病病发都是在情绪大受刺激之下，如大喜、大悲、大怒时发生，这些剧烈的情绪反应会使交感神经兴奋，体内儿茶酚胺等血管活性物质增加，令心跳加剧、血压升高，冠状动脉出现痉挛；另一方面，心肌耗氧增加，也会使冠状动脉闭塞，造成心室纤颤，引起心脏骤停。在中医看来，悲和肺相对应，肺朝百脉，配合心气来推动血脉运行，营养五脏六腑，而过于悲伤，容易伤肺气，从而产生瘀血，促发心脏病、心绞痛发作。

所以，心脏病患者要会减压与放松，正确对待各种应激事件，避免过度兴奋、紧张，控制情绪变化。人到老年，身边逐渐会有一些朋友过世，建议少参加哀悼活动，不妨通过其他方式寄托哀思；在处理家务事时，应该心胸宽阔豁达，不要因琐事烦恼；即使心里有不平衡，也不要发泄，而应宣泄，大哭大闹等方式伤人又伤己，可找朋友或家人聊一聊，并设身处地为对方着想，自然就能化解。古人提倡"和喜怒而安居处，节阴阳而调刚柔"，可以把它作为保养心脏的座右铭。

随身携带应急药物

冠心病患者若经常有胸闷、胸痛等症状，除坚持服用治疗冠心病的药外，还应常备一些药物随身携带，以防心绞痛的发生。

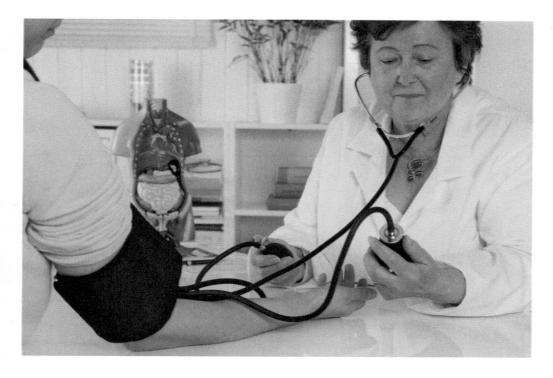

常备药如：硝酸甘油、亚硝酸异戊酯、异山梨酯、硝苯地平、安定、硫氮唑酮、阿替洛尔等。用法：心绞痛发作时，立即含服一片硝酸甘油，含服后1～5分钟生效。为防止短时间内心绞痛复发，可随后再服一片异山梨酯，便能维持3小时药效。高血压患者或心绞痛伴有血压升高者，可口含心痛定1片，5分钟内开始降压，可持续4～6小时。典型劳力性心绞痛发作，伴有心率增快、血压高而无心力衰竭及传导阻滞的，可服硝苯地平1/4或1/2片。如果心绞痛发作多在休息时发生，可能与冠状动脉痉挛有关，可服硫氮唑酮，每次30毫克，每日3次。对1度以上房室传导阻滞、病态窦房结综合征患者及孕妇禁用；心功能明显减退者要慎用。

如果患者病情险恶，胸痛不解，而且出现面色苍白、大汗淋漓，这可能不是一般的心绞痛发作，恐怕是发生心肌梗死了。此时就要

将亚硝酸异戊酯用手帕包好，将其折断，移近鼻部2.5厘米左右吸入气体。如果患者情绪紧张，可服1片安定，另一方面要立即和急救中心联系，切不可随意搬动患者，如果距医院较近可用担架或床板将其抬去。

中药较常用的有：速效救心丸，能缓解冠心病的心绞痛。当出现胸闷、憋气、心前区疼痛等症状时可用，每次4～6粒，急性发作时可服10～15粒，每日3次含服，一般在5分钟内心绞痛可缓解。冠心苏合丸，理气宽胸开痹，每次1丸，每日3次，口含或嚼服，起效时间较硝酸甘油慢，但缓解期长，心绞痛刚开始即服疗效佳。

做好日常监护

无论是冠心病患者还是家属，都应该掌握一些冠心病的日常监护方法，以便及时发现问题，及时就医，以免发生更大的疾病。

自觉症状。自觉症状就是自己的感觉是否良好，包括精力是否充沛，情绪是否开心，工作心情是否旺盛，食欲、睡眠、大小便是否正常等。平时有无心慌、胸闷、气短的症状，心前有无疼痛，是否出现过黑矇症状。夜间有无咳嗽、呼吸困难的症状。这些都是观察的要点，及时观察发现，以便出现问题及时解决。

客观指标的观察。指起床活动后，计算每分钟的心跳次数，休息时的呼吸频率、体温、脉搏、血压等客观数据，并且应该每两周测量体重1次。

学会对冠心病患者临床症状的观察以便可以及时发现心肌梗死、心力衰竭等疾病，维护好日常的生活起居，规律的作息时间都可以使冠心病病情减轻，不再加重，保持一个好的身体状态。

定期检查

在保持上述良好生活习惯的同时，还要注意药物治疗；要定期去医院检查，最好能固定一家医院检查，监测病情和对症处理；要按照医嘱坚持系统服药。已经明确诊断为冠心病的患者，应定期到医院复查，在医师指导下服药治疗。如果病情平稳，治疗方案已确定并能遵照医嘱执行，可以1个月复诊1次，由医师调整用药，3~6个月做1次心电图及查血脂。可疑冠心病的人也可参照上述时间定期检查。

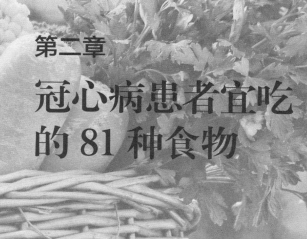

第二章

冠心病患者宜吃的 81 种食物

高血压、高胆固醇血症及吸烟为冠心病的三大危险因素，而三大危险因素中前两项均与膳食有关，因此，改善膳食结构是防治冠心病的重要措施。本章根据中国营养学会的相关标准，精心挑选了 81 种适合冠心病患者的食物，以期在保持营养、平衡膳食的基础上，将每日平均膳食热量控制在 8240 千焦左右，为广大患者谋福利。

燕麦

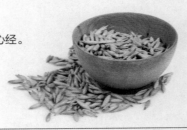

别名: 野麦、雀麦。
性味归经: 性温，味甘；归脾、心经。

每日用量: 约40克。
热量: 1602千焦/100克。

调理关键词

补充营养元素

燕麦含有亚油酸、蛋白质、脂肪、人体必需的八种氨基酸、维生素E及钙、磷、铁等矿物质，能满足冠心病患者对丰富的氨基酸及矿物质的要求。

食疗作用

燕麦具有健脾、益气、补虚、止汗、养胃、润肠的功效。燕麦不仅对便秘以及水肿等都有很好的辅助治疗作用，可增强人的体力、延年益寿，还可预防动脉硬化、脂肪肝、糖尿病、冠心病。此外，它还可以改善血液循环、缓解生活工作带来的压力，是冠心病患者理想的食疗食物。

选购保存

应挑选大小均匀、质实饱满的燕麦粒。密封后存放在阴凉干燥处。

♥ 应用指南

1. 降低胆固醇，预防心脑血管疾病： 将蒜拍成碎粒；锅中倒少许油，油温后放入蒜粒爆香；把洗净并沥水的蘑菇倒入锅中翻炒，煸炒出水分；把上海青切丝后也倒入锅中，翻炒至软，并加水或鸡汤烧开；把燕麦片倒入煮约1分钟即可。

2. 有助于冠心病患者降低血糖、补钙： 食用油用打蛋器打发至颜色变淡，加入糖粉打匀，分多次加入鸡蛋液，继续打发；加入适量的香草精和盐、低筋面粉拌匀，加入燕麦片；面团放入保鲜袋里，如果加入的是燕麦粉就擀成薄片，加入燕麦粉的面团，用圆形模具压出形状；成型后饼干放入烤盘中，在烤箱185℃下烘烤8～10分钟即可。

3. 用于老年体弱症： 将30～50克的燕麦片倒入容器内，加入约200毫升沸水充分搅拌，3分钟后即可食用。

相宜搭配		
宜	**燕麦 + 绿茶** 抑制胆固醇	**燕麦 + 小麦** 减肥，降血糖，降血压

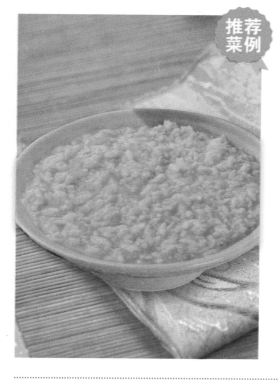

南瓜燕麦粥

原料: 南瓜 190 克,水发大米 150 克,燕麦 90 克,食用油适量。

做法:

❶ 将装好盘的南瓜放入烧开的蒸锅;加盖,中火蒸 10 分钟至熟;揭盖,把蒸熟的南瓜取出;用刀将南瓜压碎,剁成泥状,备用。

❷ 砂锅注入适量清水,大火烧开;倒入适量水发大米拌匀;再加少许食用油,搅拌匀;加盖,慢火煲 20 分钟至大米熟烂;揭盖,放入备好的南瓜、燕麦,搅拌匀;加盖,大火煮沸。

❸ 熄火闷 3 分钟,将煮好的粥盛出,装入碗中即成。

功效: 本品具有改善血液循环、降血压、降胆固醇、预防动脉硬化等功效。

♥ **温馨提示**

南瓜蒸前可去除老化的皮,口感更佳。

奶香燕麦粥

原料: 配方奶粉 30 克,燕麦片 75 克,松仁 20 克。

做法:

❶ 汤锅中注入适量清水,用大火烧开。

❷ 倒入准备好的燕麦片;再放入适量松仁,用锅勺搅拌均匀;盖上盖,用小火煮 30 分钟至食材熟烂。

❸ 揭盖,放入适量配方奶粉,搅拌均匀,用大火煮开;把煮好的粥盛出,装入碗中即可。

功效: 本品具有降低血糖、降低胆固醇、预防动脉硬化、健脾益气、止汗补虚、补充蛋白质、补钙和维生素的功效。适宜营养不良、冠心病、高脂血症、动脉硬化、脂肪肝、糖尿病等患者食用。

♥ **温馨提示**

燕麦片入锅后,煮制时间不能太长,以免其维生素被破坏。

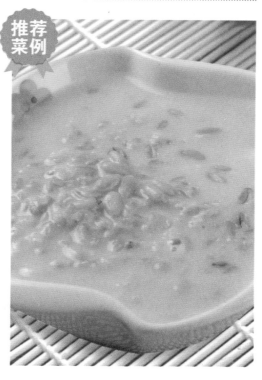

别名：黑黄豆、乌豆、橹豆、马料豆。
性味归经：性平，味甘；归肾、脾经。

每日用量：约 40 克。
热量：1404 千焦 /100 克。

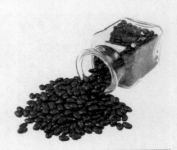

调理关键词
高蛋白、低脂肪

  黑豆是典型的高蛋白、低脂肪的食物，含有18种氨基酸，特别是人体必需的8种氨基酸。黑豆中含有丰富的维生素E、花青素、异黄酮等成分。它的微量元素含量比较高，不饱和脂肪酸含量达80%。

食疗作用

  黑豆中的矿物质如锌、铜、镁、钼等的含量都很高，而这些元素对延缓人体衰老、降低冠心病患者的血液黏稠度等非常重要，不仅能预防冠心病患者便秘，健脑益智，而且能够降低胆固醇，预防动脉血管硬化，对冠心病患者有很好的食疗作用。

选购保存

  选购黑豆以豆粒完整、大小均匀、颜色乌黑者为好。黑豆表面有天然的蜡质，会随存放时间增长而逐渐脱落，所以，表面有研磨般光泽的黑豆不要选购。黑豆宜存放在密封罐中，置于阴凉处保存，不要让阳光直射。豆类食品容易生虫，黑豆购回后最好尽早食用。

♥ 应用指南

1. **预防动脉血管硬化：**黑豆洗净泡发；雪梨洗净削皮去心，每个切 4 瓣；枸杞子洗净稍浸泡；排骨洗净斩件，氽水捞起冲净；煮沸清水，放入所有材料，大火煮 20 分钟，转小火煲 1.5 小时，下盐调味食用。

2. **补充蛋白质：**黑豆 80 克，花生仁 10 克，黑芝麻 10 克。黑豆洗净后浸泡 4 小时，花生仁洗净后浸泡 1 ~ 2 小时，黑芝麻洗净待用；将泡好的材料放入豆浆机中，倒入清水，启动豆浆机煮成黑豆浆即可。

3. **治女性闭经：**黑豆 30 克，红花 8 克，水煎服。

	相宜搭配	
宜	**黑豆 + 鲫鱼** 滋阴补肾，祛湿利水	**黑豆 + 红枣** 补肾养血

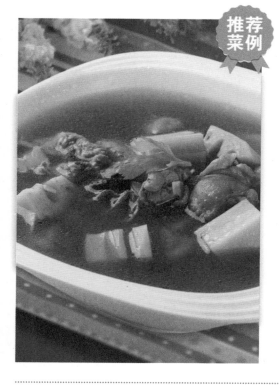

黑豆莲藕鸡汤

原料： 鸡肉300克，莲藕180克，水发黑豆100克，姜片、芹菜叶各少许，盐、鸡粉各少许，料酒5毫升。

做法：

❶ 将洗净去皮的莲藕切成丁；洗好的鸡肉斩成小块。

❷ 锅中注入适量清水烧开，倒入鸡块，汆去血水后捞出，沥干水分，待用。

❸ 砂锅中注入适量清水烧开，放入姜片；倒入汆过水的鸡块，放入洗好的黑豆；倒入藕丁，淋入少许料酒；盖上盖，煮沸后用小火炖煮约40分钟至食材熟透。再加入少许盐、鸡粉、芹菜叶调味。

功效： 本品具有降低胆固醇、预防动脉血管硬化、润肠通便的功效，适宜冠心病、便秘、高血压、体质虚弱的患者食用。

黑豆排骨汤

原料： 猪小排100克，水发黑豆10克，葱花、姜丝、盐各少许。

做法：

❶ 将水发黑豆、猪小排清洗干净。

❷ 将适量的水放入锅中，开中火，待水开后放入黑豆及猪小排、姜丝熬煮。

❸ 待食材煮软至熟后，加入盐调味，撒上葱花即可。

功效： 本汤含有铁质、胡萝卜素、维生素A、叶酸、蛋白质等营养物质。其中的黑豆是一种良好的补肾食物，根据中医理论，豆乃肾之谷，黑色属水，水走肾，所以肾虚的冠心病患者吃黑豆非常有益。

💗 **温馨提示**

由于黑豆豆质比较硬，建议烹煮之前用水浸泡2～4小时，可以缩短熬煮时间。

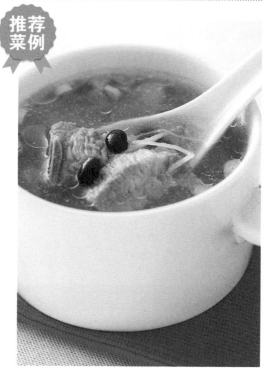

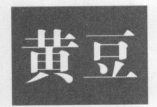

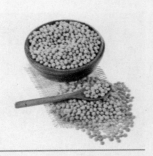

别名：大豆、枝豆、菜用黄豆。

性味归经：性平，味甘；归大肠、脾经。

每日用量：约 40 克。

热量：1837 千焦 /100 克。

调理关键词

降低胆固醇

黄豆富含蛋白质、亚香油酸及亚香油烯酸，有降低胆固醇的作用。卵磷脂也较多，对神经系统的发育有重要意义。它还含有钾、钠等矿物质及某些必需微量元素，以及属异黄酮类的大豆异黄酮。

食疗作用

黄豆不仅可以让头脑聪明，预防阿尔茨海默病，减轻女性更年期综合征症状，可以起到防止血管硬化的作用，可降糖、降脂、抑制体重增加，对冠心病患者可以起到很好的食疗功效。

选购保存

色泽：鲜亮有光泽的是好黄豆；若色泽暗淡，无光泽为劣质黄豆。质地：颗粒饱满且整齐均匀，无破瓣，无缺损，无虫害，无霉变，无挂丝的为好黄豆。干湿度：牙咬豆粒，发音清脆成碎粒，说明黄豆干燥；若发音不脆则说明黄豆潮湿。香味：优质黄豆具有正常的豆香和口味。放在密封罐里，置于通风干燥处保存。

♥ 应用指南

1. 有助于防止血管硬化：排骨、鸡骨架斩件，用清水冲洗干净，再准备丁香一小撮。烧一锅水，放进丁香熬煮 10 分钟，然后加入骨头氽水，捞起骨头清水清洗干净。黄豆用清水浸泡后去皮。将去皮黄豆与骨头放进紫砂锅内，加入清水熬上 1.5 小时；苦瓜清洗干净后切块，加入汤中继续熬半小时，最后放盐调味，汤里加上两三滴酱油味道会更鲜美。

2. 有助于降低血糖、血脂：枸杞子 10 克，黄豆 1 量杯。把泡软的黄豆和冲洗干净的枸杞子放进豆浆机里，加入适量的水。按下"湿豆"按钮，20 分钟以后，撇干净泡沫，直接饮用即可。

相忌搭配		
忌	**黄豆 + 芹菜** 降低铁的吸收	**黄豆 + 虾皮** 影响消化

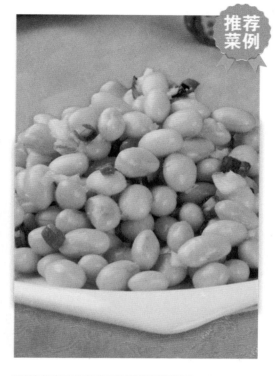

凉拌黄豆

原料： 水发黄豆200克，蒜末、葱花各少许，盐4克，鸡粉3克，香油适量。

做法：

❶ 锅中倒入适量清水烧开，加盐、2克鸡粉。

❷ 倒入洗净的黄豆，盖上盖，小火煮5分钟至熟；揭盖，把煮熟的黄豆捞出；取一干净碗，倒入黄豆。

❸ 加入少许蒜末、葱花，加入1克鸡粉，再淋入少许香油；用勺子将碗中食材拌匀装盘即可。

功效： 本品具有降低血糖、降低血脂、防止血管硬化、健脑、补充优质蛋白质的功效，适宜心脑血管疾病、冠心病、阿尔茨海默病、营养不良的患者食用。

❤ **温馨提示**

　　煮好的黄豆捞出后，放入冷开水中清洗一遍，能使口感更爽脆。

黄豆牛肉汤

原料： 水发黄豆300克，牛肉200克，上海青40克，枸杞子5克，料酒3毫升，姜片少许，盐3克，鸡粉2克。

做法：

❶ 将上海青洗净修整齐；牛肉洗好切成条形，再改切成肉丁。

❷ 砂煲中倒入适量水烧开；放入牛肉丁，倒入洗净的黄豆、枸杞子，撒入姜片；淋入少许料酒，拌匀；盖上盖子，煮沸后用小火炖煮约60分钟至食材熟软。

❸ 揭开盖，加入盐、鸡粉；再放入修剪好的上海青；煮熟后拣出上海青待用；将砂煲中的食材连汤汁一起盛入到汤碗中，摆放好上海青即成。

功效： 本品具有降低血脂、防止血管硬化的功效，适宜心脑血管疾病患者食用。

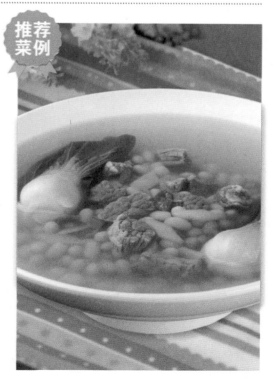

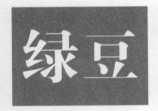

别名：青小豆、植豆、交豆。
性味归经：性凉，味甘；归胃、心经。

每日用量：约 40 克。
热量：1355 千焦 /100 克。

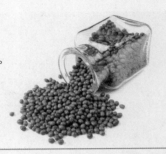

调理关键词

补充多种营养成分

绿豆中含有50%左右的淀粉，仅次于禾谷类，纤维素含量较高且脂肪含量较低，主要是亚油酸和亚麻酸等不饱和脂肪酸；另外，它还含有丰富的维生素B_1、维生素B_2、钙、铁、磷等营养物质。

食疗作用

绿豆能清热解毒、清暑益气、止渴利尿、补充水分和矿物质。可以抗过敏抗菌抑菌，增强机体免疫功能。其还有降低血脂的作用，能防治冠心病、心绞痛等疾病，可作为冠心病患者的保健佳品。

选购保存

选购时，要挑选无霉烂、无虫口、无变质的绿豆，新鲜的绿豆应是鲜绿色的，老的绿豆颜色会发黄。看绿豆是否被污染，是看绿豆是否有刺激性的化学气味。储存绿豆时，先把绿豆晒一下，用塑料袋装起来，再在袋里放几瓣蒜。

♥ **应用指南**

1. **防止动脉粥样硬化**：大米 200 克，莲子、绿豆各 50 克，百合（干）25 克。将大米用清水洗净，百合洗净切小块；莲子去心洗净；锅内加适量水烧开，加入大米、莲子、绿豆煮开；转中火煮半小时，加入百合煮开即可。

2. **降低血清胆固醇**：南瓜 300 克，绿豆 2 小把。绿豆洗净，用水泡半小时；锅中加入适量水，绿豆沥干水分，倒入锅内；南瓜削皮，去瓤，洗净，切成 2 厘米左右的南瓜块；待绿豆煮到开花时，倒入切好的南瓜块，中火开始煮，煮到南瓜变软即可。

3. **治亚急性皮疹及皮肤瘙痒** 水发海带 50 克，绿豆 30 克，糯米适量。水煮绿豆、糯米成粥，调入切碎的海带末，再煮 3 分钟即可。

相忌搭配		
忌	绿豆 + 狗肉 会腹胀	绿豆 + 鲤鱼 会生风动疾

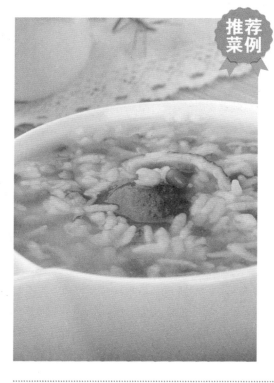

陈皮绿豆粥

原料： 大米150克，绿豆100克，陈皮10克。

做法：

❶ 锅中注入约450毫升的清水烧热，放入洗净的陈皮；盖上盖子，大火煮约3分钟，至汤汁微微呈淡绿色。

❷ 揭开盖子，放入洗好的大米和绿豆，拌匀铺开；继续大火煮沸，转小火续煮30分钟至食材熟软、熟透；揭开盖子，匀速搅拌2分钟，以免煳锅。

❸ 出锅，盛入碗中即成。

功效： 本品具有降低血脂、清热解毒、清暑益气、止渴利尿、补充水分和矿物质、增强机体免疫力的功效，适宜用于防治冠心病、心绞痛、癌症。

♥ **温馨提示**

　　煮粥前把绿豆放在水里浸泡一段时间，可以缩短此粥的制作时间。

山药绿豆汤

原料： 新鲜山药140克，绿豆100克。

做法：

❶ 绿豆泡水半小时至膨胀，沥干水分后放入锅中，加入清水，以大火煮沸，再转小火续煮40分钟至绿豆完全软烂，熄火。

❷ 山药去皮，洗净，切小丁。

❸ 另外准备一锅滚水，放入山药丁煮熟后捞起，与绿豆汤混合即可食用。

功效： 本汤中的山药含有大量的黏液蛋白、维生素及微量元素，能有效阻止血脂在血管壁的沉淀；绿豆有清热解暑、利尿消肿、降低血脂和血压的作用，所以本品为高血压、高脂血症、高胆固醇血症、糖尿病、动脉硬化及冠心病患者的药膳佳肴。

♥ **温馨提示**

　　夏季最宜食用本品，食疗效果尤其好。

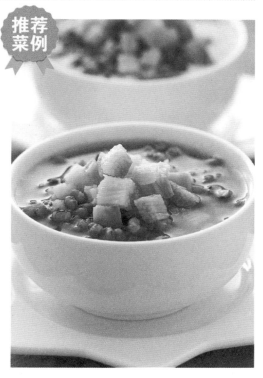

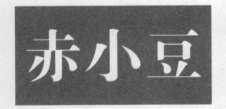
赤小豆

别名：红小豆、红饭豆、米赤豆。
性味归经：性平，味甘；归小肠、心经。

每日用量：约30克。
热量：1334千焦/100克。

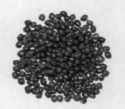

调理关键词

预防"三高"

赤小豆含有较多的皂角苷，可刺激肠道。它含有较多的膳食纤维，其蛋白质中赖氨酸含量较高且富含叶酸，对冠心病患者的血压、血脂、血糖能起到调理的作用。

食疗作用

赤小豆可用于辅助治疗多种原因引起的水肿。它富含膳食纤维，可以预防冠心病患者出现便秘。它能增强机体免疫功能，降血压血脂、调节血糖、解毒抗癌、预防结石，是冠心病患者的食疗良品。

选购保存

要选择有光泽、形态饱满、无虫蛀的赤小豆。豆子色泽暗淡无光、干瘪的说明放置时间较长，不适合选购。可装进密封的盒子或袋子中，放置于阴凉干燥处储存。

♥ 应用指南

1. 保护冠心病患者的肝脏，增强免疫力：清水1500毫升，无花果200克，赤小豆、黑花生仁各150克，黑玉米2根。赤小豆、黑花生仁冲洗一下，用清水浸泡1小时；加入黑玉米，加约1500毫升的水，大火煮开；转小火煮40~50分钟，赤小豆煮开裂，其他的材料就全熟了；加入无花果，大火煮10分钟左右即可。

2. 有助于冠心病患者健脾胃，利水消肿：山药200克，赤小豆、大米各50克。将赤小豆先用水浸泡，山药去皮洗净，切成小方丁，大米去沙洗净；锅里放适量水，置大火上，再将赤小豆放入锅中煮烂，再放大米煮烂，最后加入山药丁继续煮至山药熟烂。

3. 用于水肿、小便不利：白茅根250克，赤小豆120克。所有材料加水煮至水干，除去白茅根，将豆分数次嚼食。

相宜搭配		
宜	**赤小豆 + 鲤鱼** 缓解脚气病，利尿	**赤小豆 + 冬瓜** 消除全身水肿

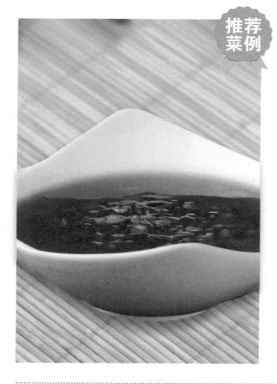

赤小豆麦片粥

原料： 赤小豆30克，燕麦10克，水淀粉适量。

做法：

❶ 锅中倒入约800毫升清水烧开，放入洗净的赤小豆。

❷ 盖上锅盖，转小火煮约1个小时至赤小豆完全熟软；揭开盖，倒入燕麦；再盖上锅盖，用小火煮约20分钟至散发出麦香味。

❸ 倒入少许水淀粉勾芡；关火后盛出放入汤碗中即成。

功效： 本品具有降血压、降血脂、调节血糖、解毒抗癌、预防结石、润肠通便、增强免疫力的功效，适宜心脑血管疾病、肾结石、便秘等患者食用。

♥ **温馨提示**

　　赤小豆不容易煮熟透，因此煮的时候可以根据实际情况延长焖煮的时间。

赤小豆炖鲫鱼

原料： 鲫鱼1条（约350克），赤小豆100克，车前子10克，盐适量。

做法：

❶ 将鲫鱼处理干净；赤小豆、车前子洗净，备用。

❷ 炖锅置于火上，加2000～3000毫升水，将鲫鱼、赤小豆、车前子放入锅内。开火，大火烧开后转小火炖至鱼熟豆烂，加入盐调味即可食用。

功效： 本品具有健脾渗湿、利水消肿、抗菌消炎、解除毒素的功效，无论是其中的赤小豆还是鲫鱼，都有助于利水利尿，减轻肾脏负担，对冠心病患者有益。

♥ **温馨提示**

　　赤小豆的主要功效是利水渗湿，排出痈肿脓血，常用于治疗小便不利、肾炎、水肿等症。

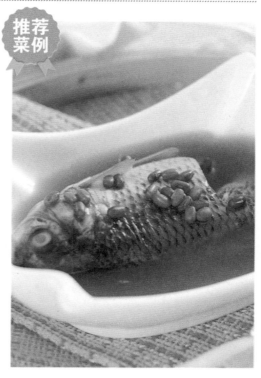

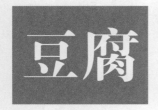

别名：无。

性味归经：性凉，味甘；归大肠、胃、脾经。

每日用量：约300克。

热量：333千焦/100克。

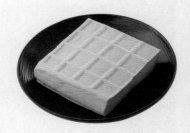

调理关键词

补充蛋白质

豆腐中的蛋白质生物学价值可与鱼肉相媲美，是植物蛋白质中的佼佼者。它所含的蛋白质属于完全蛋白质，其氨基酸组成比较好，人体所必需的氨基酸它几乎都有。

食疗作用

豆腐能有效地预防骨质疏松。在健脑的同时，还能显著降低血浆胆固醇、甘油三酯和低密度脂蛋白，不仅可以预防结肠癌，还有助于预防心脑血管疾病。

选购保存

优质豆腐块形完整，软硬适度，富有一定的弹性。豆腐放的时间长了之后很容易变黏，影响口感，只要把豆腐放在盐水中煮开，放凉后之后连水一起放在保鲜盒里再放进冰箱，则至少可以存放一个星期不变质。

♥ **应用指南**

1. **预防心脑血管疾病：** 嫩豆腐在盒内划成小块，鱼头洗净斩半，生姜切片，香菜、蒜切碎，葱切段，备用。锅烧热下食用油，爆香姜片、葱段和蒜末，放入鱼头稍煎一下，加入料酒，煎至鱼头双面呈金黄色。倒水没过鱼头，加盖大火煮至沸腾，改中小火煮15分钟，直至汤呈乳白色。放入豆腐块轻轻搅匀，勿把豆腐搅烂；煮沸后改小火煮5分钟。最后加盐、鸡粉，撒入香菜和葱花，即可出锅。

2. **有助于冠心病患者补钙、补蛋白质：** 豆腐搅打成泥状，干香菇泡发；鸡蛋打入豆腐泥中，搅拌均匀；虾仁切丁，泡发的香菇切成丁，倒入豆腐泥中；调入盐、料酒、胡椒粉，彻底搅拌均匀；将豆腐泥盛入碗中，放入蒸锅中大火蒸约10分钟；出锅后在表面撒少许香葱碎，滴几滴香油即可。

相宜搭配		
宜	豆腐 + 荠菜 清热降压	豆腐 + 带鱼 补钙

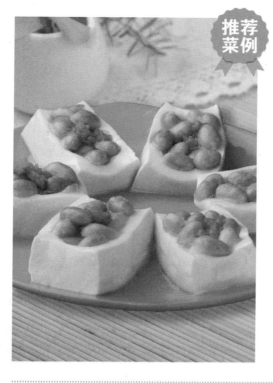

毛豆蒸豆腐

推荐菜例

原料： 豆腐 1 块，毛豆 200 克，蒜、红甜椒粒各 10 克，料酒 10 毫升，盐 3 克，味精 2 克，香油适量。

做法：

① 将豆腐洗净切小块装入碗中；毛豆洗净，放在豆腐上，再放上红甜椒粒。

② 加入料酒、盐、味精、蒜、香油等调味料。

③ 把以上所有材料放入锅里蒸熟，盛出装入盘中即可。

功效： 本品具有补充蛋白质、降低血浆胆固醇、降低甘油三酯、调整胃肠功能、抗癌、抗血栓、抗衰老、养颜的功效，适宜心脑血管疾病患者、营养不良者、胃肠病患者、缺钙患者食用。

❤ **温馨提示**

　　毛豆在放进蒸锅之前可以先用热水焯一下，以去除豆腥味，口感也更佳。

豆腐鱼头汤

推荐菜例

原料： 豆腐 200 克，鲢鱼头半个，清汤适量，盐 4 克，葱段、姜片各 2 克，香油适量。

做法：

① 将半个鲢鱼头处理干净，斩大块；豆腐洗净切块备用。

② 净锅上火，倒入清汤，调入盐、葱段、姜片，下入鲢鱼头、豆腐煲至熟，淋入香油即可。

功效： 豆腐和鱼头都是高蛋白、低脂肪和多维生素的食品，二者均含有丰富的健脑物质，特别是鱼头营养丰富，含有卵磷脂，对大脑滋补效果较佳。

❤ **温馨提示**

　　将豆腐、鱼头炖得时间久一些，不但更加美味，而且营养价值也更高。

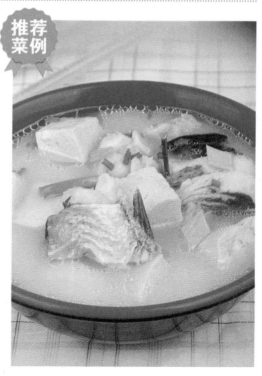

豆腐干

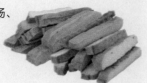

别名： 豆干、白干。

性味归经： 性凉，味甘；归大肠、胃、脾经。

每日用量： 约 30 克。

热量： 576 千焦 /100 克。

调理关键词

补充优质蛋白

豆腐干是豆腐的再加工制品，除了含有脂肪、碳水化合物和钙、磷、铁外，还含有大量的优质蛋白质，且其氨基酸组成比较全面，可为人体提供多种必需氨基酸。

食疗作用

豆腐干能显著降低血浆胆固醇、甘油三酯和低密度脂蛋白，不仅可以预防结肠癌，还有助于预防心脑血管疾病。豆腐干中含有的皂苷，能清除体内自由基，具有显著的抗癌活性，具有抑制肿瘤细胞的生长、抑制血小板聚集、抗血栓的功效，对冠心病患者能起到很好的食疗作用。

选购保存

优质豆腐干色泽乳白或淡黄色，稍有光泽；外观形状整齐，有弹性，细嫩，挤压后无液体渗出；有豆香味，味道纯正，咸淡适中。

♥ 应用指南

1. 预防心脑血管疾病：水芹菜洗净，用开水焯一下，过凉水，挤干水分。水芹菜切段，豆腐干切片，葱姜切丝备用。起油锅，油温热后，小火爆香葱姜。葱姜丝出香味变黄后剔除。下入豆腐小火慢煎至两面金黄，下入水芹菜大火翻炒 1 分钟。调入盐和味精拌匀，出锅。

2. 有助于冠心病患者补钙、补蛋白质：花生仁、烟熏豆腐干各 100 克，生抽、陈醋、蒜末、鸡精、花椒粉、红油、香葱末各适量。花生仁放冷锅冷油中用小火慢慢炸酥，豆腐干切粒；炸好的花生仁稍凉后加入豆腐干粒，放入生抽、陈醋、蒜末、鸡精、花椒粉、拌匀，淋上红油，撒香葱即可。

相忌搭配		
忌	**豆腐干 + 葱** 影响钙质的吸收	**豆腐干 + 蜂蜜** 有损听力，腹泻

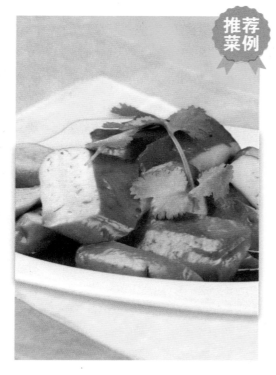

五香豆腐干

原料： 豆腐干500克，高汤30毫升，酱油50毫升，料酒20毫升，香菜段10克，盐3克。

做法：

❶ 把豆腐干洗干净后，对角切开；把高汤和盐全放进锅里，并加入适量清水。

❷ 然后再倒入酱油和料酒，加入切好的豆腐干，大火烧10分钟后转为小火收汤汁。

❸ 汤汁收好后，撒入洗净的香菜段，即可以起锅食用。

功效： 本品具有降低血浆胆固醇、降低甘油三酯和低密度脂蛋白、润肠通便、开胃助食、增强体质的功效。适宜心脑血管疾病、结肠癌、冠心病等患者食用。

♥ **温馨提示**

　　香干切小块煮更容易入味，口感更好。

扁豆丝炒豆腐干

原料： 扁豆120克，炸熟豆腐干100克，红甜椒、青甜椒各20克，姜片、蒜末、葱白各少许，盐3克，鸡粉2克，食用油适量。

做法：

❶ 豆腐干切成丝；把择洗好的扁豆切成丝；红甜椒、青甜椒洗净切成丝。

❷ 锅中注入适量清水烧热，倒入扁豆，煮至八成熟后捞出，沥干，待用。

❸ 用油起锅，放入姜片、蒜末、葱白爆香，捞出姜片、蒜末、葱白；倒入焯煮好的扁豆丝，再放入豆腐干，翻炒片刻；加入盐、鸡粉，炒匀调味；倒入红甜椒丝、青甜椒丝，翻炒匀即可。

功效： 本品具有降低血浆胆固醇、降低甘油三酯和低密度脂蛋白的功效。

♥ **温馨提示**

　　焯煮扁豆的时间不宜过长，以免煮得过老，影响成品口感。

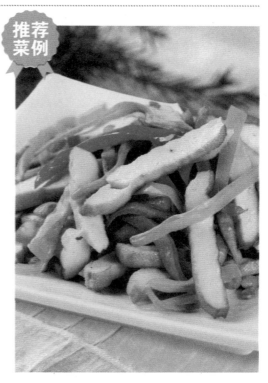

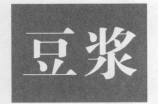

豆浆

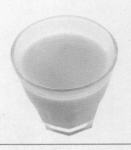

别名：无。

性味归经：性平，味甘；归肺、胃经。

每日用量：200 ~ 300 毫升。

热量：333 千焦 /100 毫升。

调理关键词

降低胆固醇

豆浆含黄豆皂苷、异黄酮、黄豆低聚糖等，可降低体内胆固醇的含量，使血液清澈，维持良好的代谢状态，是冠心病患者的保健佳品。

食疗作用

豆浆可以养颜美容，其含有的植物雌激素可改善女性身体素质，延缓衰老。它还是脑血管的保健液，可以防止脑卒中，还能调节人体的血糖，是冠心病患者的食疗佳品。

选购保存

优质豆浆呈均匀一致的乳白色或淡黄色，有光泽，呈均匀一致的混悬液型浆液，浆体质地细腻，无结块，稍有沉淀，具有豆浆固有的香气，无任何其他异味，味佳而纯正，无不良滋味；口感滑爽。次质豆浆呈白色，微有光泽，有多量的沉淀及杂质。

♥ 应用指南

1. 防止血管硬化，预防心脑血管疾病： 水1000 毫升，黄豆 300 克。将黄豆洗净泡水8 小时备用。泡过的黄豆放入果汁机中，加入500 毫升水，搅打成浆；取一纱布袋，将打好的豆浆倒入，将豆渣过滤掉。取一较深的锅，倒入 500 毫升的水与过滤后的豆浆，开大火将豆浆煮至冒大泡，再转小火续煮 10 分钟，直到溢出豆香后熄火，过滤。

2. 可作为冠心病患者的美容养颜液： 杞果、水、黄豆各适量。黄豆洗净，浸泡 6 小时以上，使用前再冲洗一遍；泡发后的黄豆加 1000 毫升水，在锅中煮熟，一般煮 20 分钟左右；煮好的黄豆和水放入耐热容器中晾凉；杞果洗净切块，备用；打开豆浆机开关，将杞果、黄豆和水用勺子一勺一勺送入豆浆机进口处。豆浆制作完成后，用漏网去除豆渣即可。

	相宜搭配	
宜	**豆浆 + 花生** 美容	**豆浆 + 核桃** 增强免疫力

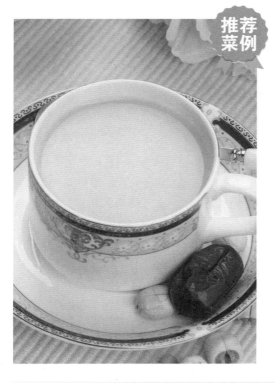

推荐菜例

莲枣红豆豆浆

原料： 红豆 40 克，莲子 20 克，红枣 10 克。

做法：

❶ 红豆泡软洗干净；莲子用水泡软后洗干净，去掉莲子心；红枣加温水泡发后洗干净，去掉枣核，切成小块。

❷ 将上述所有材料一起放进豆浆机，然后搅打成豆浆，煮沸即可。

功效： 本品能降低体内胆固醇的含量，使血液清澈，改善女性身体素质，延缓衰老，养颜美容，补气补血，改善新陈代谢功能，适宜心脑血管疾病患者、病后体虚者、贫血者、代谢紊乱者以及爱美人士饮用。

♥ **温馨提示**

　　此豆浆可以加入黑芝麻，味道会更美，营养价值更高。可放于冰箱冷藏，口感更好。

花生百合莲子豆浆

原料： 花生仁 50 克，百合、莲子、银耳各 10 克。

做法：

❶ 银耳去掉杂质，泡软后撕成小朵；莲子去心洗干净；百合洗干净备用；花生仁洗干净备用。

❷ 把上述所有材料一起放入豆浆机，往里面添水，然后一起搅打成豆浆，煮沸即可。

功效： 本品可以降低体内胆固醇的含量，具有调整代谢水平、延缓衰老、养颜美容、补气补血、补钙、补充蛋白质及维生素的良效。适宜心脑血管疾病患者、缺钙者、营养不良者、体重过低者、贫血者、代谢紊乱者以及爱美人士饮用。

♥ **温馨提示**

　　银耳的根部要去掉，否则有苦涩味，会影响口感。

推荐菜例

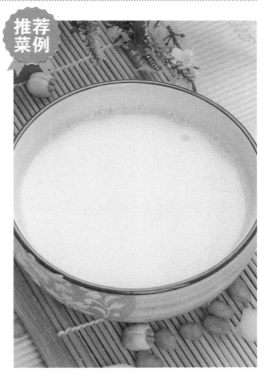

蒜薹

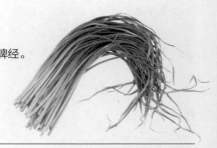

别名：蒜毫。
性味归经：性平，味甘；归肺、脾经。

每日用量：约50克。
热量：272千焦/100克。

调理关键词

降血脂

蒜薹富含蛋白质、脂肪、碳水化合物等营养成分，以及特有的蒜素和蒜新素，它不仅有明显的降血脂作用，还能防止血栓形成和动脉硬化，并能预防冠心病。

食疗作用

蒜薹除对心脑血管有一定保护作用外，还含有辣素，其杀菌能力可达到青霉素的十分之一，对病原菌和寄生虫都有良好的杀灭作用，可以起到预防流感、防止伤口感染和驱虫的功效。蒜薹外皮含有丰富的纤维素，可刺激大肠排便，调治便秘。多食用蒜薹，能预防痔疮的发生，降低痔疮的复发次数，并对轻中度痔疮有一定的治疗效果。此外，还能保护肝脏，预防癌症的发生。

选购保存

选购蒜薹的时候，以条长翠绿、枝条浓绿、茎部白嫩的为佳。若尾部发黄、顶端开花、纤维粗老的则不宜购买。可将蒜薹放在室内阴凉潮湿处，用潮湿的黄沙盖上，这样可以保持7~10天不变色。

♥ 应用指南

1. 用于便秘的冠心病患者：蒜薹、猪肉各250克。先将蒜薹择洗干净，切段；猪肉切片，用酱油、料酒、淀粉拌好，入锅内煸炒2分钟，再入蒜薹炒熟入味即成。此菜具有暖补脾胃、滋阴润燥的功效。适用于体虚乏力、食欲不振者。

2. 用于脾胃吸收功能弱的冠心病患者：豆腐2块，蒜薹200克，盐、姜末各少许。蒜薹先煸炒后，加汤水、调料同豆腐炖汤食用。此品口味鲜美，营养丰富，适合脾胃虚弱、吸收功能不良的冠心病患者食用。

相宜搭配		
宜	蒜薹 + 莴笋 预防高血压	蒜薹 + 生菜 杀菌消炎，降压降脂

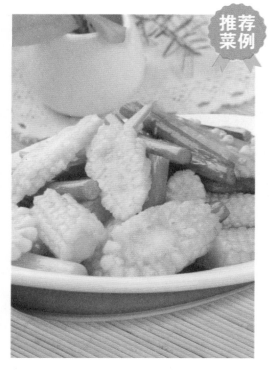

蒜薹炒玉米笋

原料： 玉米笋160克，蒜薹150克，红甜椒1个，胡萝卜片少许，盐2克，味精、食用油各适量。

做法：

❶ 把洗净的玉米笋用斜刀切成薄片，洗净的蒜薹切成同等长度的段；红甜椒洗净切丝。

❷ 热锅注油烧热，倒入玉米笋、蒜薹、红甜椒丝同炒，先用大火拌炒至材料熟透，再转小火稍炒，加入适量盐、味精，用中火翻炒至入味，最后撒入胡萝卜片，炒至熟。盛出装盘即可。

功效： 此菜肴除对心脑血管有一定保护作用外，还具有良好的杀菌及促进消化作用，可以预防便秘，对习惯性便秘的老年冠心病患者尤为适宜。

❤ **温馨提示**

蒜薹入锅烹制的时间不宜过长，以免破坏辣素，降低杀菌作用。

蒜薹炒鸭片

原料： 鸭肉300克，蒜薹100克，姜1块，酱油、料酒各5毫升，盐3克，味精1克，淀粉、食用油各少许。

做法：

❶ 姜去皮，切片；鸭肉洗净，切片，加入姜片、酱油、淀粉、料酒拌匀备用。

❷ 蒜薹清洗干净切段，下油锅略炒，加盐、味精炒匀备用。

❸ 锅热油，下姜爆香，倒入鸭片炒散，倒入蒜薹，加盐、水炒匀即成。

功效： 鸭肉所含B族维生素和维生素E较其他肉类多，且含有较为丰富的烟酸，有滋补、养胃、消水肿的作用。蒜薹外皮含有丰富的纤维素，可刺激大肠排便，调治便秘。冠心病患者食用这道菜，不仅能调养身体，还能预防水肿。

❤ **温馨提示**

蒜薹要选择嫩一点的，炒出来才会更甜。

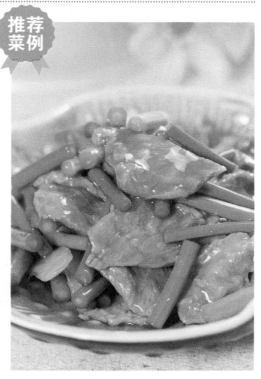

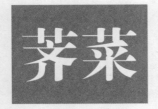

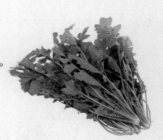

别名： 假水菜、护生草、清明草。

性味归经： 性凉，味甘；归肝、胃经。

每日用量： 约 30 克。

热量： 87 千焦 /100 克。

调理关键词

增强免疫力，降低血压

荠菜含草酸、酒石酸、苹果酸等有机酸，还含氨基酸。荠菜中丰富的维生素 C 和胡萝卜素，有助于增强机体免疫功能，其含有的季铵化合物能降低血压，是防治心脑血管疾病的不错选择。

食疗作用

荠菜有健脾利水、止血解毒、降压明目、预防冻伤的功效，并可抑制眼晶状体的醛还原为酶，对糖尿病性白内障有食疗作用，还可增强大肠蠕动，促进排便，健胃消食，可用于治疗胃痉挛、胃溃疡、肠炎等病。

选购保存

蔬菜市场上有两种荠菜。一种是尖叶种，叶色淡，叶片小而薄，味浓，粳性；另一种是圆叶种，叶色浓，叶片大而厚，味淡。选购时以单棵生长的为好。轧棵的质量差，红叶的不要嫌弃，红叶的香味更浓，风味更好。荠菜要择去黄叶老根，洗干净后，用开水焯一下，待颜色变得碧绿后捞出，沥干水分，按每顿的食量分成小包，放入冷冻室。随吃随取。

❤ 应用指南

1. 用于心烦失眠的冠心病患者： 新鲜荠菜 240 克，鸡蛋 4 个，盐、味精各适量。先将荠菜择洗干净，然后将其入锅煮沸后，倒入搅匀的鸡蛋稍煮片刻，加入盐、味精，盛入大汤碗内即成。此汤菜色艳味鲜，补心安神，养血止血，清热降压。

2. 用于非糖尿病的冠心病患者： 荠菜、蜜枣各 50 克。将荠菜和蜜枣放入锅内，注入适量清水，大火煮沸，转为小火煮 2 小时即成，此品清香甘甜，有健脾止血的功效，但不适宜有糖尿病的冠心病患者服用。

相宜搭配		
宜	**荠菜 + 大米** 健脾养胃	**荠菜 + 黄鱼** 利尿止血

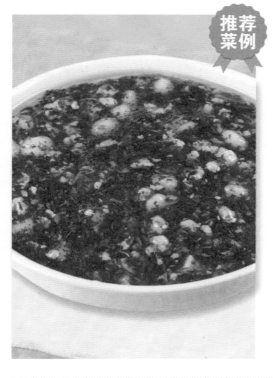

荠菜虾仁汤

原料： 荠菜100克，鸡蛋1个，虾仁、鸡丁、草菇各20克，盐4克，胡椒粉、味精、鸡精、淀粉、料酒、香油、食用油各适量。

做法：

❶ 鸡蛋打入碗内，加适量盐、味精打散，加少许胡椒粉、香油，淋入适量温水调匀，放入蒸锅，加盖蒸8～10分钟至熟成水蛋；荠菜、草菇洗净切丁。

❷ 虾仁、鸡丁用盐、鸡精、料酒、淀粉上浆后，入四成热油中滑油备用。

❸ 锅中加入清水、虾仁、鸡丁、草菇丁、荠菜烧沸后，用剩余调料调味，勾芡浇在蛋上即成。

功效： 此菜具有降低血压的功效，是防治心脑血管疾病的保健食品。

♥ **温馨提示**

　　鸡蛋打散后不宜蒸得太久，以免影响鲜嫩的口感。

荠菜粥

原料： 大米100克，鲜荠菜90克，盐适量。

做法：

❶ 将鲜荠菜择洗净，切成2厘米长的小节。

❷ 将大米淘洗干净，放入锅内，煮至将熟。

❸ 把切好的荠菜放入锅内，用小火煮至熟，以盐调味即可。

功效： 本品有健脾养胃、润肠通便的功效。荠菜含有大量的粗纤维，食用后可增强大肠蠕动，促进排泄，从而促进新陈代谢，有助于防治高血压、冠心病、肥胖症、糖尿病、肠癌及痔疮等。大米可补气健脾，增强胃肠功能。

♥ **温馨提示**

　　大米最适合煮粥，有利于消化吸收，但是在制作米粥时千万不要放碱，否则会破坏米中的维生素B_1。

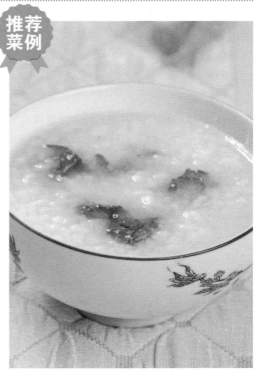

胡萝卜

别名：红萝卜、金笋、丁香萝卜。
性味归经：性平，味甘；归心、肺、脾、胃经。

每日用量：150 ～ 500 克。
热量：152 千焦 /100 克。

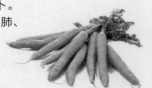

调理关键词

降低血脂，降压强心

　　胡萝卜富含糖类、蛋白质、脂肪、碳水化合物、胡萝卜素、B族维生素、维生素C等营养成分。它能够降低血脂，促进肾上腺素的合成，还有降压、强心的作用，是高血压、冠心病患者的食疗佳品。

食疗作用

　　胡萝卜不仅具有降脂、降压、强心作用，其含有的大量胡萝卜素，在进入机体后，在肝脏及小肠黏膜内经过酶的作用，其中50%变成维生素A，有补肝明目的作用，可治疗夜盲症。胡萝卜素还有造血功能，可以改善贫血或冷血症。胡萝卜中的维生素A是骨骼正常发育的必需物质。胡萝卜中含有的植物纤维能增加胃肠蠕动，促进代谢，通便防癌。

选购保存

　　选购时，以根粗大、心细小，质地脆嫩、外形完整，表面有光泽，感觉沉重的为佳。将胡萝卜加热，放凉后用容器保存，冷藏可保鲜5天，冷冻可保鲜2个月左右。

♥ 应用指南

1. **用于合并高血压的冠心病患者：**胡萝卜、大米各适量，煮粥食用。本粥味甜，易变质，需现煮现吃，不宜多煮久放。此粥能健脾和胃、明目、降压利尿，适用于高血压以及消化不良等症。

2. **用于有夜盲症的冠心病患者：**胡萝卜400克，枸杞子叶100克，食用油50毫升，酱油10毫升，葱10克，姜5克，盐3克，味精3克。将胡萝卜洗净，切成丝，枸杞子叶洗净，然后同入锅炒熟调味即成。此品能明目、健脾、化滞，适用于视物不清、目暗、消化不良、久痢、夜盲症等。

相忌搭配		
忌	**胡萝卜 + 白萝卜** 降低营养价值	**胡萝卜 + 酒** 损害肝脏

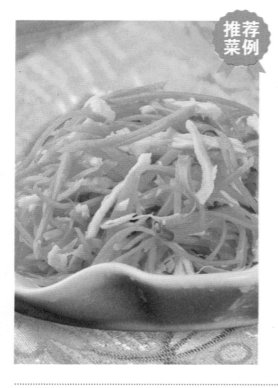

胡萝卜拌鸡丝

原料： 胡萝卜150克，鸡胸肉100克，蒜末、葱花各少许，盐3克，鸡粉少许，料酒3毫升，香油、食用油各适量。

做法：

① 洗净以上食材，胡萝卜切成细丝。

② 锅中倒入适量清水，用大火烧开，加入少许食用油。倒入胡萝卜丝煮熟捞出。另起锅，倒入适量清水烧开，放入洗净的鸡胸肉，加入少许料酒，加盖煮至熟，捞出鸡胸肉放凉，然后撕成细丝。

③ 取一个大碗，倒入胡萝卜丝、鸡肉丝，加入适量鸡粉、盐调味，倒入蒜末、葱花、香油拌匀即可。

功效： 此菜肴具有降脂、降压、强心作用，尤其适宜老年冠心病、高脂血症、高血压患者食用。

♥ **温馨提示**

煮鸡肉时加入适量料酒，可除去鸡肉腥味。

芹菜炒胡萝卜粒

原料： 芹菜250克，胡萝卜150克，香油10毫升，盐3克，鸡精1克，食用油适量。

做法：

① 将芹菜清洗干净，切菱形块，入沸水锅中焯水；胡萝卜清洗干净，切成粒。

② 锅中注油烧热，放入芹菜爆炒，再加入胡萝卜粒一起炒至熟。

③ 调入香油、盐和鸡精，炒匀即可出锅。

功效： 本品有补中气、健胃消食、壮元阳、安五脏等作用，其中的芹菜富含膳食纤维，能促进肠道蠕动，防治便秘。胡萝卜与芹菜搭配，还能降低血液中的胆固醇含量，预防心脏疾病和肿瘤。

♥ **温馨提示**

烹饪胡萝卜时不宜放醋，以免胡萝卜素流失。胡萝卜虽然富有营养，但一次不宜吃太多，否则容易使皮肤变黄。

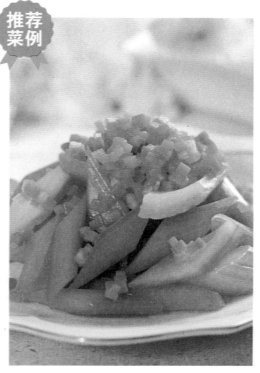

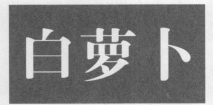

白萝卜

别名：莱菔、罗菔。
性味归经：性凉，味甘、辛；归肺、胃、大肠经。

每日用量：50 ~ 100 克。
热量：62 千焦 /100 克。

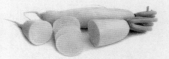

调理关键词

降低血脂，软化血管

　　白萝卜含蛋白质、糖类、B族维生素和大量的维生素C，以及铁、钙、膳食纤维、芥子油和淀粉酶等物质。常吃白萝卜可降低血脂、软化血管、稳定血压，还可预防冠心病、动脉硬化、胆石症等疾病。

食疗作用

　　白萝卜具有清热生津、凉血止血、下气宽中、消食化滞、开胃健脾、顺气化痰的功效。白萝卜含丰富的维生素C和微量元素锌，有助于增强机体的免疫功能，其中所含的芥子油能促进胃肠蠕动，增加食欲，帮助消化，其所含的淀粉酶能帮助营养物质的吸收；白萝卜中含有的木质素，能提高巨噬细胞的活力，吞噬癌细胞，具有一定的防癌抗癌作用。

选购保存

　　选购时，以个体大小均匀、表面光滑的白萝卜为优。保存白萝卜最好能带泥存放，如果室内温度不太高，可放在阴凉通风处。

♥ 应用指南

用于肺热咳嗽、体虚无力及冠心病患者：鲫鱼2条，白萝卜半个，新鲜香菇5个，生姜3片，葱2小段，盐1/4茶匙，油2大匙。新鲜鲫鱼清洗干净，去掉鱼肚里面的黑膜，在鱼身两边各划刀口，香菇泡发后洗净，萝卜洗净切丝备用；用生姜在锅里涂一下以防粘锅，然后倒油将鲫鱼煎至两面金黄；鱼煎好后，在锅里加入2000毫升凉水，加入葱和姜煮至沸腾；水初沸时，加入香菇和萝卜丝，盖上锅盖，小火慢炖半小时；炖至汤色奶白，加盐即可。

相宜搭配		
宜	**白萝卜 + 紫菜** 清肺热，治咳嗽	**白萝卜 + 豆腐** 促进消化吸收

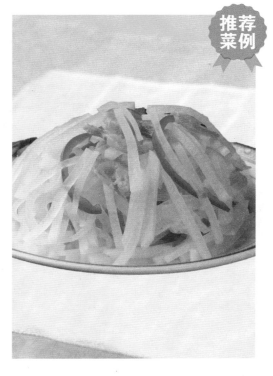

秘制白萝卜丝

原料: 白萝卜300克,红甜椒15克,虾米10克,盐3克,鸡粉2克,香油2毫升。

做法:

❶ 将洗净的白萝卜切片,再切成丝;洗好的红甜椒切开,去籽,切成丝。

❷ 锅中加约1000毫升清水烧开,放入虾米,煮片刻捞出。倒入白萝卜丝,搅散,煮约2分钟至熟,将煮好的白萝卜丝捞出。

❸ 将煮好的白萝卜丝盛入碗中,加红甜椒丝,倒入虾米、盐、鸡粉,再加入少许香油,用筷子拌匀,盛出装盘即可。

功效: 此菜肴可降低血脂、软化血管、稳定血压,还可预防冠心病、动脉硬化、胆石症等疾病。

❤ **温馨提示**

可在萝卜丝入锅前,用盐先腌渍5分钟,口感更佳。

牛腩炖白萝卜

原料: 熟牛腩350克,白萝卜200克,姜片、枸杞子各少许,盐、鸡粉各2克,胡椒粉少许。

做法:

❶ 将去皮洗净的白萝卜切开,改成大块;熟牛腩切成小块;砂煲中倒入适量清水,放入姜片、牛腩;盖上盖,煮沸后用小火煮约60分钟至食材熟软。

❷ 揭盖,倒入白萝卜块、枸杞子,再盖上盖,煮沸后用中火再煮约15分钟至萝卜块熟透。

❸ 揭开盖,加入盐、鸡粉,倒入胡椒粉,用锅勺拌匀即成。

功效: 此菜肴富含维生素A和维生素C,它们都具有抗氧化的作用,可以有效抑制癌细胞,预防动脉硬化。

❤ **温馨提示**

煮牛腩时放入几滴柠檬汁,可以节省时间,还能提升菜肴的香味。

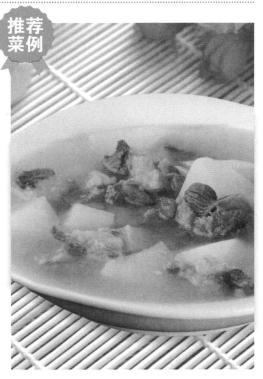

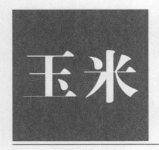

别名：苞米、包谷、珍珠米。
性味归经：性平，味甘；归脾、肺经。

每日用量：约 150 克。
热量：807 千焦/100 克。

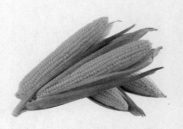

调理关键词

排毒，降低胆固醇

玉米中含有丰富的纤维素，不但可以促进肠道蠕动，防止便秘，还可以促进胆固醇的代谢，加速肠内毒素的排出。玉米胚中含有的不饱和脂肪酸，还可以清除血液中有害的胆固醇，防治动脉硬化。

食疗作用

玉米具有开胃、利胆、通便、利尿、软化血管、延缓细胞衰老、防癌抗癌的功效，还能增强人体新陈代谢、调整神经系统功能，能起到使皮肤细嫩光滑，抑制、延缓皱纹产生的作用，对痘痘肌肤有相应的调节作用，是爱美人士的美容佳品。此外，玉米含有大量的植物纤维，能加速体内毒素的排出。适用于高血压、高脂血症、动脉硬化、慢性胆囊炎等患者的食疗保健。

选购保存

玉米以整齐、饱满、色泽金黄、表面光亮者为佳。保存玉米时，需将外皮及毛须去除，洗净后擦干，用保鲜膜包起来放入冰箱中冷藏。

♥ 应用指南

1. **用于防治动脉粥样硬化：** 将玉米洗净煮熟滤干，放入陶瓷罐内，倒入食醋，浸泡 24 小时取出，在阴处晾干。每日早晚各嚼服 20 ~ 30 粒。此方有助于降血压，防治动脉粥样硬化等心脑血管疾病。

2. **用于便秘的冠心病患者：** 取 100 克玉米糁，凉水浸泡 3 小时，再放进锅中，加适量水，小火炖烂，加上适量的白薯块，共同煮汤。

3. **用于伴有癌症的冠心病患者：** 玉米 1 根，排骨适量。将玉米洗净，切成块；排骨洗净，放进锅中，加适量水和玉米，大火煮沸，小火煮成汤，加盐调味即可。

	相忌搭配	
忌	**玉米 + 田螺** 引起中毒	**玉米 + 菠菜** 影响维生素的吸收

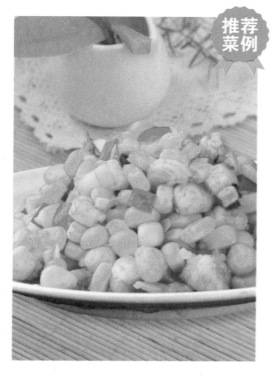

推荐菜例

玉米拌虾仁

原料： 鲜玉米粒200克，虾仁50克，红甜椒15克，蒜末、葱花、味精各少许，盐3克，陈醋、生抽、红油各3毫升，香油2毫升，鸡粉1克，生粉适量。

做法：

❶ 红甜椒洗净切块；虾仁切丁，加少许盐、鸡粉、生粉拌匀后，腌渍10分钟。

❷ 锅中加适量清水烧开，加盐、味精，倒入玉米粒煮2分钟，加入虾仁，煮半分钟，加入红甜椒，再煮片刻，然后把煮好的玉米粒、虾仁和红甜椒捞出放凉。

❸ 把玉米粒、虾仁和红甜椒倒入碗中，加蒜末、葱花、盐、鸡粉、陈醋、生抽、红油、香油拌匀即可。

功效： 此菜具有开胃益智、宁心活血的功效，适宜冠心病患者食用。

玉米胡萝卜牛蒡汤

推荐菜例

原料： 玉米棒150克，牛蒡140克，胡萝卜90克，盐、鸡粉各2克。

做法：

❶ 将洗净去皮的胡萝卜切成小块，洗好的玉米棒切成小块；洗净去皮的牛蒡切滚刀块。

❷ 砂锅中注入适量清水烧开，倒入切好的牛蒡，再放入胡萝卜块，倒入切好的玉米棒，盖上盖，煮沸后用小火煮约30分钟，至食材熟透。

❸ 取下盖子，加入盐、鸡粉，拌匀调味，续煮至食材入味即可。

功效： 此菜肴具有降低血脂、降低胆固醇，并防止其沉积于血管壁的作用，适合冠心病、高脂血症等患者食用。

💛 **温馨提示**

一定要等砂锅中的水煮沸后，再放入牛蒡，这样牛蒡的药性才更易发挥出来。

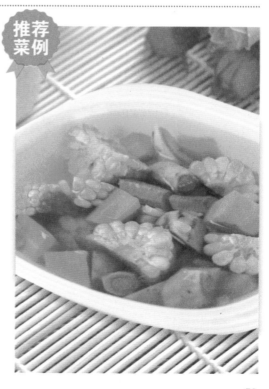

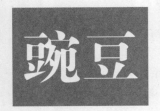

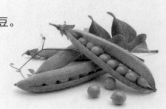

别名：麦豌豆、麦豆、雪豆、毕豆、国豆。
性味归经：性平，味甘；归脾、胃经。

每日用量：不超过 50 克。
热量：1377 千焦/100 克。

调理关键词

防止动脉硬化

豌豆营养丰富，豌豆中所含的胆碱、蛋氨酸有助于防止动脉硬化；而且豌豆鲜品所含的维生素C，在所有鲜豆中名列榜首。适宜糖尿病、高血压、冠心病患者，以及老年人、儿童食用。

食疗作用

豌豆中富含人体所需的各种营养物质，尤其是含有优质蛋白质，可以提高机体的抗病能力和康复能力。豌豆中富含粗纤维，能促进大肠蠕动，保持大便通畅，起到清洁大肠的作用。其含有丰富的维生素A原，维生素A原可在体内转化为维生素A，具有润泽皮肤的作用；其含有的胡萝卜素、维生素C，能使皮肤柔腻润泽，是美容保健的佳品。

选购保存

购买鲜嫩、无病虫害、无损伤的为好，荚果正圆形表示已经过老，筋（背线）凹陷也表示过老。买的青豌豆若不马上食用，不要洗直接放冰箱冷藏；如果是剥出来的豌豆就适于冷冻。最好在1个月内吃完。

♥ 应用指南

1. 用于高血压、冠心病的民间验方：豌豆苗洗净捣烂，榨取汁液，每次半杯，略加温服，1日2次。

2. 用于心阴不足型冠心病患者：水发腐竹150克，豌豆50克，红枣15枚，大米50克。豌豆洗净入锅，煨煮至豌豆熟烂，加入大米继续煨煮成稠粥，加入腐竹小段，加枣用小火煨煮至沸即成。此汤适用于高血压、冠心病患者。

3. 用于湿浊阻滞、脾胃不和、吐泻转筋患者：豌豆120克，香菜60克，陈皮10克。加水煎汤。分2～3次温服。

相宜搭配		
宜	**豌豆 + 玉米** 蛋白质互补	**豌豆 + 虾仁** 提高营养价值

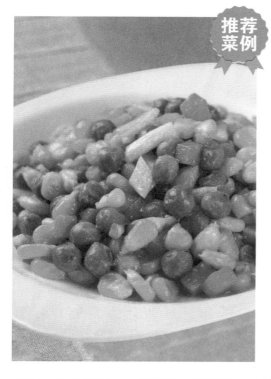

玉米炒豌豆

原料: 玉米粒150克,豌豆100克,红甜椒3个,姜、葱、水淀粉、食用油、盐、味精各适量。

做法:

❶ 豌豆、玉米粒洗净;红甜椒洗净切片;姜洗净切片;葱洗净切段。锅中注水,加少许食用油烧开,加适量盐煮沸,将玉米焯至断生捞出,豌豆焯水捞出。

❷ 用食用油起锅,倒入红甜椒片、姜片和葱白煸香,倒入焯水后的玉米粒和豌豆,翻炒均匀。

❸ 加盐、味精调味,加少许水淀粉勾芡,翻炒均匀,出锅装盘即成。

功效: 此品有助于防治动脉硬化,适宜冠心病患者食用。

♥ **温馨提示**

　　霉坏变质的玉米有致癌作用,不宜食用。

香菇炒豌豆

原料: 豌豆100克,鲜香菇40克,红甜椒15克,蒜末少许,盐、鸡粉、料酒、水淀粉、食用油各适量。

做法:

❶ 洗净所有食材。鲜香菇切成小丁;红甜椒切成小丁。

❷ 豌豆入锅略煮片刻,倒入香菇拌匀,煮约1分钟至熟后,捞出沥干水分。

❸ 用少许油起锅,放入蒜末、红甜椒爆香,倒入香菇、豌豆,翻炒均匀,转小火后加盐、鸡粉调味,再淋入料酒,淋入少许水淀粉炒匀,翻炒至入味即可。

功效: 此菜肴有抑制血液中胆固醇升高和降低血压的作用。

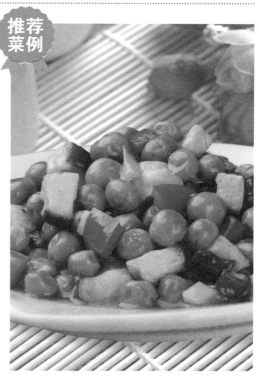

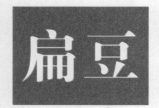

别名：南扁豆、沿篱豆、蛾眉豆、凉衍豆。
性味归经：性平，味甘；归胃、脾经。

每日用量：50 ~ 70 克。
热量：1397 千焦 /100 克。

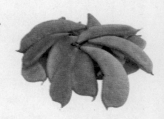

调理关键词

营养成分齐全

　　扁豆的营养成分相当丰富，含有蛋白质、脂肪、糖类、碳水化合物、热量、粗纤维、灰分、钙、磷、铁、锌，还有维生素A、B族维生素、维生素C及烟酸、氨基酸等。

食疗作用

　　冠心病患者宜常吃扁豆，有一定的辅助食疗功效。同时，扁豆中富含粗纤维，可以减少胆固醇的吸收，并且可以降低血糖，而叶酸可以帮助调控高半胱氨酸水平，保护心脏免受疾病侵袭。

选购保存

　　扁豆品种较多，多以嫩荚供食用，只有红荚种可荚粒兼用，鼓粒的吃口感也好，富香味。青荚种以及青荚红边种都以嫩荚吃口感更好，不可购买鼓粒的。在阴凉通风处保存。

♥ 应用指南

1. **减少胆固醇，降低血糖：**扁豆去蒂和丝络，洗净备用；蒜切成片；葱切成末。将扁豆在沸水里焯一下，捞起来沥干备用；油锅烧热，将扁豆倒入，大火翻炒几分钟，炒熟即加生抽、盐和鸡精，稍微炒匀，撒上葱花即可。

2. **给冠心病患者提供丰富的膳食需求：**香菇用沸水浸泡20分钟后捞出，去蒂切薄片备用；往炖锅中倒入3茶匙橄榄油，用中火加热，再加入胡萝卜和蒜，煸炒5分钟，至胡萝卜和蒜变软；扁豆、西红柿、盐、小茴香粉、姜粉、干洋苏叶、香菇、香菇水及720毫升水倒入锅内，煮沸后调至小火，加盖焖35分钟，至扁豆变软；把剩下的1茶匙橄榄油倒入煎锅，用中火拌炒洋葱和糖，至洋葱略呈金黄色；豌豆入炖锅煮至热透，加入洋葱即可。

	相宜搭配	
宜	**扁豆 + 香菇** 促进消化	**扁豆 + 山药** 补脾益肾

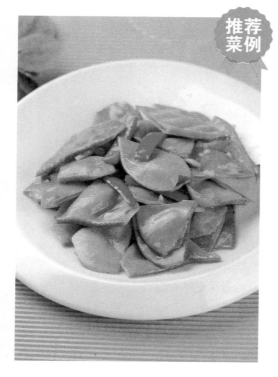

推荐菜例

蒜香扁豆

原料: 扁豆130克,红椒10克,蒜末、葱末各少许,盐3克,鸡粉、食用油各适量。

做法:

① 将洗好的红椒切条;择好洗净的扁豆切成小段。

② 锅中注入适量清水烧开,倒入扁豆,煮至扁豆断生后捞出,沥干,待用。

③ 另起锅,注入适量食用油烧热,倒入蒜末、葱末、红椒,炒香;将扁豆倒入锅中,拌炒片刻。

④ 加入鸡粉、盐炒匀,至锅中食材入味即成。

功效: 本品具有降糖、降甘油三酯和胆固醇、护心的功效。适宜糖尿病、冠心病、高脂血症、心脏病患者食用。

♥ **温馨提示**

    在入锅之前可用刀背把蒜拍一下,就可以轻松地把蒜皮剥下来了。

扁豆莲子鸡汤

推荐菜例

原料: 鸡腿300克,扁豆100克,莲子40克,丹参、山楂、马齿苋各10克,米酒10毫升,盐5克。

做法:

① 鸡腿、莲子、扁豆洗净,备用;将丹参、山楂、马齿苋洗净,放入棉布袋,与1500毫升清水、鸡腿、莲子、扁豆一起置入锅中,以大火煮沸,转小火续煮2小时。

② 取出药袋,加盐、米酒即可。

功效: 本品具有健脾化湿、固肾止泻的功效,适合脾胃气虚型及脾肾阳虚型慢性肠炎患者食用。

♥ **温馨提示**

    中老年人、体虚者、失眠者、食欲不振者,以及癌症患者非常适宜食用本品。

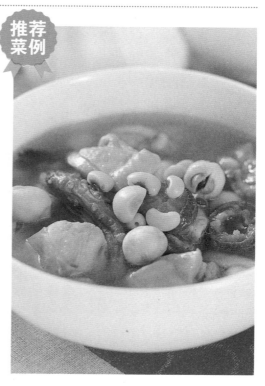

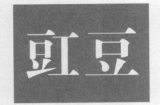

别名：豆角、江豆、腰豆、裙带豆。
性味归经：性平，味甘；归脾、胃经。

每日用量：约60克。
热量：194千焦/100克。

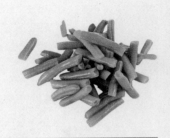

调理关键词

预防肥胖

豇豆提供了易于消化吸收的优质蛋白质，适量的碳水化合物及多种维生素、微量元素等，可补充机体必需的营养素，而且其热量和含糖量都不高，饱腹感强，特别适合肥胖、冠心病患者食物。

食疗作用

豇豆有健脾补肾的功效，主治消化不良，可帮助消化，增进食欲，对于治疗和预防老年性便秘有奇效。此外，豇豆所含的维生素C能促进抗体的合成，增强机体抗病毒的作用；其含有的磷脂有促进胰岛素分泌、参加糖代谢的作用，是糖尿病患者的理想食物。

选购保存

在选购豇豆时，一般以豆条粗细均匀、色泽鲜艳、透明有光泽、籽粒饱满的为佳，而有裂口、皮皱的、表皮有虫痕的豇豆则不宜购买。豇豆通常直接放在塑胶袋或保鲜袋中冷藏，能保存5~7天。如果想保存久一点，可入盐水氽后，再放入冰箱保存。

♥ 应用指南

1. 用于脾胃不调的冠心病患者：猪瘦肉250克，豇豆子、糯米草根、旋花根各30克。将糯米草根、旋花根入锅煎汁，取汁备用；猪肉洗净，切片，然后与豇豆子和药汁同入锅煮汤，煨至肉熟烂。可略加盐调味。饮汤，食肉和豇豆子。糯米草根、旋花根均为民间健脾要药。本方适用于脾胃虚弱、不欲饮食、大便溏薄以及体倦乏力的冠心病患者。

2. 用于食积腹胀的冠心病患者：将豇豆500克加水煮熟，切寸长，加蒜泥20克，放适量香油、味精、花椒及盐，拌匀后食用。可治疗食积腹胀、肾虚遗精、冠心病、糖尿病等。

	相宜搭配	
宜	**豇豆 + 冬瓜** 补肾消肿	**豇豆 + 鸡肉** 增进食欲

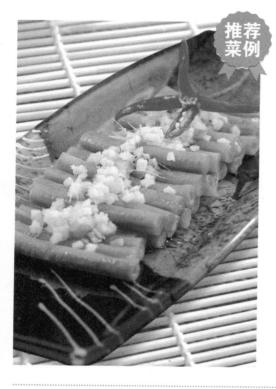

蒜汁豇豆

原料： 豇豆400克，蒜3头，盐3克，红辣椒1个，酱油、香油、食用油各适量。

做法：

❶ 豇豆洗净去蒂，切成寸段；蒜剥皮，加盐捣成蒜泥，加入香油拌匀，再调入酱油拌匀成蒜汁。

❷ 锅内注入适量清水烧开，开水里放一点盐，滴几滴食用油，倒入切好的豇豆煮至熟烂后捞出，将其过凉水备用。

❸ 将熟豇豆蘸蒜汁，或将蒜汁浇在豇豆上拌匀食用；红辣椒洗净，对切两下放入盘中装饰即可。

功效： 此菜具有抗菌消炎、通便解毒的作用，适合肥胖的高血压、冠心病患者食用。

💙 **温馨提示**

　　豇豆一定要焯久一点再捞出来，不然不易炒熟。

肉末豇豆

原料： 豇豆300克，瘦肉、红甜椒各50克，姜末、蒜末各10克，盐4克，味精、食用油各适量。

做法：

❶ 将豇豆择洗干净切碎；瘦肉清洗干净切末；红甜椒洗净切碎备用。

❷ 锅上火，放油烧热，放入肉末炒香，加入红甜椒碎、姜末、蒜末炒出香味。

❸ 放入鲜豇豆碎，调入盐、味精，炒匀入味即可出锅。

功效： 豇豆能够补肾。多吃豇豆还能治疗呕吐、打嗝等不适。瘦肉可提供人体生理活动必需的优质蛋白质、脂肪，具有滋阴润燥、益精补血的功效，适合冠心病患者食用。

💙 **温馨提示**

　　瘦肉可以用老抽腌渍10分钟再炒，味道会更好。豇豆若没有熟透，可能会中毒，因此要烹饪熟透。

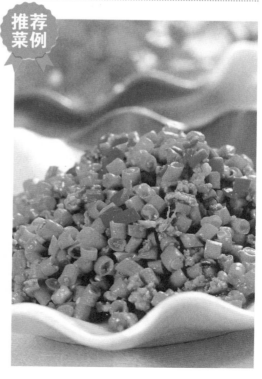

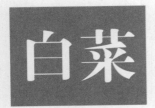

白菜

别名：大白菜、黄芽菜、黄矮菜、菘。
性味归经：性平，味甘；归肠、胃经。

每日用量：100 ~ 500 克。
热量：144 千焦 /100 克。

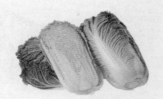

调理关键词

防治"三高"

白菜含多种维生素、矿物质、纤维素及碳水化合物等营养成分，有"百菜之王"的美誉。它含钾且钠含量少，可减轻心脏负担，有降低血压、降低胆固醇、预防心脑血管疾病的功用。

食疗作用

白菜具有通利胃肠、清热解毒、止咳化痰、利尿养胃的功效，是营养极为丰富的蔬菜。所含丰富的粗纤维能促进肠壁蠕动，稀释肠道毒素，常食可增强人体抗病能力，对伤口难愈、牙齿出血有防治作用，而且有助于荨麻疹的消退。白菜含有丰富的维生素C，可以起到很好的护肤养颜效果。白菜中含有的钼，可抑制人体内亚硝酸胺的生成、吸收，起到一定的防癌作用。

选购保存

选购时，以包得紧实、新鲜、无虫害的白菜为宜。冬天可用无毒塑料袋保存，如果温度在0℃以上，可在白菜叶上套上塑料袋，口不用扎，根朝下戳在地上即可。

♥ 应用指南

1. **用于便秘的冠心病患者**：将 200 克白菜洗净，切碎；大米洗净，泡发后放进锅中，加适量水，大火煮至米粒开花，加入白菜，煮至粥成，加上味精和盐即可。

2. **用于皮肤色素沉着的冠心病患者**：将白菜洗净，切碎；适量豆腐洗净，切块，放进锅中，加适量水，煮至熟后，加入白菜和油，煮熟，加盐调味即可。

3. **用于心烦口渴的冠心病患者**：将适量白菜洗净，切成段，放进沸水中焯熟，沥干装盘；将水淀粉、盐、鸡汁放进锅中，煮至滚烫后，浇在白菜上即可。

相忌搭配		
忌	**白菜 + 兔肉** 呕吐或腹泻	**白菜 + 黄瓜** 降低营养价值

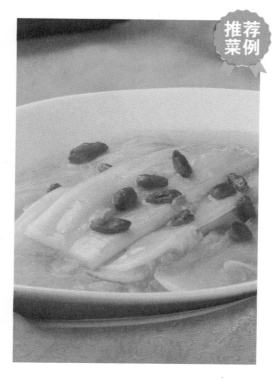

枸杞白菜

原料: 白菜 200 克,枸杞子 3 克,盐、味精各 2 克,水淀粉、食用油各适量。

做法:

❶ 把洗净的白菜的菜叶和菜梗切分开,将菜梗切成条。

❷ 锅中倒入适量清水烧开,加入少许食用油,倒入白菜,煮约 4 分钟至熟捞出,装入盘中,备用。

❸ 另起锅,锅中倒入少许清水,加入少许食用油、盐,煮沸。倒入洗净的枸杞子,煮约 1 分钟。加入味精,倒入水淀粉,用锅勺搅拌均匀。将汤汁盛出,浇在白菜上即可。

功效: 此菜肴具有明目、降低血压、降低血脂的作用,能防治动脉粥样硬化。

♥ **温馨提示**

用手撕白菜叶和白菜帮,烹饪出的菜肴口感更佳。

白菜海带豆腐煲

原料: 白菜 200 克,海带结 80 克,豆腐 55 克,黄精、枸杞子各 10 克,高汤、盐各少许。

做法:

❶ 将白菜洗净撕成小块;海带结、黄精洗净,备用;豆腐洗净切块备用。

❷ 黄精入锅,加适量水煲 10 分钟,取汁备用。

❸ 炒锅上火,加入高汤,下入白菜、豆腐、海带结、枸杞子、黄精汁,调入盐煲至熟即可。

功效: 本品具有滋阴潜阳、滋补肝肾的功效,适合冠心病患者食用。

♥ **温馨提示**

根据自己的症状,冠心病患者或可用陈皮、菊花、党参等中药材替换黄精。

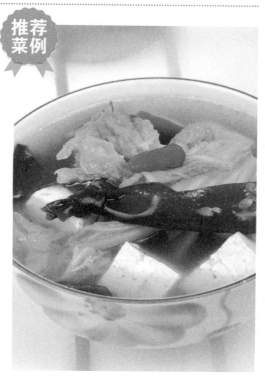

上海青

别名：芸薹、青江菜、油白菜、苦菜。
性味归经：性温，味辛；归肝、肺、脾经。

每日用量：约 150 克。
热量：74 千焦 /100 克。

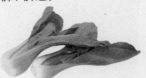

调理关键词

降血脂

上海青为低脂肪蔬菜，且含有膳食纤维，能与胆酸盐和食物中的胆固醇及甘油三酯结合，并从粪便排出，从而减少脂类的吸收，适宜高脂血症、冠心病患者食用。

食疗作用

上海青具有活血化瘀、消肿解毒、促进血液循环、润肠通便、美容养颜、强身健体的功效，对游风丹毒、手足疔肿、习惯性便秘、老年人缺钙等病症有食疗作用。口腔溃疡者、口角湿白者、牙龈出血者、牙齿松动者、瘀血腹痛者、癌症患者宜多食。但请注意，孕早期女性、小儿麻疹后期、患有疥疮和狐臭者忌食。

选购保存

购买时，要挑选新鲜、油亮、无虫、无黄叶的嫩上海青，用两指轻轻一掐即断者为鲜嫩的，宜购买。冬天可用无毒塑料袋保存。上海青不宜长期保存，放在冰箱中可保存 1 天左右。

♥ 应用指南

1. 用于冠心病的辅助治疗： 上海青 200 克，牛肉 100 克，姜丝、料酒、酱油、盐、淀粉、味精各适量。将牛肉用料酒、酱油、淀粉腌渍备用；将上海青洗净，和姜丝一起入油锅炒至半熟，下入腌好的牛肉炒至熟，加盐、味精调味即可。此品具有清热解毒、散血消肿的功效。适用于冠心病、高血压，以及其他心脑血管疾病的辅助治疗。

2. 用于寒凝心脉型冠心病患者： 上海青嫩叶 30 克，荷叶、艾叶各 15 克。先将艾叶、荷叶用清水泡发，去除浮渣，然后入锅加水煎汁，煎 15 分钟，去渣留汁，加入上海青嫩叶，再煎至菜熟调味食用。此品有温中散寒、活血化瘀的功效，可用于寒凝心脉型冠心病。

相宜搭配		
宜	**上海青 + 黑木耳** 平衡营养	**上海青 + 豆腐** 清肺止咳

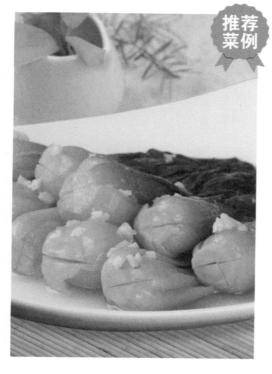

蒜蓉上海青

原料: 上海青300克,蒜蓉7克,盐4克,味精、鸡粉、食用油各少许。

做法:

❶ 洗净所有食材。

❷ 锅中注入约300毫升清水烧开,加入少许食用油、2克盐,拌匀,再放入上海青拌匀,焯煮约半分钟至断生捞出,沥干水分。

❸ 用油起锅,下入蒜蓉,大火爆香,倒入焯过水的上海青,加入盐、味精、鸡粉调味,翻炒至食材熟透,关火后盛出炒好的上海青即成。

功效: 此菜具有温中散寒、活血化瘀的功效,可促进血液流通,防止脂质沉积,防治动脉粥样硬化。

♥ **温馨提示**

　　烹制上海青时要用大火爆炒,这样可保持其鲜脆口感。

上海青炒黑木耳

原料: 上海青300克,黑木耳200克,盐3克,鸡精1克,食用油适量。

做法:

❶ 将上海青洗净,切段;黑木耳泡发,洗净,撕成小朵。

❷ 锅置火上,注入适量油烧热,放入上海青略炒,再加入黑木耳一起炒至熟。

❸ 加入盐和鸡精调味,起锅装盘即可。

功效: 本品具有滋补肝肾、补气养血的功效。其中的上海青是低脂肪蔬菜,其中含的膳食纤维能与胆酸盐和食物中的胆固醇及甘油三酯结合,并从粪便排出,可减少脂类的吸收。上海青中含有的维生素C是人体黏膜及上皮组织维持生长的重要营养物质,有美容作用。

♥ **温馨提示**

　　本菜先以香葱爆炒一下再炒制,口感更好。

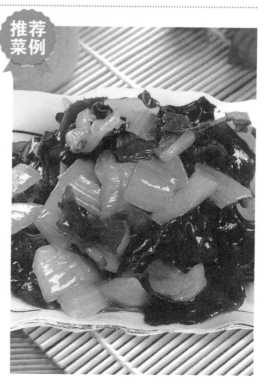

圆白菜

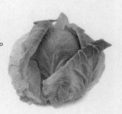

别名：包菜、结球甘蓝、卷心菜。
性味归经：性平，味甘；归脾、胃经。

每日用量：约 100 克。
热量：90 千焦 /100 克。

调理关键词

控制血压，降低血脂

圆白菜中富含维生素C、维生素U、叶酸及铬，可以使血压更易控制，并使毛细管扩张，降低血黏度，改善微循环，能软化和保护血管，有降低人体中血脂和胆固醇的作用，可预防动脉粥样硬化。

食疗作用

新鲜的圆白菜中含有植物杀菌素，有抑菌消炎的作用，对咽喉疼痛、外伤肿痛、蚊叮虫咬、胃痛、牙痛有一定的作用。多吃圆白菜还可增进食欲，促进消化，预防便秘。圆白菜中富含维生素U，对胃溃疡有着很好的治疗作用，能加速创面愈合，是胃溃疡患者的有效食品。圆白菜含有的热量，脂肪含量很低，但是维生素、膳食纤维和微量元素的含量却很高，经常食用对人体有益。

选购保存

购买圆白菜时，以结球紧实，修整良好，无老帮、焦边、侧芽萌发，无病虫害损伤的圆白菜为佳。宜冷藏保存。

♥ 应用指南

1. 用于骨质疏松的老年冠心病患者：将 200 克圆白菜洗净，切成条状，放进沸水中焯熟，沥干后，装盘，加上香油、盐、黑芝麻伴食。

2. 用于便秘的冠心病患者：将 250 克圆白菜洗净，切成小块；炒锅烧热后，加入食用油，放入圆白菜炒至七分熟，加入盐和味精，继续炒熟即可。

3. 用于脾胃不和、脘腹胀满、纳差食少患者：圆白菜 150 克，大米 100 克。将圆白菜洗净切碎；大米淘洗干净，然后与圆白菜一同入锅煮粥。

4. 用于脾肾阳虚所致胀满不适、纳差食少患者：圆白菜 100 克，牛肉 50 克。两者洗净炖汤服用。本品能补益肾阳。

相宜搭配		
宜	**圆白菜 + 西红柿** 益气生津	**圆白菜 + 黑木耳** 健胃补血

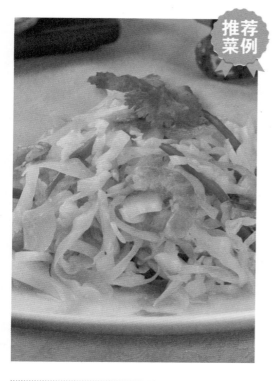

虾米拌圆白菜

原料: 圆白菜200克,虾米20克,红甜椒15克,香菜少许,香油3毫升,盐3克,鸡粉2克,食用油适量。

做法:

❶ 洗净食材,圆白菜切成丝;红甜椒切成丝。

❷ 锅中倒入适量清水烧开,加少许食用油,倒入圆白菜,煮约1分钟至熟捞出。把处理好的虾米倒入沸水锅中,煮1分钟至熟捞出。

❸ 把圆白菜倒入碗中,放入红甜椒丝、虾米,加入适量盐、鸡粉,再淋入少许香油,用筷子拌匀,将拌好的材料装入盘中,放上少许香菜即可。

功效: 此菜中富含钾,有助于维持心律正常,还可以预防中风等病症。

♥ **温馨提示**

焯圆白菜的时间不宜过长,否则维生素C会因加热太久而流失。

圆白菜炒肉片

原料: 圆白菜200克,猪瘦肉150克,盐、蒜末、酱油、淀粉、食用油各适量。

做法:

❶ 猪瘦肉清洗干净,切片,用盐、酱油、淀粉腌5分钟;圆白菜摘下叶片,清洗干净,撕成小块。

❷ 锅中下油烧热,爆香蒜末,放入圆白菜炒至叶片稍软,加入盐炒匀,盛起。

❸ 另起油锅,放入肉片翻炒片刻,放入炒过的圆白菜炒匀,盛出即可。

功效: 圆白菜的营养价值与白菜相差无几,其中维生素C的含量丰富。将圆白菜与富含蛋白质的猪瘦肉一同炒制,圆白菜吸收了肉汁味道,变得更香更美味,而且营养更加全面。

♥ **温馨提示**

猪瘦肉若放入冰箱冷冻一下,就可以切出薄薄的片了。

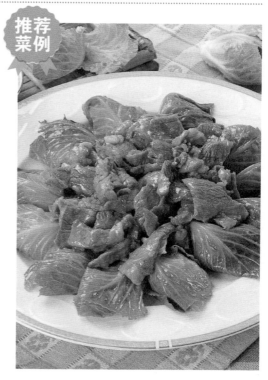

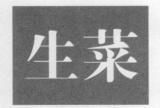

别名：叶用莴笋、鹅仔菜、莴仔菜。
性味归经：性凉，味甘；归心、肝、胃经。

每日用量：约 80 克。
热量：111 千焦 /100 克。

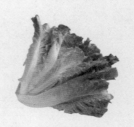

调理关键词

预防"三高"

生菜茎叶中含有莴笋素，具有镇痛催眠、降低胆固醇等功效；生菜中的甘露醇等有效成分，有利尿和促进血液循环的作用，还可为血液消毒，适宜高血压、冠心病患者食用。

食疗作用

生菜具有清热安神、清肝利胆、养胃的功效。生菜富含糖类、蛋白质、膳食纤维、莴笋素和丰富的矿物质，尤以维生素A、维生素C、钙、磷的含量较高，适宜胃病、维生素C缺乏者、减肥者，以及高胆固醇血症、神经衰弱、肝胆病患者食用。生食、常食可有利于女性保持苗条的身材。

选购保存

生菜以菜叶颜色青绿，茎部呈干净白色，无虫蛀者为佳。储存时，将生菜的菜心摘除，然后用湿润的纸巾塞入菜心处让生菜吸收水分，等到纸巾较干时将其取出，再将生菜放入保鲜袋中冷藏。

♥ 应用指南

1. 用于有肝胆疾病的冠心病患者：洋葱、西红柿各 1 个，青甜椒、黄甜椒、生菜各适量。将以上食材洗净切好，所有材料放进锅中，焯过水，沥干，加盐、鸡精拌食即可。本品具有清热安神、清肝利胆、养胃的功效，适用于肥胖者及高脂血症、肝胆病患者食用。

2. 用于肥胖型冠心病患者：将生菜和豆瓣菜洗净，切成小段；锅置于火上，加适量水，大火煮沸，加入生菜和豆瓣菜，加少量食用油，加盐煮熟即可食用。具有利尿、促进血液循环的作用，适用于高脂血症、便秘等患者及肥胖者食用。

相宜搭配		
宜	**生菜 + 兔肉** 促进消化	**生菜 + 鸡蛋** 滋阴润燥，清热解毒

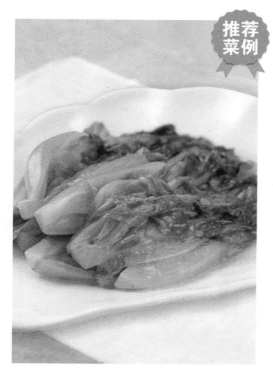

炝炒生菜

原料: 生菜 200 克,盐、鸡粉各 2 克,食用油适量。

做法:

① 将洗净的生菜切成瓣,装入盘中,待用。

② 锅中注入适量食用油,烧至六七成热时,放入切好的生菜,将生菜快速翻炒至熟软。

③ 加入盐,再放入鸡粉,翻炒均匀,将炒好的生菜盛出,装入盘中即可。

功效: 此菜含有 B 族维生素、维生素 C、维生素 E、膳食纤维及多种矿物质,有利五脏、通经脉的功效,还能降低胆固醇、清燥润肺,对冠心病、糖尿病、高胆固醇血症等患者有食疗作用。

♥ **温馨提示**

生菜宜大火快炒,而且调料不要放太多,以保持其鲜嫩的口感。

核桃仁生菜沙拉

原料: 生菜叶 500 克,核桃仁 200 克,芝士、佛手瓜各 100 克,小苏打粉少许。

做法:

① 生菜摘去杂黄枯叶,一片片掰下生菜的叶子,放在洗菜盆里,加入没过生菜的清水,加入一点小苏打粉,浸泡约 10 分钟左右,捞出后用清水多冲洗几遍沥干备用;佛手瓜洗净去皮,切片。

② 将生菜摞起压平,用刀沿直径切开,码入圆盘内。

③ 加入核桃仁、芝士、佛手瓜,搅拌均匀即可。

功效: 本品营养丰富,其中的核桃仁含有丰富的多不饱和脂肪酸,能有效保护心脏。

♥ **温馨提示**

生菜要用冷水反复冲洗干净方可。

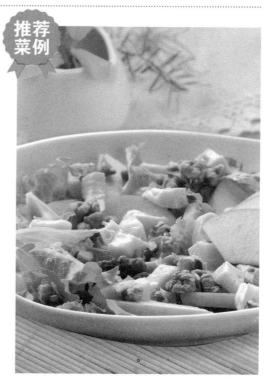

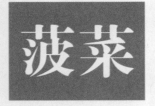

菠菜

别名： 赤根菜、鹦鹉菜、波斯菜。
性味归经： 性凉，味甘、辛；归大肠、胃经。

每日用量： 约100克。
热量： 70千焦/100克。

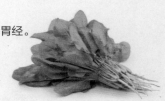

调理关键词

补充维生素C

　　菠菜含有丰富的维生素C及矿物质，尤其是维生素C含量是所有蔬菜之冠，常食菠菜，具有通便清热、理气补血、防病抗衰等功效，对糖尿病、高血压等可起辅助治疗作用。

食疗作用

　　菠菜具有促进肠道蠕动的作用，利于排便，对于痔疮、慢性胰腺炎、便秘、肛裂等病症有食疗作用。其所含铁质，对缺铁性贫血有较好的辅助治疗作用，还能促进生长发育、增强抗病能力，促进人体新陈代谢，延缓衰老，适宜糖尿病患者、高血压患者、便秘者、贫血者、维生素C缺乏症患者、皮肤粗糙、过敏者食用。

选购保存

　　挑选叶色较青、新鲜、无虫害的菠菜为宜。冬天可用无毒塑料袋保存，如果温度在0℃以上，可将菠菜套上塑料袋，不用扎口，根朝下戳在地上即可。

♥ 应用指南

1. **用于血压高的冠心病患者：** 菠菜200克，粉丝100克，米醋5毫升，姜末5克，盐2克，胡椒粉1克。粉丝泡软后，加入所有的材料煮汤食用。本品具有养血补心、安神健脑的功效。适合高血压、冠心病患者食用。

2. **用于血脂高的冠心病患者：** 菠菜300克，蘑菇150克，猪瘦肉50克，姜丝、葱丝、蒜片各5克，调料适量，炖汤食用。此汤具有补气养心、降血压、降血脂的功效，适用于高脂血症、冠心病患者。

3. **用于高血压、头痛、目眩、便秘患者：** 鲜菠菜及根100克，用开水烫3分钟，捞起加香油拌食。每日可分2次食用。本品能通便、降压。

相忌搭配		
忌	**菠菜 + 黄豆** 损害牙齿	**菠菜 + 黄瓜** 破坏营养物质

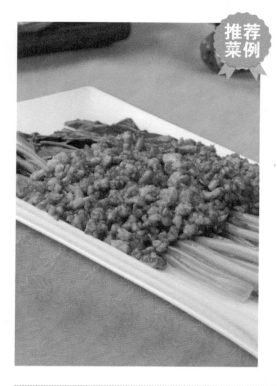

肉酱菠菜

原料：菠菜 300 克，里脊肉 200 克，洋葱末、蒜末、葱末各少许，盐、味精、甜面酱、蚝油、料酒、食用油各适量。

做法：

❶ 菠菜洗净后两端修齐整；里脊肉洗净切碎，剁成肉末。

❷ 锅中加适量清水烧开，加油、盐拌匀，放入菠菜，焯水约 1 分钟，捞出装盘。用油起锅，放入蒜末、葱末、洋葱末炒香，倒入肉末，加料酒炒约 1 分钟至熟。

❸ 加甜面酱、蚝油拌炒均匀，加盐、味精拌炒至入味，将肉末盛在菠菜上即可。

功效：此菜具有促进人体新陈代谢的作用，还可降低冠心病患者因脑缺血所致脑卒中的风险。

鱼片菠菜粥

原料：水发大米 180 克，生鱼肉 130 克，菠菜 90 克，盐、鸡粉各 3 克，胡椒粉 6 克，姜丝、生粉、香油、食用油各适量。

做法：

❶ 洗净食材，菠菜切碎；鱼肉切成薄片，加少许盐、鸡粉、胡椒粉、生粉、食用油腌渍 10 分钟。

❷ 砂锅中注入适量清水烧开，倒入大米，煮至大米熟软。倒入腌好的鱼片拌匀，用小火续煮约 3 分钟至鱼肉熟透。

❸ 取下盖子，撒上姜丝，再放入切好的菠菜拌匀，煮片刻，淋入少许香油，搅拌均匀至入味即可。

功效：此粥有益气补血、清热除烦、养心安神的功效。

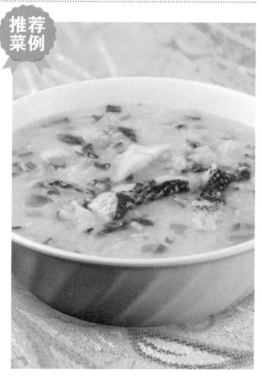

西红柿

别名：番茄、番李子、洋柿子
性味归经：性凉，味甘、酸；
归肺、肝、胃经。

每日用量：2～3个。
热量：66千焦/100克。

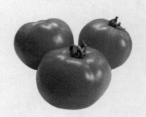

调理关键词

抗氧化，预防血管硬化

西红柿是番茄红素含量最丰富的食物，番茄红素有很强的抗氧化作用，可以防止自由基造成的退化效应，防止血液中脂质过氧化连锁反应的发生，避免大分子的脂质聚合物沉积在血管壁而出现血管的硬化。

食疗作用

西红柿具有止血、降压、利尿、健胃消食、生津止渴、清热解毒、凉血平肝的功效，可用于辅助治疗反复宫颈癌、膀胱癌、胰腺癌等。另外，它还能美容和治愈口疮。适合热性病发热、口渴、食欲不振、习惯性牙龈出血、贫血、头晕、心悸、高血压、急慢性肝炎、急慢性肾炎、夜盲症和近视眼者食用。但请注意，脾胃虚寒、月经期间、急性肠炎、菌痢者及溃疡活动期患者不宜食用。

选购保存

以个大、饱满、色红成熟、紧实者为佳，常温下置通风处能保存3天左右，放入冰箱冷藏可保存5～7天。

♥ 应用指南

1. 冠心病患者的营养饮品：西红柿200克，芹菜50克，柠檬汁20毫升。将西红柿和芹菜洗净，然后放入榨汁机榨汁，搅打好后取汁，加柠檬汁调味拌匀即可。本品含丰富的维生素A及维生素C，具有净化血液的作用，适宜冠心病患者食用。

2. 用于防治动脉粥样硬化：陈醋200毫升，西红柿3个，盐1/3小匙。西红柿切块，其余材料放入锅中，边加热边搅拌，至盐融化，将西红柿放入瓶中，再倒入完全冷却的混合液体，冷却5～6小时即可，可用于防治动脉硬化。

相宜搭配		
宜	**西红柿 + 红枣** 补血养颜	**西红柿 + 山楂** 降低血糖

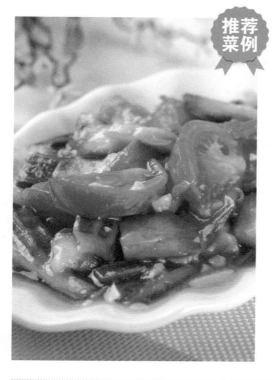

推荐菜例

西红柿炒丝瓜

原料：西红柿 300 克，丝瓜 200 克，蒜末、食用油、盐、鸡精各适量。

做法：

❶ 将丝瓜去皮、洗净，切成滚刀块；将西红柿洗净，用开水烫后撕去皮，切成块。

❷ 锅置于大火上，倒入适量食用油，以大火烧至七八成热时，先放入蒜末爆香，再放入切好的丝瓜、西红柿快速翻炒几下。

❸ 加入适量盐调味，炒匀，再加鸡精拌匀即可。

功效：此菜中所含的苹果酸能促进胃液分泌，帮助消化；所含的果酸能降低血液中胆固醇的含量，是高血压、高脂血症、冠心病等患者理想的食疗之品。

♥ 温馨提示

　　催熟的西红柿多为反季节上市，不宜食用。

西红柿排骨汤

原料：苦瓜、西红柿各 100 克，排骨 150 克，生姜、蒜、盐、胡椒各适量。

做法：

❶ 苦瓜洗净，去瓤，切片；西红柿洗净，用开水烫 1 分钟，切块；生姜洗净切片。

❷ 锅内注入适量清水，排骨冷水下锅，用大火烧开，焯煮片刻去除排骨中的血水，取出排骨待用。

❸ 高压锅内注入适量清水，生姜、一瓣蒜冷水下锅，倒入西红柿，待水开后，倒入焯好的排骨，加入适量盐，盖上高压锅锅盖压 30 分钟。开盖后加入苦瓜，按口味加入胡椒即可食用。

功效：苦瓜素被誉为"脂肪杀手"，能使人体摄取的脂肪和多糖减少，具有降血糖、降血脂、抗肿瘤的作用。

推荐菜例

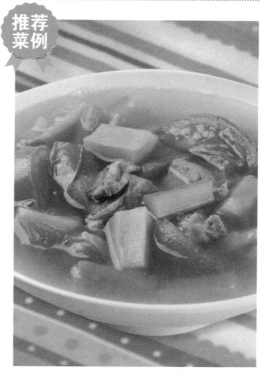

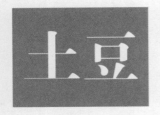
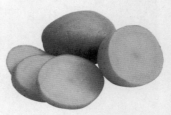

别名：山药蛋、洋番薯、洋芋、马铃薯。
性味归经：性平，味甘；归胃、大肠经。

每日用量：约130克。
热量：313千焦/100克。

调理关键词

保护血管

土豆含有丰富的维生素和泛酸及大量的优质纤维素，还含有蛋白质、脂肪等营养成分。其含有的钾能调节心脑血管的正常收缩功能，维持神经肌肉正常的兴奋性，具有抗动脉硬化、防治心脑血管疾病的功能。

食疗作用

土豆具有健脾和胃、益气调中、缓急止痛、通利大便的作用，适合脾胃虚弱、消化不良、胃肠不和、脘腹作痛、大便不畅的患者食用。此外，土豆还具有防癌、抗癌、延缓衰老的功能，能美容和增强免疫力。由于土豆是一种碱性蔬菜，有利于体内酸碱平衡，调整体质。同时，土豆含有的多种维生素以及抗氧化的多酚类成分，能帮助体重减轻。

选购保存

应选择个头结实、没有出芽、颜色单一的土豆。土豆可以与苹果放在一起，因为苹果产生的乙烯会抑制土豆芽眼处的细胞产生生长素。

♥ **应用指南**

1. 用于有肠道疾患的冠心病患者：土豆300克，葱30克，调料适量。先将土豆去皮洗净，然后切丝洗净沥干；油锅烧热，下入葱丝爆炒后捞出不用，最后加入土豆丝炒至变色，加调料调味即可。此品具有健脾益气、清热解毒、消肿止痛的功效，适用于肠道疾病、冠心病患者。

2. 用于肥胖的冠心病患者：在锅中放适量清水，将洗净的土豆放入锅中，煮至完全熟透，捞起放入盘中即可。此品具有消脂减肥的作用，适用于冠心病体型肥胖者。

相宜搭配		
宜	**土豆+黄瓜** 有利身体健康	**土豆+豆角** 除烦润燥

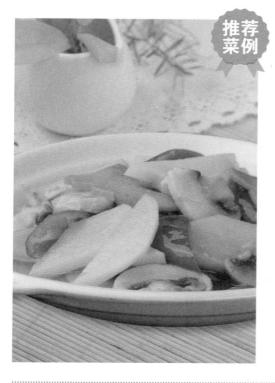

口蘑炒土豆片

原料： 土豆150克，口蘑120克，青甜椒30克，水淀粉10毫升，盐3克，胡萝卜、鸡粉、香油、食用油各适量。

做法：

❶ 先将洗净的口蘑切成片；将去皮洗净的土豆切成片；青甜椒用清水洗净，去籽，切片；去皮洗净的胡萝卜切成片备用。

❷ 热锅注油烧热，倒入土豆片、口蘑炒匀，倒入青甜椒片、胡萝卜片炒匀。

❸ 加盐、鸡粉调味，用水淀粉勾芡，淋入少许香油，快速炒匀，盛出装盘。

功效： 此菜能调节心脑血管的正常收缩功能，维持神经肌肉正常的兴奋性，可以抗动脉硬化，对心脑血管疾病有一定的食疗效果。

♥ **温馨提示**

翻炒土豆片时加几滴醋，可以使土豆片不变黑，而且口感更脆嫩。

土豆炒蒜薹

原料： 土豆300克，蒜薹200克，蒜5克，盐3克，鸡精2克，酱油、水淀粉、食用油各适量。

做法：

❶ 土豆洗净去皮，切条状；蒜薹洗净，切段；蒜去皮洗净，切末。

❷ 锅中加水烧开，放入蒜薹焯水后，捞出沥干备用。

❸ 锅重下油烧热，放入蒜爆香后，放入土豆、蒜薹一起炒，加盐、鸡精、酱油调味，待熟时用水淀粉勾芡，装盘。

功效： 本品含有丰富的膳食纤维，具有促进胃肠蠕动、预防便秘和痔疮的功效，尤其适合肥胖的冠心病患者食用。

♥ **温馨提示**

夏季最宜食用本品，调理效果更佳。

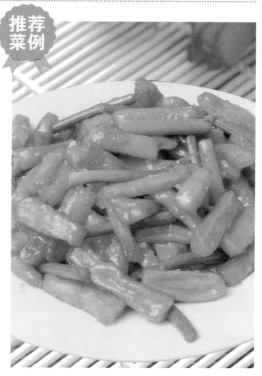

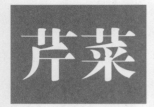

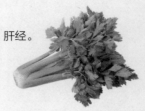

别名：蒲芹、香芹。
性味归经：性凉，味甘、辛；归肺、胃、肝经。

每日用量：约50克。
热量：82千焦/100克。

调理关键词

降压降脂

芹菜含有丰富的维生素及钙、铁、磷等矿物质，此外还含有蛋白质、甘露醇和膳食纤维等成分。叶茎中还含有药效成分的芹菜苷、佛手苷内酯和挥发油，具有降压降脂、防治动脉硬化的作用。

食疗作用

芹菜具有清热除烦、平肝、利水消肿、凉血止血的作用，对高血压、头痛、头晕、暴热烦渴、黄疸、水肿、小便热涩不利、女性月经不调、赤白带下、疟腮等病症有食疗作用。另外，芹菜是高纤维食物，它经肠内消化作用后产生一种木质素或肠内酯的物质，这类物质是一种抗氧化剂，常吃芹菜，可以帮助皮肤抗衰老达到美白护肤的功效。但请注意，脾胃虚寒者、肠滑不固者不宜食用。

选购保存

要选色泽鲜绿、叶柄厚、茎部稍呈圆形、内侧微向内凹的芹菜。贮存时，用新鲜膜将茎叶包严，根部朝下，竖直放入水中即可。

♥ 应用指南

1. 用于贫血的冠心病患者：芹菜段300克，胡萝卜丝200克，水发黑木耳、葱花、香油、盐、鸡精各适量。炒锅加油烧热，放入葱花煸出香味，倒入芹菜和胡萝卜翻炒均匀，再加入黑木耳一起翻炒至熟。此品适于高血压、高脂血症、贫血、肝肾阴虚者食用。

2. 适用于血压、血脂高的冠心病患者：芹菜100克，香干4块，食用油、盐各适量。先炒芹菜，沥出后炒香干，待香干八成熟时，再加入芹菜翻炒至熟，加盐调味即可。此菜具有软化血管、降血压、降血脂的功效，适宜高血压、高脂血症、冠心病患者食用。

相忌搭配		
忌	芹菜 + 甲鱼 引起中毒	芹菜 + 蛤蜊 引起不良反应

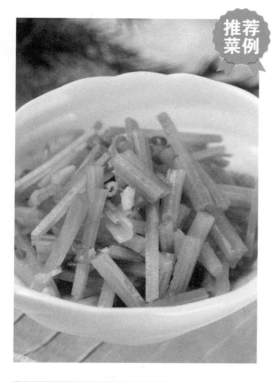

推荐菜例

凉拌嫩芹菜

原料： 芹菜80克，胡萝卜30克，蒜末、葱花各少许，香油5毫升，食用油适量，盐3克，鸡粉少许。

做法：

❶ 把洗好的芹菜切成小段；胡萝卜洗净切成细丝。

❷ 锅中注入适量清水，用大火烧开，放入食用油、盐，再下入胡萝卜片、芹菜段拌匀，续煮约1分钟至全部食材断生。捞出焯好的材料，沥干水分。

❸ 将沥干水的食材放入碗中，加入盐、鸡粉，撒上备好的蒜末、葱花，再淋入少许香油，搅拌约1分钟至食材入味。

功效： 此菜具有降血压、降血脂、防治动脉粥样硬化的作用。

💜 **温馨提示**

胡萝卜肉质较硬，可以先煮3分钟，再下入芹菜。这样可使食材口感一致。

芹菜玉米粥

原料： 水发大米180克，鲜玉米粒150克，芹菜110克，盐、鸡粉各2克，食用油适量。

做法：

❶ 洗净的芹菜切成粒装入盘中，备用。

❷ 砂锅中注入适量清水烧开，倒入洗净的大米，拌匀，下入洗净的玉米粒，拌匀，盖上盖，烧开后用小火煮30分钟至大米熟软。

❸ 揭盖，倒入芹菜粒，加入适量食用油、盐、鸡粉，用锅勺拌匀调味。把煮好的粥盛出，装入碗中即可。

功效： 此菜对于血管硬化、神经衰弱、缺铁性贫血患者亦有食疗作用，是辅助治疗高血压及其并发症的首选之品。

💜 **温馨提示**

芹菜粒易熟，所以入锅煮制的时间不能太长，否则口感不脆嫩。

推荐菜例

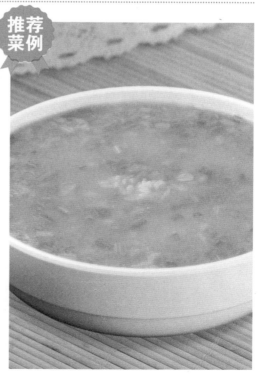

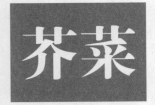

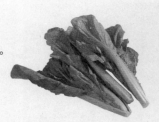

别名：雪里蕻、雪菜、大芥、黄芥。
性味归经：性温，味辛；归胃、肺经。

每日用量：50 ~ 80 克。
热量：50 千焦 /100 克。

调理关键词

补充维生素 C

芥菜中含有丰富的维生素C，维生素C是活性很强的还原物质，参与机体重要的氧化还原过程，能增加大脑的氧含量，激发大脑对氧的利用，预防老年冠心病患者并发阿尔茨海默病的发生。

食疗作用

芥菜具有解毒消肿之功效，能抗感染和预防疾病的发生，可用来辅助治疗感染性疾病。因芥菜组织较粗硬、含有胡萝卜素和大量食用纤维素，故有明目与宽肠通便的作用，可作为眼科患者的食疗佳品，还可防治便秘。

选购保存

芥菜的外表有点像包心菜，挑选时候应选择包得比较饱满，而且叶片肥厚，看起来很结实的芥菜。色青绿，具有香气和鲜味，咸度适口，质地脆嫩、无根须，无老梗、泥沙、污物者为佳。储存的时候，往芥菜的叶片上面喷点水，然后用纸包起来，根部朝下、直立放进冰箱即可。

♥ 应用指南

1. 用于寒性咳喘的冠心病患者：芥菜头适量，洗净切片，大米 50 克，同煮粥。此品能温肺化痰，温肺利气，对于老年冠心病伴咳喘的患者，尤其是对寒性咳嗽痰多色白、胸闷者有辅助治疗作用。

2. 用于寒凝心脉型冠心病患者：芥菜 250 克，姜适量。同入锅内，加清水 4 碗；大火煮沸后，改用小火煮至汤剩约 2 碗，加入盐调味即成。此品具有温胃散寒、宽肠通便的作用，适用于寒凝心脉型冠心病及胃寒型便秘患者。

3. 用于咯血患者：鲜芥菜适量，捣汁 1 杯，冲开水慢慢饮下。

相宜搭配		
宜	芥菜 + 姜 化痰止咳	芹菜 + 猪肝 有助于钙的吸收

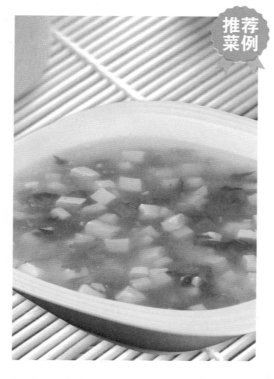

推荐菜例

芥菜豆腐羹

原料： 豆腐180克，芥菜100克，姜末少许，水淀粉10毫升，料酒4毫升，盐4克，鸡粉2克，香油2毫升，食用油适量。

做法：

❶ 洗净食材。芥菜、豆腐都切成粒。

❷ 豆腐倒入沸水锅中煮3分钟，捞出，沥干水分。

❸ 用油起锅，倒入姜末用大火爆香，倒入芥菜翻炒，淋入少许料酒，炒匀，注水，加盖用大火加热，煮至汤汁沸腾。

❹ 放入适量盐、鸡粉，倒入豆腐，搅散拌匀，续煮至沸，倒入少许水淀粉，淋入少许香油，拌匀即成。

功效： 此菜有助于预防阿尔茨海默病的发生。

♥ 温馨提示

　　倒入的清水不宜过多，否则会使汤羹的浓稠度不高，影响美观。

芥菜魔芋汤

原料： 魔芋180克，芥菜130克，姜片少许，盐、鸡粉各2克，料酒、食用油各适量。

做法：

❶ 洗净食材。魔芋、芥菜切成小块。

❷ 锅中注水烧开，放入少许盐，倒入魔芋，搅匀煮沸，把焯过水的魔芋捞出，装盘待用。

❸ 用油起锅，放入姜片爆香，倒入芥菜炒匀，淋入料酒，炒香，加适量清水，倒入魔芋，放入适量鸡粉、盐，炒匀调味。盖上盖，烧开后煮至熟即可。

功效： 此汤高膳食纤维、低热量，可抑制糖类的吸收，有效降低餐后血糖，非常适合糖尿病、冠心病患者食用。

♥ 温馨提示

　　芥菜有一定苦味，煮制时可以加入少许白糖。

推荐菜例

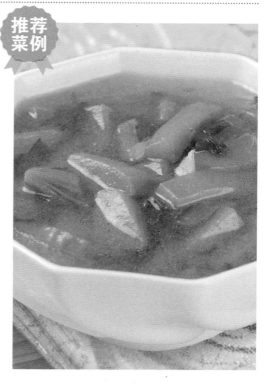

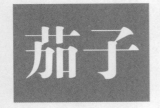

别名：茄瓜、白茄、紫茄、昆仑瓜。
性味归经：性凉，味甘；归脾、胃、大肠经。

每日用量：约60克。
热量：74千焦/100克。

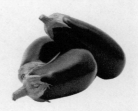

调理关键词

保护血管，降低胆固醇

茄子含丰富的维生素P，这种物质能增强人体细胞间的黏着力，增强毛细血管的弹性，防止微血管破裂出血，使心脑血管保持正常的功能。它还含有较多的皂苷，能降低胆固醇，对预防冠心病有益。

食疗作用

茄子具有活血化瘀、清热消肿、宽肠之功效，适用于肠风下血、热毒疮痈、皮肤溃疡等症，是心脑血管疾病患者的食疗佳品。它富含维生素E，维生素E又称为抗不育维生素，常食茄子对不孕症、习惯性流产患者具有食疗作用。茄子含有的龙葵碱，能抑制癌细胞的增殖，具有抗癌功效。

选购保存

茄子以均匀周正，老嫩适度，无裂口、腐烂、锈皮、斑点，皮薄、子少、肉厚、细嫩的为佳。茄子的表皮覆盖着一层蜡质，一旦蜡质层被冲刷掉，就容易受微生物侵害而腐烂变质，所以保存时不要随便清洗。

♥ 应用指南

1. 用于合并糖尿病的冠心病患者：土豆200克，茄子150克，甜椒20克，高汤、葱花、盐、食用油各适量。锅中油烧热后，入葱花炒出香味，放入切好的土豆丁、茄子丁翻炒，放高汤用大火煮30分钟，煮软后压成泥，加盐即食。本品适宜便秘、糖尿病、冠心病、便血患者食用。

2. 用于肺虚久咳的冠心病患者：白茄子60～120克，加水煎煮，去渣取汁。每日分2次服用。用于冠心病患者燥热咳嗽或肺虚久咳，痰少或无痰。

3. 用于风湿关节炎的冠心病患者：白茄根25克，木防己根、筋骨草各15克，水煎服，本品具有活血化瘀、舒筋活络的功效。

	相宜搭配	
宜	**茄子 + 猪肉** 维持血压	**茄子 + 牛肉** 强身健体

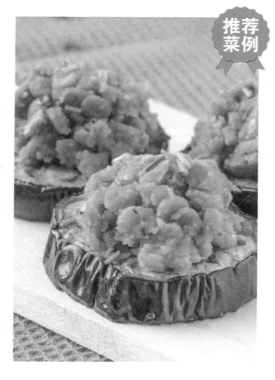

茄子豌豆泥

原料： 豌豆100克，茄子300克，海米、蒜末、食用油、酱油、盐各适量。

做法：

① 将茄子洗净，切成片备用；豌豆洗净；海米洗好备用；蒜切成细末。

② 豌豆放入蒸锅蒸熟，捣烂成泥状。

③ 锅里放适量食用油烧热，放入蒜末、海米爆香，倒入豌豆泥翻炒1分钟，盛出。

④ 油锅烧热，放入茄子，放入盐、酱油稍作翻炒，直至茄子炒熟，盛出装盘。将炒好的豌豆泥放上即可。

功效： 本品是一道保健菜，可以起到明目的作用，对心脑血管病有一定的食疗功效。

♥ **温馨提示**

豌豆也可煮熟捣烂成泥状。

榄菜肉末蒸茄子

原料： 茄子500克，猪肉200克，榄菜50克，葱、红椒各5克，盐3克，酱油、醋各适量。

做法：

① 猪肉清洗干净，切末；茄子去蒂清洗干净，切条；榄菜清洗干净，切末；葱清洗干净，切段；红椒去蒂清洗干净，切圈。

② 锅入水烧开，放入茄子焯烫片刻，捞出沥干，与肉末、榄菜、盐、酱油、醋混合均匀，装盘，放上葱段、红椒，入锅蒸熟即可。

功效： 本品中的榄菜富含多种维生素及人体必需的钙、碘，有助于降低胆固醇和甘油三酯，防治冠心病。茄子有活血化瘀、清热消肿的作用，适合冠心病患者食用。

♥ **温馨提示**

本品宜搭配白粥，味道极佳。

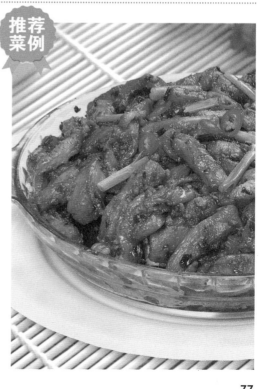

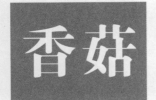

香菇

别名：冬菇、香菌、爪菰、花菇。
性味归经：性平，味甘；归脾、胃经。

每日用量：50 ~ 100 克。
热量：107 千焦 /100 克。

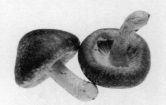

调理关键词

防治"三高"

　　香菇是高蛋白、低脂肪、多糖的菌类食物，其含有的氧化酶以及某些核酸物质，能起到降血压、降胆固醇、降血脂的作用，又可预防动脉硬化、肝硬化等疾病。

食疗作用

　　香菇有补肝肾、健脾胃、理气养血、益智安神、美容、抗肿瘤的功效。香菇中的多糖类物质有保健作用，更年期女性常吃香菇能提高机体细胞免疫功能，清除自由基，延缓衰老，降低血压、血脂，预防动脉硬化、肝硬化等疾病，降低心脑血管疾病风险，还可调节内分泌、调节激素分泌量，从而改善体质。

选购保存

　　优质香菇的菇伞肥厚，伞缘曲收未散开，内侧为乳白色，褶皱明显，菇柄短而粗。新鲜香菇放冰箱冷藏可保鲜1星期左右。干香菇应放在密封罐中，置于干燥避光处。

❤ 应用指南

1. 用于便秘的冠心病患者：鸡肉 250 克，香菇 200 克。香菇洗净，对切；鸡肉洗净，切成条状，放进锅中与香菇一起炒熟，加盐即可。

2. 用于防治高血压、高脂血症、糖尿病：上海青心 200 克，香菇 150 克，水淀粉、盐、味精、食用油各适量。香菇洗净汆烫，沥干。菜心洗净，对半切开。热油锅，放菜心煸炒 2 分钟，倒出多余的油，锅内加适量清汤、香菇、盐，大火烧开，加味精，加水淀粉勾芡。

3. 用于食欲不振、消瘦者：草鱼 150 克，香菇、生姜各 10 克，砂仁 2 克。香菇泡发，草鱼处理干净，生姜切丝，砂仁洗净。将草鱼段放于蒸碗中，放入香菇，加调料蒸熟即可。本品可补气开胃。

相宜搭配		
宜	**香菇 + 木瓜** 能降压减脂	**香菇 + 豆腐** 健脾养胃，增加食欲

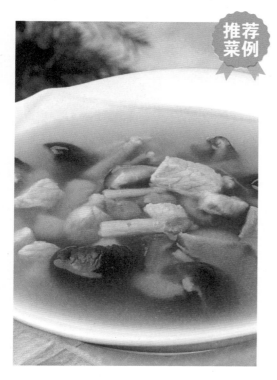

参杞香菇瘦肉汤

原料： 瘦肉 200 克，水发香菇 100 克，党参 20 克，料酒 4 毫升，盐 3 克，枸杞子、姜片、鸡粉、胡椒粉各少许。

做法：

❶ 洗净食材。党参切成长约 2 厘米的段；香菇切成小块；瘦肉切成块。

❷ 砂煲置火上，倒入适量清水烧开，放入党参、枸杞子、香菇，再加入瘦肉块、姜片，淋入少许料酒，盖上盖子，煮沸后用小火煲煮约 40 分钟至食材熟透。

❸ 加入盐、鸡粉，撒上少许胡椒粉，用锅勺拌匀，调味。将煲煮好的汤盛在汤碗中即成。

功效： 此汤能起到降血压、降胆固醇、降血脂的作用。

香菇炒鸡蛋

原料： 鲜香菇 80 克，鸡蛋 2 个，葱花少许，盐 4 克，鸡粉 2 克，水淀粉、食用油各适量。

做法：

❶ 香菇洗净，切片；鸡蛋打入碗中，加入少许盐、鸡粉、水淀粉搅拌成蛋液。

❷ 锅置火上，倒入适量清水烧开，放入少许食用油、盐，倒入香菇，搅拌匀，煮约半分钟捞出，沥干水分备用。

❸ 用油起锅，倒入蛋液，摊匀铺开，翻炒至成形。放入焯煮好的香菇，翻炒匀。加入少许盐、鸡粉，撒上少许葱花，快速拌炒均匀至食材熟透即成。

功效： 此菜具有较好的降血压、降血脂的作用，可预防动脉硬化。

💗 **温馨提示**

炒制鸡蛋时要控制好火候，以免炒煳，影响其口感和外观。

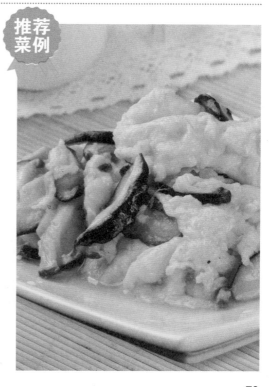

黑木耳

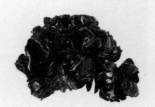

别名：树耳、木蛾、黑菜。
性味归经：性平，味甘；归肺、胃、肝经。

每日用量：约 15 克（干品）。
热量：1092 千焦 /100 克。

调理关键词

预防血栓形成

黑木耳含有维生素K和丰富的钙、镁等矿物质以及腺苷类物质，能抑制血小板凝结，减少血液凝块，预防血栓形成，有防治动脉粥样硬化和冠心病的作用。

食疗作用

黑木耳具有补气血、滋阴、通便的功效，对便秘、痔疮、胆结石、肾结石、膀胱结石、贫血及心脑血管疾病等有食疗作用。黑木耳含维生素K和丰富的钙、镁等矿物质，能防治动脉粥样硬化和冠心病。黑木耳较难消化，并有一定的滑肠作用，故脾虚消化不良或大便稀溏者忌吃。

选购保存

优质黑木耳乌黑光润，其背面略呈灰白色，体质轻，身干肉厚，朵形整齐，表面有光泽，耳瓣舒展，朵片有弹性，嗅之有清香之气。有霉味或其他异味的说明是劣质黑木耳。用无毒塑料袋装好，封严，常温或冷藏保存均可。

♥ 应用指南

1. 用于贫血的冠心病患者：黑木耳 30 克，红枣 10 枚。先将黑木耳洗净泡发，然后将红枣提前用冷水浸泡约 10 分钟洗净，剔除枣核。锅内放入清水，加入所有食材，大火煮开，熄火出锅即可。此品具有补血活血的功效。

2. 用于痔疮出血的冠心病患者：黑木耳 30 克，先用水浸泡 20 分钟，洗净，用小火煮烂后，待凉后服用即可。此品可补气血、滋阴、通便，改善患者便血、痔疮出血等症状。

3. 用于肥胖的冠心病患者：黑木耳粉 5 克，红枣粉 20 克。取适量的沸水，把黑木耳粉和红枣粉冲开即可。此品通便排毒，降低血脂，对于肥胖型冠心病患者具有良好的降脂减肥功效。

相忌搭配		
忌	**黑木耳 + 田螺** 不利于消化	**黑木耳 + 茶** 不利于铁的吸收

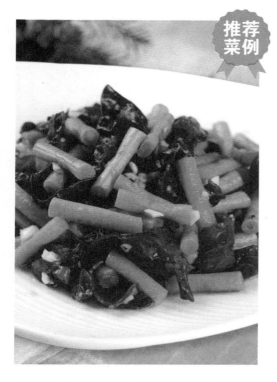

黑木耳拌豆角

原料： 豆角 100 克，水发黑木耳 40 克，蒜末、葱花各少许，陈醋 6 毫升，生抽 4 毫升，盐 3 克，鸡粉 2 克，香油、食用油各适量。

做法：

❶ 洗净食材。豆角切成小段；黑木耳切成小块。

❷ 锅中注入适量清水烧开，加入少许盐、鸡粉，倒入豆角，再注入少许食用油，搅匀煮约半分钟。放入黑木耳，煮约 2 分钟至食材断生后捞出，沥干水分。

❸ 撒上蒜末、葱花，加入盐、鸡粉，淋入生抽、陈醋，再倒入少许香油，搅拌 2 分钟，至食材入味即成。

功效： 此品含有较多的磷脂等成分，适合糖尿病、冠心病患者食用。

❤ 温馨提示

　　黑木耳根部口感较差，而且杂质也较多，切的时候可将其清除掉。

黑木耳炒百合

原料： 胡萝卜 70 克，水发黑木耳 50 克，鲜百合 40 克，姜片、蒜末各少许，生抽 4 毫升，盐 3 克，料酒 3 毫升，鸡粉 2 克，水淀粉、食用油各适量。

做法：

❶ 洗净食材。胡萝卜去皮切片；黑木耳洗净切小块。

❷ 胡萝卜片、黑木耳入锅煮至食材断生后捞出，沥干。

❸ 用油起锅，放入姜片、蒜末爆香，倒入百合炒匀，再淋入料酒，倒入焯煮好的食材，快速翻炒至全部食材熟透。

❹ 转小火，加入盐、鸡粉，淋入生抽，倒入少许水淀粉，翻炒至食材入味即可。

功效： 此菜有养心安神的功效。

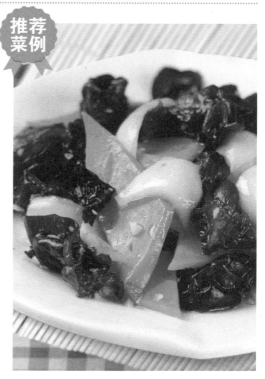

杏鲍菇

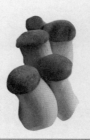

别名： 刺芹侧耳、芹侧耳、芹平菇。
性味归经： 性凉，味甘；归心、肝经。

每日用量： 约 50 克。
热量： 128 千焦 /100 克。

调理关键词

保护血管，降低胆固醇

　　杏鲍菇营养丰富，富含蛋白质、碳水化合物、维生素及钙、镁、铜、锌等矿物质，可以增强人体免疫功能，能软化和保护血管，有减少人体中血脂和胆固醇的作用。

食疗作用

　　杏鲍菇具有祛脂降压的作用，能软化和保护血管，降低血脂和胆固醇。它还能提高人体免疫力，因杏鲍菇含有丰富的蛋白质，而蛋白质是维持免疫功能最重要的营养素，为构成白细胞和抗体的主要成分。杏鲍菇还有消食作用，有助于胃酸的分泌和食物的消化，可用于治疗饮食积滞证。

选购保存

　　选购时，以菇体匀称结实、外形圆整的杏鲍菇质量比较好。颜色一般为褐色、白色，没有异味。温度在15℃时，杏鲍菇可以保存1周左右，如果放在2～4℃的条件下，保存期则可以延长到半个月以上。保存前最好先查看菇体是否完好，如有损坏者要取出。

♥ 应用指南

1. **用于降脂降压的药膳汤：** 杏鲍菇 150 克，鸡腿 2 个，葱、姜、盐各适量，党参、黄芪各 5 克，枸杞子 15 粒。将食材和药材分别洗净切好，然后同入锅煲汤服用。本品可补气养血、润肠降脂、美容养颜、抗癌、降压，味道鲜美，营养丰富，是一款不错的补汤。

2. **冠心病患者的药膳佳肴：** 千叶豆腐、瘦肉、杏鲍菇、花椒、葱、蒜、姜各适量。千叶豆腐炸至膨胀盛出；瘦肉煸炒变色，再加入千叶豆腐及剩余材料稍焖煮即可。此品不含胆固醇，适用于高血压、高脂血症、高胆固醇血症及动脉硬化、冠心病患者。

相宜搭配		
宜	**杏鲍菇 + 木瓜** 降压减脂	**杏鲍菇 + 鸡肉** 健脾养胃

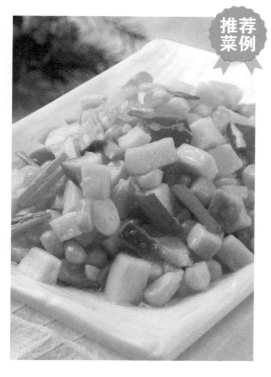

推荐菜例

杏鲍菇炒甜玉米

原料： 鲜玉米粒 150 克，杏鲍菇 100 克，红甜椒 1 个，香葱 10 克，盐 4 克，料酒 3 毫升，鸡粉 2 克，食用油少许。

做法：

❶ 杏鲍菇洗净切丁；红甜椒处理干净，切片；香葱洗净，切段。

❷ 杏鲍菇入沸水中煮约 1 分钟后，倒入红甜椒和玉米粒，煮至食材断生捞出，沥干。

❸ 用油起锅，倒入香葱大火爆香，放入焯煮过的食材炒匀，淋上少许料酒，加入盐、鸡粉翻炒至熟即可。

功效： 此菜中还含有异麦芽低聚糖、维生素 B_2 等物质，对预防心脏病、癌症等疾病很有益处。

❤ **温馨提示**

鲜玉米粒也可以不放入锅中焯煮，虽然涩口，但是有鲜嫩口感。

胡萝卜炒杏鲍菇

原料： 胡萝卜 100 克，杏鲍菇 90 克，香葱 10 克，蚝油 4 毫升，盐、料酒、鸡粉、食用油、水淀粉各适量。

做法：

❶ 洗净食材。杏鲍菇切片；胡萝卜去皮切片；香葱切段。

❷ 胡萝卜片入沸水中煮约半分钟，再倒入杏鲍菇，搅拌 2 分钟，续煮约 1 分钟，捞出焯好的食材沥干。

❸ 用油起锅，放入香葱，用大火爆香，倒入焯好的食材，翻炒匀，再淋入少许料酒，炒香后转小火，加入盐、鸡粉、蚝油，翻炒 1 分钟，至食材熟透后，加水淀粉勾芡即成。

功效： 此菜可促使胆固醇从体内较快地排出，具有通便、降脂的作用。

推荐菜例

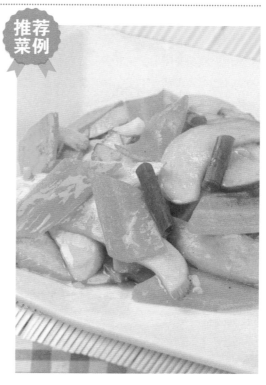

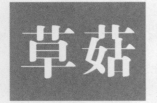

别名：稻草菇、脚苞菇。
性味归经：性平，味甘；归脾、胃经。

每日用量：约20克。
热量：111千焦/100克。

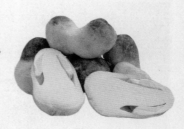

调理关键词

保护血管，预防"三高"

草菇含蛋白质、维生素C、对氨基苯甲酸、D-甘露醇和天门冬氨酸等多种氨基酸，能够减慢人体对碳水化合物的吸收，有保护心脑血管的作用，适宜高血压、糖尿病、冠心病患者食用。

食疗作用

草菇能消食祛热，补脾益气，清暑热，滋阴壮阳，增加乳汁，防治维生素C缺乏症，促进创伤愈合，护肝健胃，增强人体免疫力，是优良的食药兼用型的营养保健食品，适宜胃病、体质虚弱、营养不良、神经衰弱及癌症患者，尤其是食管癌、贲门癌、胃癌患者食用，心脑血管疾病患者也宜食。它还能够减慢人体对碳水化合物的吸收，更是糖尿病患者的食疗佳品。

选购保存

草菇无论是罐头制品还是干制品，都应以菇身粗壮均匀、菇伞未开或展开小的为好。干制品还应菇身干燥，色泽淡黄艳明，无霉变和杂质。草菇多作为鲜品食用，不宜长期保存。

♥ 应用指南

1. 用于体弱气虚的冠心病患者：鲜草菇，切片，入油锅稍炒后，加盐和适量水煮熟食。本方取草菇补脾益气之功，常食可增强机体的抗病能力，用于体弱气虚、易患感冒或患处久不愈合等症。

2. 用于防治血管硬化：干草菇100克，料酒、盐、姜片、生油、鸡汤各适量，炖汤食用。此品是营养丰富的保健食品，常作为气血不足、气短少食、乏力、消瘦，以及高血压、血管硬化症、癌症等患者的辅助食疗汤品。

相宜搭配		
宜	**草菇 + 豆腐** 健脾养胃	**草菇 + 猪肉** 营养丰富

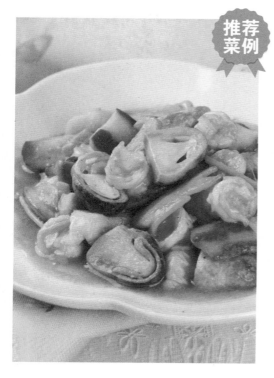

推荐菜例

草菇丝瓜炒虾球

原料： 丝瓜 130 克，草菇 100 克，虾仁 90 克，胡萝卜片、姜片、蒜末、葱段各少许，蚝油、料酒各 5 毫升，盐 3 克，鸡粉 2 克，水淀粉、食用油各适量。

做法：

❶ 洗净食材，切好备用。虾仁加盐、鸡粉、水淀粉、食用油腌渍约 10 分钟。草菇焯煮至八成熟，捞出沥干。

❷ 用油起锅，放入胡萝卜片、姜片、蒜末、葱段爆香，倒入虾仁，快速翻炒至虾身弯曲，再淋入料酒炒香，再放入丝瓜、草菇，用大火炒至丝瓜析出汁水。

❸ 转中火，注入少许清水，倒入蚝油，翻炒出香味，加入盐、鸡粉炒匀，加适量水淀粉勾芡即可。

功效： 此菜具有保护心脑血管的作用。

草菇扒芥菜

原料： 草菇 300 克，芥菜 200 克，胡萝卜 30 克，蒜 10 克，老抽、盐、鸡精、食用油各适量。

做法：

❶ 将芥菜洗净，入沸水中汆熟装盘；草菇洗净沥干；胡萝卜洗净，切成花片，备用。

❷ 蒜去皮切片。油锅烧热，爆香蒜，倒入草菇、胡萝卜滑炒片刻，再倒入老抽、少量水烹调片刻。

❸ 加盐、鸡精调味，将草菇倒在芥菜上即可。

功效： 本菜具有清热解毒、养阴生津、降压降脂等作用，适合糖尿病、高血压、高脂血症、冠心病等患者食用。

♥ **温馨提示**

芥菜质地粗糙而且味道浓重，烹制时一定要用开水焯一下。

推荐菜例

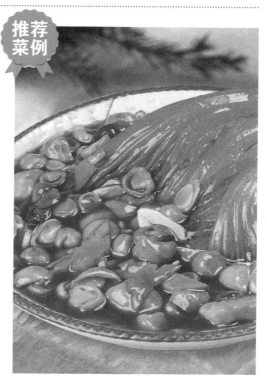

茶树菇

别名：柱状环锈伞、柳松菇、杨柳菌。
性味归经：性平，味甘；归脾、肾、胃经。

每日用量：约 25 克。
热量：1150 千焦 /100 克。

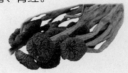

调理关键词

抗癌，增强免疫力

茶树菇是高蛋白、低脂肪，无污染的纯天然食用菌，富含人体所需的天门冬氨酸、谷氨酸等17种氨基酸和10多种矿物质与抗癌多糖，是老年冠心病患者的保健佳品。

食疗作用

茶树菇具有益气开胃、补肾滋阴、健脾胃、增强人体免疫力、防癌抗癌的功效。茶树菇对肾虚尿频、气喘，尤其是小儿低热尿床，有独特疗效。因其良好的抗癌、降压、防衰老等功效，人们把茶树菇称作"中华神菇""保健食品""抗癌尖兵"。

选购保存

茶树菇以粗细、大小一致，颜色稍微有些棕色较好，再闻茶树菇气味是否清香，闻起来有霉味的茶树菇千万不要买。储存于通风干燥处。

❤ 应用指南

1. 用于肥胖的冠心病患者：干品茶树菇50克，入清水中浸泡35分钟左右。鸡肉400克，去核红枣10枚，蜜枣1枚，姜1片。将所有材料放入锅中，加适量开水大火烧15分钟，再中火煲30分钟即可。此品具有消脂、清胃肠、瘦身等作用。

2. 用于肾虚的冠心病患者：瘦肉100克，新鲜茶树菇50克，芡实15克，猪小肚1个，盐适量。所有原材料处理好，入锅加盐和水煲汤食用。本品含有高蛋白，且低脂肪、低糖分，有较好的保健价值，可补肾气、止遗尿，临床还可用于辅助治疗小儿夜尿。

3. 用于冠心病患者美容养颜的佳品：茶树菇、排骨、枸杞子、红枣、茄子、香菜各适量，盐适量，所有原材料处理好，加盐和水入锅中炖煮即可。此品可补血活血、排毒养颜。

	相宜搭配	
宜	**茶树菇 + 猪骨** 促进营养吸收	**茶树菇 + 鸡肉** 促进蛋白质的吸收

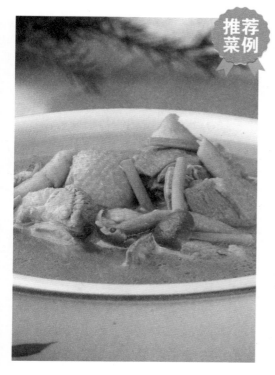

推荐菜例

茶树菇炖老鸭

原料： 老鸭1只，茶树菇50克，食用油、盐、料酒、生姜、香葱各适量。

做法：

❶ 茶树菇用温水泡发后，剪除枯根。

❷ 把香葱、生姜洗净，切好；老鸭洗净剁成大块。锅内注入适量清水，大火烧开，放入适量食用油和盐，放入鸭肉焯煮片刻去血水后，捞出沥干。

❸ 把老鸭、生姜放入砂锅中，倒入适量冷水，先大火烧开，再撇去表面血水，改中火先熬，待鸭肉六成烂时，再加入泡好洗净的茶树菇。

❹ 加盖熬至汤由白色变成深酱色，加入盐、料酒，撒入葱段拌匀即可。

功效： 此菜富含人体所需的氨基酸和10多种矿物质，还有抗癌功效。

茶树菇炒肉丝

原料： 茶树菇100克，瘦肉60克，青甜椒20克，姜片、蒜末、葱白各少许，盐、鸡粉、料酒、老抽、生抽、水淀粉、食用油各适量。

做法：

❶ 洗净食材。茶树菇切去根茎；青甜椒切丝；瘦肉切丝，加老抽、鸡粉、盐、水淀粉及食用油，腌渍约10分钟。

❷ 茶树菇放入加有食用油、盐的沸水锅内煮约半分钟，去除杂质，捞出沥干。

❸ 用油起锅，倒入肉丝翻炒至转色，放入姜、蒜、葱白、青甜椒，快速炒匀。倒入茶树菇，淋入料酒，加盐、鸡粉、生抽，翻炒至入味，加水淀粉翻炒至熟。

功效： 此菜高蛋白、低脂肪，具有滋阴壮阳、美容保健之功效。

推荐菜例

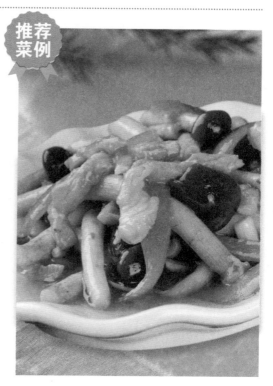

金针菇

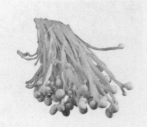

别名：构菌、朴菇。
性味归经：性寒，味甘、咸；
归肝、胃经。

每日用量：约 20 克。
热量：132 千焦 /100 克。

调理关键词

对心脑血管有益

鲜金针菇富含B族维生素、维生素C、碳水化合物、矿物质、胡萝卜素、多种氨基酸等，是一种高钾低钠食品，可抑制血脂升高，降低胆固醇，防治心脑血管疾病，对老年冠心病患者有益。

食疗作用

金针菇能有效地增强机体的生物活性，促进体内新陈代谢，有利于食物中各种营养素的吸收和利用，对生长发育也大有益处。食用金针菇还具有抵抗疲劳、抗菌消炎、清除重金属盐类物质、抗肿瘤的作用。

选购保存

南方有黄色的金针菇，呈淡黄色至黄褐色，北方一般为白色金针菇，呈乌白或是乳白色，无论是哪种，都以颜色均匀、无杂色者为佳。金针菇用热水烫一下，再放在冷水里泡凉，然后再冷藏，可以保持原有的风味。

♥ 应用指南

1. 用于便秘的老年冠心病患者：100 克金针菇洗净，适量豆腐洗净，切块，两种材料放进锅中，煮熟后加盐调味。

2. 用于气血不足的冠心病患者：将 250 克土鸡除杂去内脏，洗净，放入砂锅中加水炖至九成熟，再入金针菇，待金针菇煮熟加盐即可。此品具有很好的滋补作用，可为机体提供充足的优质蛋白质。

3. 用于有浮肿贫血的冠心病患者：猪肝 300克，金针菇 100 克。猪肝切片，用薯粉拌匀，与金针菇一同倒入锅中煮，加入少许盐、香油，待猪肝熟后即可起锅食用。

4. 适用于体弱者：猪瘦肉 250 克，金针菇150 克。烧开水，先加入肉片煮沸，再放入金针菇，加盐适量，煮至金针菇熟即可食用。

	相宜搭配	
宜	**金针菇 + 豆腐** 益智强体	**金针菇 + 鸡肉** 益气补血

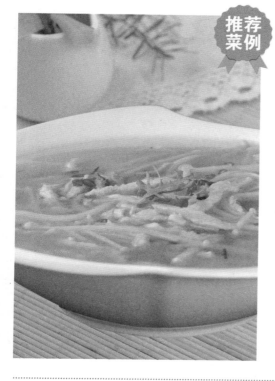

金针菇鸡丝汤

原料： 金针菇300克，鸡胸肉250克，姜片、葱花、茼蒿叶各10克，盐、味精、鸡粉、水淀粉、食用油各适量。

做法：

① 将鸡胸肉洗净切细丝，加少许盐、味精、鸡粉抓匀，淋入少许水淀粉拌匀，倒入少许食用油，腌渍至入味；金针菇洗净沥干水分；茼蒿叶洗净待用。

② 油锅烧热，注入适量清水，放入姜片煮至沸，加盐、味精、鸡粉调味，放入金针菇煮沸，再倒入肉丝拌匀。

③ 出锅撒上葱花、茼蒿叶即成。

功效： 此菜滋味鲜美，营养丰富，是高蛋白、低脂肪的健康食品。

❤ **温馨提示**

　　金针菇的肉质细嫩，煮的火候不宜过大，否则会破坏其营养物质，用中火煮熟最好。

金针菇拌黄瓜

原料： 金针菇110克，黄瓜90克，胡萝卜40克，蒜末少许，生抽5毫升，陈醋3毫升，盐3克，鸡粉、香油各适量。

做法：

① 洗净食材。黄瓜切丝；胡萝卜切丝；金针菇切去根部。

② 胡萝卜入沸水中煮半分钟，放入金针菇，搅匀，煮1分钟，至食材熟透，把煮好的金针菇和胡萝卜捞出。

③ 将黄瓜丝倒入碗中，放入适量盐，拌匀，倒入金针菇、胡萝卜，放入少许蒜末、鸡粉、陈醋、生抽，淋入香油拌匀即可。

功效： 此菜可降压降糖，还可以减轻或延缓冠心病并发症的发生。

❤ **温馨提示**

　　食材焯煮的时间不宜过长，以免影响成品的鲜嫩口感。

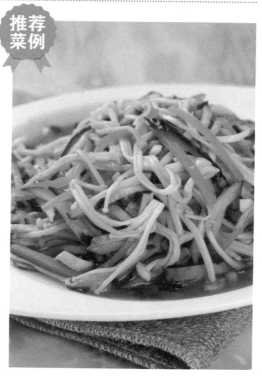

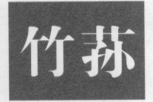

别名： 竹笙、竹菌、竹参、网纱菇。
性味归经： 性凉，味甘、微苦；归肺、胃经。

每日用量： 约 10 克。
热量： 639 千焦 /100 克。

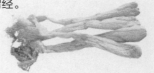

调理关键词

保护肝脏，预防"三高"

竹荪富含多种氨基酸、维生素、矿物质等，具有滋补强壮、益气补脑、宁神健体的功效。竹荪中的有效成分能保护肝脏，减少腹壁脂肪堆积，从而降血压、降血脂。

食疗作用

竹荪是一种非常珍贵的野生食用菌，历史上列为"宫廷贡品"，近代作为国宴名菜，同时也是食疗佳品。它具有滋补强壮、益气补脑、宁神健体的功效，适合脑力工作者，肥胖、失眠、高血压、高脂血症、高胆固醇血症、免疫力低下、肿瘤等患者常食，但脾胃虚寒之人不宜吃得太多。

选购保存

太白的竹荪一般是加工过的。真空是最好的保存方式，散装的话，建议太阳晒干后再保存。

♥ 应用指南

1. **用于气阴亏虚型冠心病患者：** 猪肚 500 克，竹荪 100 克。用高压锅烧猪肚至七八分熟，起锅切片；竹荪切片，用食用油爆肚片，片刻后加入竹荪，再加适量盐、料酒稍焖，入葱段、姜片，焖熟即可。此品具有益胃补中的功效，适宜气虚阴亏型患者食用。

2. **用于肺燥干咳的冠心病患者：** 猪瘦肉 250 克，竹荪 100 克。将二者洗净，切片；先油爆猪瘦肉半分钟，再倒入竹荪炒熟，加盐调味即可。此品具有润肺益胃的功效，适用于冠心病伴有肺燥干咳、口渴、纳差等病症。

3. **适用于脾胃虚弱的冠心病患者：** 草鱼 500 克，竹荪 100 克，姜、葱各适量，先烧鱼块至八成熟，入竹荪、葱段、生姜、料酒等，加盐稍焖即可。此品具有补益脾胃的功效，适用于体质虚弱、脘腹胀满、纳差以及四肢倦怠等病症。

相忌搭配		
忌	**竹荪 + 糖浆** 引起中毒	**竹荪 + 羊肉** 引起腹痛

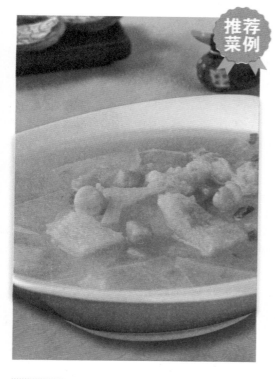

干贝冬瓜竹荪汤

原料： 冬瓜 200 克，水发竹荪 20 克，水发干贝 15 克，姜片、葱花各少许，盐 3 克，鸡粉 2 克，味精 1 克，料酒、胡椒粉、食用油各适量。

做法：

❶ 冬瓜去皮洗净，切成片；洗净的竹荪切段。

❷ 用油起锅，倒入姜片爆香，放入洗好的干贝炒香，倒入冬瓜片炒匀。加入料酒和适量清水，加盖煮约 3 分钟。放入洗净的竹荪，加盖煮约 1 分钟。

❸ 加盐、鸡粉、味精、胡椒粉调味，用小火慢煮片刻至入味，将汤盛入碗中，撒上葱花即可。

功效： 此菜能刺激肠道蠕动，加速排出肠道里积存的致癌物质。

♥ **温馨提示**

　　冬瓜不宜炒制太久，以免影响成品口感和外观。

白萝卜竹荪汤

原料： 白萝卜 600 克，排骨 500 克，竹荪 20 克，香菜末、葱、盐、料酒、胡椒粉、姜各适量。

做法：

❶ 白萝卜去皮切块。

❷ 竹荪泡水至膨胀变大后，洗净沥干，切小段；姜切片；葱切段；排骨凉水下锅，用开水焯过，捞出冲洗干净备用。

❸ 将砂锅中放清水，放排骨、少许料酒、葱和姜，大火煮开后转小火煲 1.5 小时。放入白萝卜、竹荪再煲 30 分钟，放盐和胡椒粉调味，最后撒香菜末即可。

功效： 此品具有降血压、降低体内胆固醇、减少腹壁脂肪贮积等作用。

♥ **温馨提示**

　　竹荪应剪去菌盖头（封闭部分）及花朵部分（网状部分），只保留茎部，否则会有怪味。

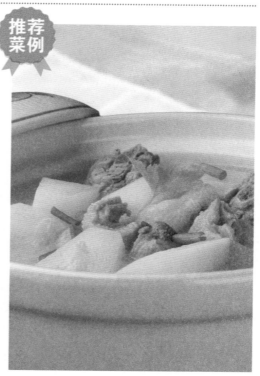

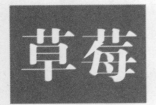

别名：地莓、地果、洋莓果、红莓。
性味归经：性凉，味甘、酸；归肺、脾经。

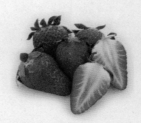

每日用量：6～15枚。
热量：132千焦/100克。

调理关键词

增强免疫力，保护血管

　　草莓富含氨基酸、果糖、葡萄糖、柠檬酸、胡萝卜素、维生素B$_1$、维生素B$_2$及钙、镁、磷、钾、铁等矿物质，除可以预防维生素C缺乏症外，对防治动脉硬化、冠心病也有较好的疗效。

食疗作用

　　草莓具有润肺生津、健脾和胃、利尿消肿、解热祛暑的功效，适用于肺热咳嗽、积食腹胀、食欲不振、小便短少、暑热烦渴等。草莓中还含有一种胺类物质，对白血病、再生障碍性贫血等血液病也有辅助治疗作用。此外，还富含鞣花酸，这是一种抗氧化物质，可保护细胞不受致癌物质的损伤，增强免疫力，美白皮肤。

选购保存

　　好的草莓颜色均匀，色泽红亮，味道清香，表面颗粒过于红的草莓要特别警惕。勿沾水，在10℃以下，0℃以上的条件下保存。

♥ **应用指南**

1. **用于长期咳嗽的冠心病患者：**鲜草莓6克，入锅隔水煮烂，每天3次分服。此品润肺生津，适宜干咳无痰型患者。

2. **用于食积腹胀的冠心病患者：**草莓100克，山楂50克。将草莓、山楂洗净，放入锅中，加少量清水煮熟，放凉。取出山楂、草莓放入搅拌机，倒入煮山楂的水搅打均匀即可。本品有消食化积、开胃的功效。

3. **用于反复咽喉肿痛的冠心病患者：**草莓50克，西米30克。煮西米至熟透，再倒入草莓煮至沸腾即可。本品适合咽喉肿痛、脾胃虚弱以及消化不良的冠心病患者食用。

4. **用于反复口舌生疮的冠心病患者：**鲜草莓60克。草莓捣烂，冷开水冲服，每日3次。

相宜搭配		
宜	**草莓 + 牛奶** 促进维生素吸收	**草莓 + 红枣** 补虚养血

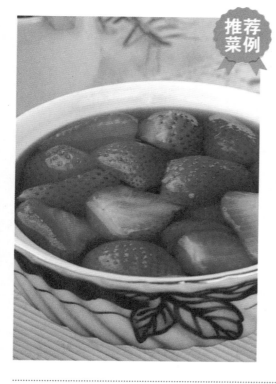

醋草莓汁

原料： 草莓200克，醋30毫升。

做法：

❶ 草莓用流动水清洗后，用刀切去蒂，再对半切开。

❷ 将锅置于大火上，倒入1000毫升清水烧开，放入适量醋，用汤勺搅匀，用小火煮2分钟，再倒入草莓，用汤勺搅拌1分钟，再煮2分钟至完全入味。

❸ 盛出做好的醋草莓汁放凉即可食用，冰镇后口味更佳。

功效： 此饮品富含鞣花酸，可保护细胞不受致癌物质的损伤，增强免疫力，还可预防动脉粥样硬化，对癌症及冠心病患者极为有益。

💙 **温馨提示**

　　草莓最好洗净以后再去蒂，以免残留物质渗入果肉中。

樱桃草莓汁

原料： 草莓、樱桃、冰块、淡盐水各适量。

做法：

❶ 草莓用流动水冲洗干净，再用淡盐水浸泡5分钟，去蒂，切块；樱桃洗净，去核。

❷ 把切好的草莓块和去核的樱桃一起放到搅拌机中，榨成汁。

❸ 可根据个人爱好加冰块后饮用。

功效： 樱桃草莓汁可益气补血，舒缓压力，缓解困倦，加速大脑功能恢复，延缓大脑衰老，还可预防维生素C缺乏症，对防治动脉硬化、冠心病也有较好的疗效。

💙 **温馨提示**

　　草莓用清水洗净后，再用淡盐水浸泡5分钟左右，因为淡盐水可以杀灭草莓表面残留的有害微生物，起到消毒杀菌的作用。

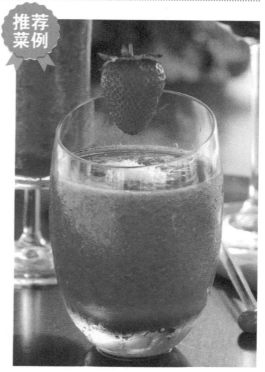

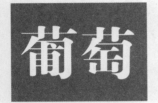

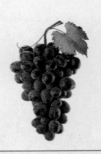

别名：草龙珠、山葫芦菩提子。

性味归经：性平，味甘、酸；归肺、脾、肾经。

每日用量：50 ~ 100 克。

热量：177 千焦 /100 克。

调理关键词

防治心脑血管疾病

葡萄中含有矿物质钙、钾、磷、铁，葡萄糖、蛋白质以及多种维生素等，还含有多种人体所需的氨基酸，能阻止血栓形成，降低胆固醇，对预防心脑血管病有一定作用。

食疗作用

葡萄具有强壮筋骨、生津除烦、健脑养神的功效。葡萄不仅能抗病毒杀细菌，还可以补益和兴奋大脑神经，甚至还能起到防癌抗癌的效果，对泌尿系统感染、高血压、高脂血症等病有一定食疗效果。

选购保存

应选择颗粒大小均匀、饱满、表面有白霜的葡萄，新鲜葡萄枝梗翠绿不干瘪，提起后与果实连接牢固。挑选葡萄时可尝最下端的一颗，如果很甜，则整串葡萄都甜。葡萄保存时间很短，购买后最好尽快吃完，吃不完的可用保鲜袋密封好，放入冰箱能保存4~5天。

♥ 应用指南

1. 用于冠心病患者延年益寿的饮品：新鲜葡萄100 克。葡萄挤汁，一日分 3 次服完。此汁具有和中健胃、增进食欲的功效。

2. 改善精神不振、心悸症状：葡萄、西米各50 克，冰牛奶、蜜豆各适量。葡萄剥皮去籽。适量清水煮沸，下入西米，不断搅动煮至透明，捞出浸凉水沥干，倒入冰牛奶中。加蜜豆、葡萄即可。

3. 用于失眠的冠心病患者：圆白菜120 克，葡萄 80 克，柠檬 1 个，冰块（刨冰）少许。圆白菜、葡萄洗净，柠檬洗净后切片。用圆白菜叶把葡萄包起来，将所有的材料放入榨汁机，榨汁即可。此品具有缓急止痛、改善睡眠、舒缓疲劳之功效。

相宜搭配		
宜	**葡萄 + 薏苡仁** 健脾利湿	**葡萄 + 山药** 补虚养身

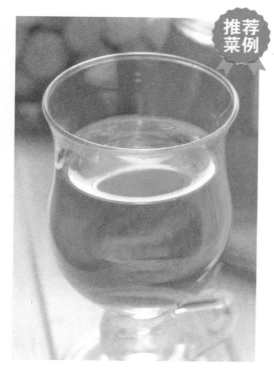

白菜柠檬葡萄汁

原料： 白菜 250 克，葡萄 200 克，柠檬 2 片，冰块 2 ~ 3 块。

做法：

❶ 将白菜洗净剁碎；葡萄剥皮去籽。二者分别放入两层纱布中，用硬的器物压榨，挤出汁，注入放有冰块的玻璃杯中。

❷ 柠檬可连皮放入两层纱布中，挤出汁，加入果蔬汁内搅匀饮用。也可直接将整片柠檬放入搅匀的混合果蔬汁中，直接饮用。

功效： 此饮品对脾胃虚弱、便秘、高血压、皮肤粗糙等症均有一定的食疗功效。

❤ **温馨提示**

如果没有柠檬，可用2~3滴柠檬香精加上0.3克柠檬酸代替。

葡萄干红枣汤

原料： 葡萄干 30 克，红枣 15 克。

做法：

❶ 葡萄干用清水稍泡一下，再洗干净。

❷ 红枣去核，洗净。

❸ 锅置于火上，锅中加入适量水，大火烧开后，放入葡萄干和红枣，转中火继续煮，煮至熟烂即可。

功效： 本品可舒缓神经衰弱和过度疲劳。其中的葡萄干还有助于阻止血栓形成，降低人体血清胆固醇水平，降低血小板的凝聚力，对预防心脑血管病有一定作用，适宜冠心病患者食用。

❤ **温馨提示**

新疆出产的葡萄干最负盛名，其状如珍珠，肉软清甜，营养丰富。

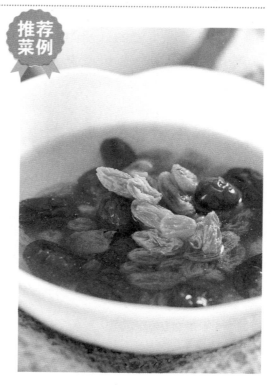

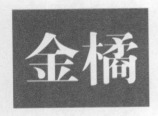

别名：金柑、夏橘、金枣。
性味归经：性温，味酸、甘；归肝、肺、脾、胃经。

每日用量：5 个。
热量：292 千焦 /100 克。

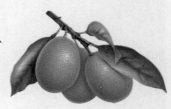

调理关键词

保护血管，延年益寿

金橘含有的维生素A，可预防色素沉淀、增进皮肤光泽与弹性、减缓衰老；所含维生素P是维护血管健康的重要营养素，能强化微血管弹性，适宜高血压、冠心病患者食用。

食疗作用

金橘能增强机体抗寒能力，可以防治感冒。适宜胸闷郁结、不思饮食，或伤食饱满、醉酒口渴之人食用；适宜急慢性气管炎、肝炎、胆囊炎、高血压、血管硬化者食用。脾弱气虚之人不宜多食，糖尿病患者忌食。凡口舌碎痛、牙龈肿痛者忌食。

选购保存

优质的金橘呈色泽闪亮的橘色或深黄色，金橘底部是灰色的小圆圈，从侧面看，有长柄的那一端是凹进去的。另外，皮薄，透过金橘皮能闻见阵阵清香，用手轻捏表皮会冒一些油出

来的也是质量好的金橘。保存金橘时，可以用水溶解少量小苏打，然后把金橘放入小苏打水中浸一下，拿出来让它自然风干，再装进保鲜袋中密封保存即可。经此处理的金橘可保存1~3个月。

♥ **应用指南**

1. 用于咳嗽、哮喘的冠心病患者：金橘 5 个，洗净切开去核。将金橘入锅，加水适量，用小火煮熟，食橘饮汤。

2. 用于消化不良的冠心病患者：金橘 2 个，焦麦芽、焦山楂各 8 克。共同入锅，加水适量，水煎服。

3. 用于食欲不振的冠心病患者：大米 100 克，梨、杧果、西瓜、苹果、葡萄、金橘各 10 克，一同熬粥食用。本品适用于伴有消化不良、食欲不振、胃腹胀痛的冠心病患者。

4. 治胃腹胀痛、消化不良：盐渍金橘，每日服 2 个，可消胀。

相忌搭配		
忌	**金橘 + 牛奶** 影响蛋白质的吸收	**金橘 + 兔肉** 破坏维生素 C

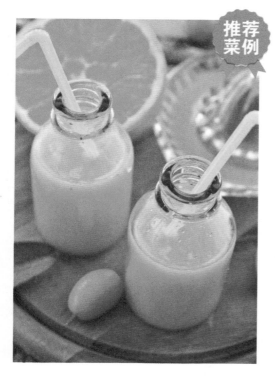

推荐菜例

原味金橘汁

原料： 金橘 500 克，矿泉水 50 毫升。

做法：

❶ 将金橘洗净，切成小块，放入果汁机中，倒入矿泉水，开机搅出果汁。

❷ 将滤汁倒入杯中，杯口饰以一只金橘。冷藏后饮用风味更佳。

功效： 此饮品含有精油成分，能刺激人体排汗，达到振奋精神、加速代谢循环的作用，加上丰富的维生素 C，可降火退燥、清新口气，还有能维护血管健康的重要营养素维生素 P，能强化微血管弹性，适宜高血压、冠心病患者饮用。

♥ **温馨提示**

　　最好将金橘的子去掉，再放入果汁机中搅打。

金橘炖银耳

原料： 银耳 25 克，金橘 20 个，雪梨 1 个。

做法：

❶ 银耳泡发 6 小时以上，其间不断换水泡发；泡发过程中，剪掉成朵的银耳根部结节不能泡发的部分，并将银耳撕开或者剪碎，以方便煮烂。

❷ 泡发后的银耳放入汤锅，加入 3 升水，小火煮至银耳透明柔软润滑。

❸ 金橘剪碎，挑出金橘中的子，放入银耳汤中继续煮，在金橘煮 20 分钟后，加入处理干净并切好的雪梨，煮至金橘烂透柔软即可。

功效： 此饮品有滋阴清热、润肺止咳、养胃生津、消脂降脂的功效。

♥ **温馨提示**

　　金橘的数量可随个人喜好适当加减。

推荐菜例

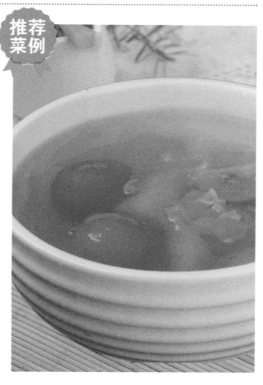

香蕉

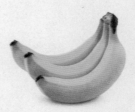

别名： 蕉子、蕉果、甘蕉。
性味归经： 性寒，味甘；归脾、胃、大肠经。

每日用量： 1～2根。
热量： 367 千焦 /100 克。

调理关键词

排毒，预防"三高"

香蕉富含碳水化合物、蛋白质、膳食纤维、钾、维生素A和维生素C等。冠心病患者的饮食需要给予低盐、低脂肪、低胆固醇和高纤维的食物，防止便秘，避免饱食，选择香蕉非常适合。

食疗作用

香蕉具有清热、通便、解酒、降血压、抗癌之功效。香蕉中的钾能降低冠心病患者机体对钠盐的吸收，故其有降血压的作用。纤维素可润肠通便，对于冠心病患者的便秘大有益处。维生素C是天然的免疫强化剂，可抵抗机体的各类感染，是冠心病患者的食疗佳品。

选购保存

果皮颜色黄黑泛红，稍带黑斑，表皮有皱纹的香蕉风味最佳。香蕉手捏后有软熟感的一定是甜的。香蕉买回来后，最好用绳子串起来，挂在通风处保存。

♥ 应用指南

1. 用于预防冠心病患者便秘、血压过高：锅中加入约 800 毫升水，把适量大米冲洗干净，沥干水分备用；香蕉去皮切成片。大火将锅中水烧开，放入淘洗干净的大米，用勺子搅拌几下，防止大米粘锅，用勺子撇去表面的浮沫，改为小火煮 15 分钟，将香蕉倒进去，搅拌至粥变得黏稠，关火，趁热即可食用。

2. 有助于冠心病患者睡眠和补充能量：干百合洗净泡发；银耳泡发撕成小朵，去蒂洗净；香蕉剥皮切成小薄片；枸杞子洗净。把银耳装入碗中，加适量水上锅蒸 30 分钟。再将百合及香蕉片放入银耳碗中，入锅蒸 30 分钟后，加入枸杞子稍焖即可。有利于冠心病患者的能量补充及良好的睡眠。

相忌搭配		
忌	**香蕉＋芋头** 会腹胀	**香蕉＋酸奶** 产生致癌物质

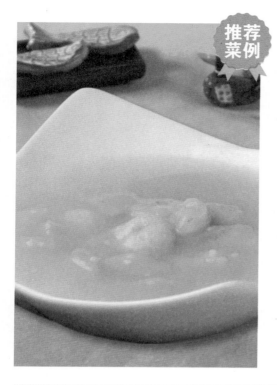

推荐菜例

山竹香蕉小米羹

原料： 香蕉 50 克，小米 40 克，山竹 30 克，水淀粉适量。

做法：

❶ 将洗净的山竹去壳，取出果肉，备用；香蕉去皮，将果肉切成小块，备用。

❷ 锅中加入约 900 毫升清水；将洗好的小米倒入锅中；盖上锅盖，大火将水烧开，转小火煮 20 分钟至熟；揭盖，放入备好的山竹、香蕉；用锅勺轻轻搅拌匀。

❸ 用大火将锅中材料煮至沸腾，用水淀粉勾芡；将煮好的甜羹盛出即可。

功效： 本品具有清热、润肠通便、解酒、降血压、增强抵抗力之功效，适用于心脑血管疾病、高血压、便秘等患者食用。

香蕉木瓜牛奶

原料： 牛奶 150 毫升，木瓜 100 克，香蕉 1 根。

做法：

❶ 将去掉皮的香蕉果肉切成片；木瓜去皮，洗净，切成块，备用。

❷ 锅中倒入约 600 毫升清水，用大火烧热；倒入牛奶，用汤勺拌煮至沸腾。

❸ 放入香蕉片、木瓜，拌煮约 2 分钟至熟软；关火后将做好的香蕉牛奶盛出即可。

功效： 香蕉、木瓜和新鲜的牛奶搭配，有助于消化，防止便秘，调理高血压、高脂血症，适用于心脑血管疾病、高血压、胃肠疾病等患者食用。

♥ **温馨提示**

　　每天吃2根香蕉能起到调节冠心病患者的血压和情绪的作用，但不宜空腹大量食用，否则会造成人体血液内镁与钙的比例失调，不利于健康。

推荐菜例

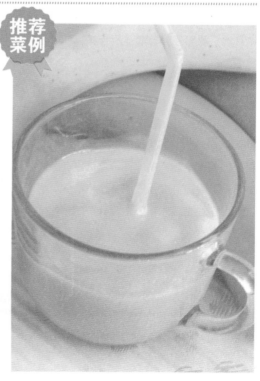

猕猴桃

别名：狐狸桃、野梨、洋桃、藤梨。
性味归经：性寒，味甘、酸；归胃、膀胱经。

每日用量：1 个。
热量：231 千焦 /100 克。

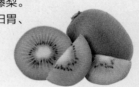

调理关键词

补充维生素、微量元素

猕猴桃富含维生素A、维生素C、叶酸。维生素C的含量是苹果的10倍左右，被誉为"维生素C之王"。冠心病患者免疫力较弱，需保证充足的维生素及微量元素的摄入，猕猴桃就是其优良来源。

食疗作用

猕猴桃有生津解热、调中下气、止渴利尿之功效。它含有硫醇蛋白的水解酶和超氧化物歧化酶，具有养颜、增强冠心病患者免疫力、抗癌、抗衰老、抗肿消炎的功能。

选购保存

选猕猴桃一定要选头尖尖的，不要选扁扁的。真正成熟的猕猴桃整个果实都是超软的，挑选时买颜色略深的那种，就是接近土黄色的外皮，这是日照充足的象征，也更甜。将没有成熟的猕猴桃装入箱子中，放在阴凉处或冰箱中保存。

♥ 应用指南

1. 降低胆固醇，促进心脏健康：猕猴桃去皮切成小块，加1/4 小匙的盐，搅拌均匀，腌渍1 小时。开火，将猕猴桃放小锅内煮开后转小火慢炖，煮好放凉后装瓶冷却，搅拌匀即可。猕猴桃含有丰富的维生素 C，可强化免疫系统，并起到降低冠心病、高血压的发病率的作用。

2. 改善亚健康体质，抑制肿瘤：莲子 10 颗，猕猴桃 1 个，银耳 20 克用清水泡上 20 分钟。用剪刀将银耳的根部剪掉，并撕成小朵。锅内放入足量清水，将银耳倒入。用大火煮开后，再入莲子改中小火熬煮 40 分钟。当银耳呈黏稠胶冻状时，关火；将猕猴桃去皮，切成小粒，倒入搅匀，放凉后食用。本品具有滋阴养肺、降低心脑血管疾病发病率的作用。

相忌搭配		
忌	**猕猴桃 + 牛奶** 引起腹胀、腹痛、腹泻	**猕猴桃 + 动物肝脏** 破坏维生素 C

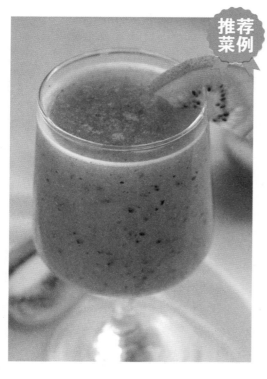

猕猴桃香蕉汁

原料： 猕猴桃1个，香蕉1根，冷开水、冰块各适量。

做法：

❶ 将猕猴桃洗净、去皮，切成小块备用；将香蕉去皮，切块待用。

❷ 将猕猴桃、香蕉放入果汁机中，加入冷开水、冰块搅打均匀，倒入杯中即可饮用。

功效： 本品具有调节血压、血脂的作用，还有生津解热、止渴利尿、滋补强身、增强免疫力的功效。适用于冠心病、高血压、便秘、免疫力低下的患者饮用。

💚 **温馨提示**

　　猕猴桃所含纤维，有三分之一是果胶，特别是皮和果肉接触部分。果胶可降低血中胆固醇浓度，预防心脑血管疾病。每天吃一个猕猴桃，有利于减少心脑血管疾病的发病率。

猕猴桃樱桃粥

原料： 大米100克，猕猴桃30克，樱桃少许。

做法：

❶ 大米洗净，放入清水中浸泡半小时；猕猴桃去皮洗净，切小块；樱桃洗净，切块。

❷ 锅置火上，注入清水，放入大米煮至米粒绽开后，放入猕猴桃、樱桃同煮。

❸ 改用小火煮至粥成后即可食用。

功效： 本品具有清热滋阴、利尿消肿的功效。其中的猕猴桃有生津解热、调中下气、止渴利尿、滋补强身之功效，对于阴液亏虚的冠心病患者有较好的调理作用。

💚 **温馨提示**

　　脾胃功能较弱的人可以适当减少猕猴桃的用量，避免腹泻。

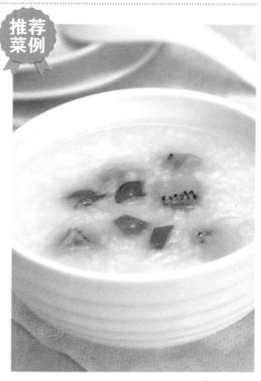

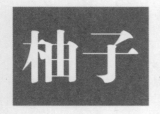

别名：文旦、气柑。
性味归经：性寒，味甘、酸；归肺、脾经。

每日用量：约 50 克。
热量：156 千焦 /100 克。

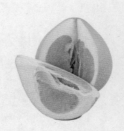

调理关键词

降低胆固醇

　　柚子富含苷类物质、胡萝卜素、维生素 B_1、维生素 B_2、维生素C、烟酸、钙、磷、铁及类胰岛素成分。它能降低冠心病患者血液中的胆固醇及血糖含量，且含有高血压患者必需的天然矿物质钾。

食疗作用

　　柚子有助于下气、消食、醒酒、化痰、健脾、生津止渴、增食欲，还有增强毛细血管韧性、降低血脂等作用，对高血压患者有补益作用。此外，柚子有独特的降血糖的功效，还可以美容。

选购保存

　　最好选择上尖下宽的标准型，表皮要薄而光润，质地有些软的并且色泽呈淡绿或淡黄色的较好，或者通过闻香气来鉴别，熟透了的柚子，芳香浓郁。可用手按压叩打果实外皮，如果有下陷，则为质量不好的。柚皮很厚，能储存较长时间，建议放在阴凉通风处，可保存两周左右。

♥ 应用指南

1. 降低血黏度、降血糖： 刚买回柚子就吃可能感觉水分比较少，那是因为还没有充分糖化，将柚子上套的塑料袋扒掉，一周后再吃，会感觉水分明显增多。

2. 减少血栓的形成： 柚子肉 300 克，金黄柚子皮 100 克。皮切丝放在淡盐水中泡 10 分钟，越细越好，肉搅碎，将二者一起放入锅中，加适量水熬干，取出晾凉食用，但注意不能煳掉。

3. 经常感冒、咳嗽、气喘的人： 鲜柚 1 个留皮去核，配以北杏、贝母、银耳各 50 克，炖一日，常服能强健肺部。

4. 治疗关节痛： 柚叶、生姜、桐油各 20 克。将其一同捣烂后敷于疼痛处。

相忌搭配		
忌	**柚子 + 黄瓜** 破坏维生素 C	**柚子 + 螃蟹** 刺激胃肠

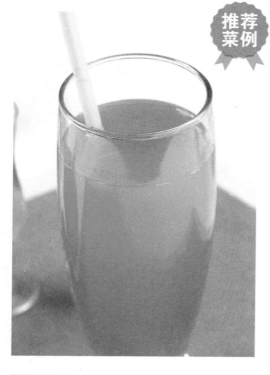

推荐菜例

西红柿沙田柚汁

原料： 沙田柚半个，西红柿1个，凉开水200毫升。

做法：

❶ 将沙田柚去皮洗净，切开，放入榨汁机中榨汁。

❷ 将西红柿洗净，切块，与沙田柚汁、凉开水放入榨汁机内榨汁。

❸ 直接饮用或加入柠檬片即可。

功效： 本品具有凉血解毒、利尿通便、祛痰止渴、消食除胀等功效，常饮对冠心病患者有一定的食疗作用。

💛 **温馨提示**

也可用葡萄柚代替沙田柚。

柚子茶

原料： 新鲜柚子1个，蜂蜜10毫升，菊花5克。

做法：

❶ 柚子用水冲洗，再用盐搓洗，然后用热水把柚子烫一下；把皮切成丝；剥柚子肉，籽和白色的皮都不要丢。

❷ 把菊花放在锅中，加水加热；把准备好的柚子皮放入锅中；放柚子肉，继续加热，当发现颜色变深、水收得差不多时转小火。

❸ 熬到完全变色即盛起，放凉加入蜂蜜拌匀即可。

功效： 本品有生津止渴、增食欲、增强毛细血管韧性、降低血脂等功效。适宜患有心脑血管病及肾脏病的患者享用。

💛 **温馨提示**

放凉的柚子茶可装在密封罐里，什么时候想喝都可以，冰镇味道更好。

推荐菜例

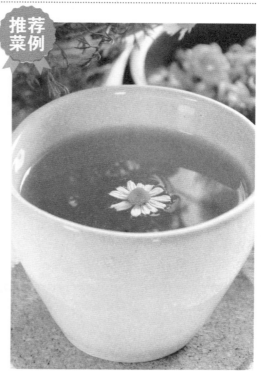

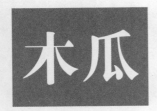

别名：木梨、木李、光皮木瓜。
性味归经：性平、微寒，味甘；归肝、脾经。

每日用量：1/4 个。
热量：177 千焦 /100 克。

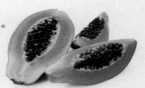

调理关键词

补充膳食纤维

　　木瓜含齐敦果酸、木瓜酚、皂苷、苹果酸、酒石酸、柠檬酸、维生素C、黄酮类、鞣质。种子含氢氰酸，能满足冠心病患者对丰富的膳食纤维的要求。

食疗作用

　　木瓜在帮助冠心病患者消化之余还能消暑解渴、润肺止咳。它特有的木瓜酵素能清心润肺，还可以治胃病，其木瓜碱具有抗肿瘤功效，对冠心病患者淋巴性白血病细胞具有强烈抗癌活性。木瓜含氨基酸种类多，水分较高，而热量很低，是冠心病患者的食疗佳品。

选购保存

　　木瓜应选瓜身全都黄透的。瓜肚大证明木瓜肉厚，还可以看瓜蒂，如果是新鲜摘下来的木瓜，瓜蒂还会流出像牛奶一样的液汁。木瓜宜现买现吃，不宜冷藏，如果买到的是尚未成熟的木瓜，可以用纸包好，放在阴凉处1~2天后食用。

♥ 应用指南

1. 有助于冠心病患者健脾消食、抗痉挛：猪肺洗净切块，放进油锅里炒一下，加入雪梨片、木瓜片和水，大火烧开后再煲1.5小时即可。最后加盐调味即可。

2. 有助于冠心病患者抗癌，补充营养：木瓜切块，平铺碗底，鸡蛋打散，牛奶和蛋液的比例大概是1：4；牛奶用微波炉稍微加温，加入蛋液内；把牛奶、蛋液倒入装木瓜的碗里，放入锅内蒸熟即可。

3. 增加乳汁：木瓜 750 克，花生仁 150 克，红枣 5 枚。木瓜去皮、去籽、切块。将木瓜、花生仁、红枣和 8 碗水放入煲内，烧开，改用小火煲 2 小时即可饮用。

相宜搭配		
宜	**木瓜 + 带鱼** 通乳、止血	**木瓜 + 牛奶** 养颜美容

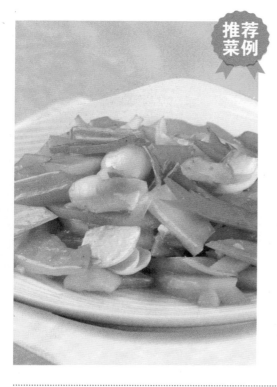

推荐菜例

西芹炒木瓜

原料： 木瓜160克，西芹60克，百合50克，胡萝卜片、姜片、蒜末、葱各少许，香油3毫升，盐、鸡粉各2克，食用油适量。

做法：

❶ 把洗好的西芹切成段；去皮洗净的木瓜切成片，待用。

❷ 锅中倒入适量食用油烧热，下入胡萝卜片、姜片、葱、蒜末，爆出香味；倒入切好的木瓜，翻炒2分钟；加入少许清水，翻炒片刻；下入切好的西芹，炒匀；放入洗净的百合快速翻炒匀，加入盐、鸡粉，洒上香油即可。

功效： 本品有降血压、降血脂、治疗胃病及抗癌的功效。适宜冠心病、高血压、高脂血症、肿瘤等患者食用。

♥ 温馨提示

挑选的木瓜不宜太熟，应稍微偏生一点。

木瓜芝麻羹

原料： 大米80克，木瓜20克，熟黑芝麻少许，盐2克，葱少许。

做法：

❶ 大米泡发洗净；木瓜去皮洗净，切小块；葱洗净，切成葱花。

❷ 锅置火上，注入水，加入大米，煮至熟后，加入木瓜同煮。

❸ 用小火煮至呈浓稠状时，调入盐，撒上葱花、熟黑芝麻即可。

功效： 本羹有滋阴润燥、补益肝肾的作用。其中的黑芝麻含有大量的脂肪和蛋白质，还有糖类、维生素A、维生素E、卵磷脂、钙、铁、镁等营养成分，有强身、滑肠等作用。

♥ 温馨提示

也可用白芝麻替代黑芝麻。

推荐菜例

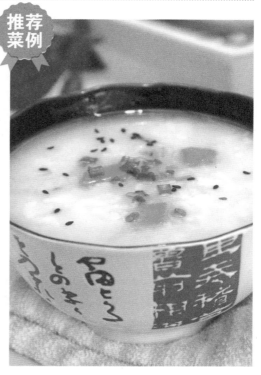

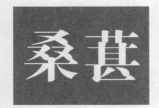

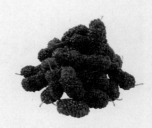

别名： 桑粒、桑果。

性味归经： 性寒，味甘；归心、肝、肾经。

每日用量： 约 20 颗。

热量： 177 千焦 /100 克。

调理关键词

补充维生素，保护血管

桑葚中含大量的水分、碳水化合物、多种维生素、胡萝卜素及人体必需的微量元素等，能有效地扩充人体的血容量，且补而不腻，还有降低血脂、防治血管硬化的功效。

食疗作用

桑葚具有补肝益肾、生津润肠、明目乌发、增强免疫力等功效。桑葚可以促进血红细胞的生长，防止白细胞减少，常食桑葚可以明目，缓解眼睛疲劳干涩的症状。桑葚具有生津止渴、促进消化、帮助排便等作用，适量食用能促进胃液分泌，刺激肠蠕动及解除燥热。

选购保存

选购桑葚时，以果实较大，颗粒圆润饱满、果色深红紫黑者为佳，鲜品宜冷藏。

♥ 应用指南

1. 用于女性冠心病患者绝经前后诸症： 桑葚适量，将桑葚水煎取汁，小火熬成膏饮服，每次 10～15 克，每日 2～3 次。

2. 用于习惯性便秘的冠心病患者： 桑葚清洗干净后，以纸巾擦干表面水分，放置数小时彻底风干；取一干净且干燥的玻璃罐，将桑葚、底醋放进去，把盖口密封，静置 3~4 个月后，取出用凉开水稀释食用。

3. 用于心绞痛的防治： 桑葚、黑芝麻和大米洗净，盛入容器，捣碎。砂锅中倒入 600 毫升水，大火煮沸，将黑芝麻、桑葚和大米置入锅中，熬至大米熟透，呈糊状即可，此品具有滋阴补肾、益气安神的功效。

4. 治疗贫血： 鲜桑葚 60 克，炖烂食用，每日 2 次，可有效治疗贫血的症状，还可起到补血的作用。

	相宜搭配	
宜	**桑葚 + 山药** 补肝益肾	**荠菜 + 黄鱼** 滋肾补血

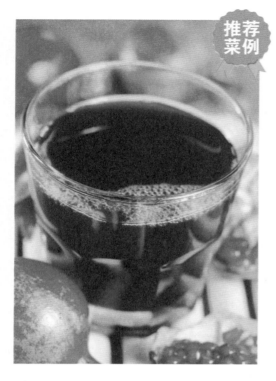

推荐菜例

石榴桑葚汁

原料：石榴1个，桑葚20颗，凉白开水适量。

做法：

❶ 将石榴洗净，去皮，剥粒；桑葚洗净。

❷ 将石榴和桑葚加适量凉白开水，放进榨汁器中榨成汁。

❸ 用滤网过滤即可。

功效：此饮品中的脂肪酸具有分解脂肪、降低血脂、防止血管硬化等作用，加上丰富的维生素C，可降火退燥、清新口气，还有维护血管健康的重要营养素维生素P，能强化微血管弹性，适宜高血压、冠心病患者饮用。

💗 温馨提示

石榴桑葚汁因石榴籽不容易去除，所以榨汁后应用滤网过滤后饮用，以免过多石榴籽渣影响口感。

桑葚橘子汁

原料：桑葚100克，橘子2个，冰块适量。

做法：

❶ 将桑葚洗净；橘子去皮，备用。

❷ 将桑葚、橘子放入果汁机中搅打成汁，滤去渣。

❸ 最后加入冰块即可。

功效：本品具有滋阴补肾、清热生津、帮助排便的作用，对阴虚津伤口渴、内热消渴、肠燥便秘等症有较好的调理作用，可防治冠心病患者肝肾阴亏。

💗 温馨提示

脾胃不佳者应忌饮本品。

推荐菜例

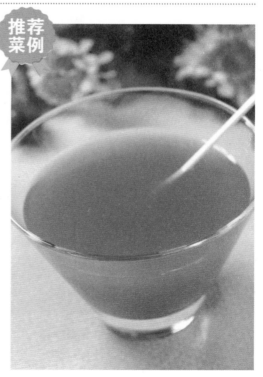

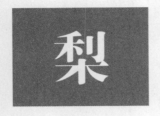

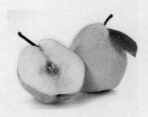

别名：沙梨、白梨。
性味归经：性寒，味甘、微酸；归肺、胃经。

每日用量：1个。
热量：239千焦/100克。

调理关键词

补充有机酸、微量元素

梨富含果浆、葡萄糖和苹果酸等有机酸，还含有蛋白质、脂肪、钙、磷、铁以及胡萝卜素、维生素B$_1$、维生素B$_2$、烟酸、维生素C等多种维生素，是冠心病患者补充营养物质和微量元素的理想食品。

食疗作用

梨有止咳化痰、养血生津、润肺去燥、润五脏、镇静安神等功效，对心脏病、口渴便秘、头晕目眩、失眠多梦及冠心病患者有良好的食疗作用。梨还有降血压、清热镇凉的作用，所以高血压及心脏病患者食梨大有益处。

选购保存

选购梨时，以果实完整坚实、无虫害、无压伤者为佳。置于室内阴凉角落处即可，如需冷藏，可装在纸袋中放入冰箱保存2～3天。

♥ 应用指南

1. **有助于冠心病患者降血压，清肺止咳**：将川贝母用食物料理机粉碎成粉末；梨洗净，用刀做出一个小碗的造型，挖去里面的果肉，在梨中放入一勺川贝母粉，放入碗中，盖上保鲜膜，蒸半小时左右即可。

2. **防止动脉粥样硬化**：将雪花梨削皮，把中心的核掏干净；杏仁、枸杞子洗干净，和雪花梨一起放入炖盅，倒入400毫升的水八分满，启动电源炖4小时即可食用。

3. **养阴生津、润燥止渴** 梨2000克，切碎捣烂，绞取汁液（或煎取汁液），小火熬至浓稠，待冷即成。每次服1～2匙，温开水冲服。若临时急用，可用梨绞取汁液服，或生嚼鲜果。

4. **用于噎膈**：梨汁、人乳（或牛乳）、蔗汁、芦根汁各等量，童便、竹沥减半。煎沸，待冷，时时饮用。

相宜搭配		
宜	**梨 + 猪肺** 清热润肺，助消化	**梨 + 白萝卜** 缓解咳嗽

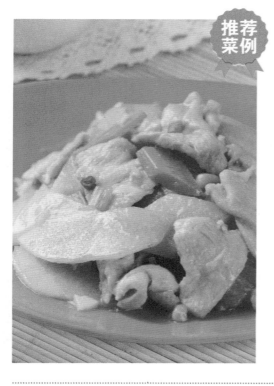

推荐菜例

雪梨炒鸡片

原料：雪梨90克，鸡胸肉85克，胡萝卜20克，姜末、蒜末、葱末各少许，盐、鸡粉、料酒、食用油、水淀粉各适量。

做法：

❶ 雪梨洗净去皮切成小片；胡萝卜洗净去皮切成片；鸡胸肉洗净切成片；将肉片放入碗中，放入少许盐、鸡粉、食用油、水淀粉拌匀，腌渍约10分钟。

❷ 锅中注入适量清水烧开，放入胡萝卜片、雪梨片，煮至断生后捞出，待用。

❸ 用油起锅，倒入腌渍好的鸡肉片，略微炒一下；再淋入少许料酒，快速翻炒匀；放入备好的姜末、蒜末、葱末，翻炒至鸡肉转色；再倒入焯煮过的食材，翻炒匀即可。

功效：本品有润肺去燥、润五脏等功效。

♥ 温馨提示

　　雪梨切好后可用少许白糖拌匀，再下入锅中煮。

雪梨金银花汤

原料：雪梨1个，金银花适量。

做法：

❶ 雪梨去皮去核，切成小粒；金银花洗净沥干水备用。

❷ 煲里放入五碗水，煮开。

❸ 加入雪梨粒和金银花煮开，接着用小火再煮15分钟，然后关火闷一下即可食用。

功效：本品有止咳化痰、清热降火、养血生津、润肺去燥、润五脏、镇静安神、降血压等功效。适宜高血压、心脏病、口渴便秘、头晕目眩、失眠多梦及冠心病患者食用。

♥ 温馨提示

　　梨和金银花具有清热降火、润肺去燥的作用，但二者皆性寒，因此脾胃虚寒而致的大便稀薄和外感风寒而致的咳嗽痰白者忌用；女性产后、小儿痘后忌用。

推荐菜例

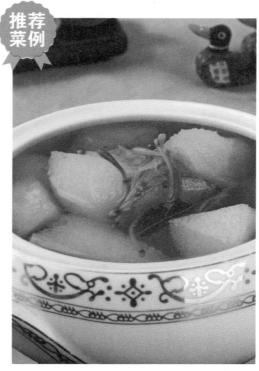

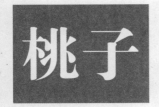

桃子

别名：佛桃、水蜜桃。
性味归经：性温，味甘、酸；归肝、大肠经。

每日用量：1个。
热量：198 千焦 /100 克。

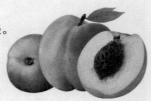

调理关键词

调理冠心病

桃子含有蛋白质、脂肪、碳水化合物、粗纤维、钙、磷、铁、胡萝卜素、维生素B_1、葡萄糖、果糖、蔗糖及挥发油等。对冠心病患者气血亏虚、面黄肌瘦、心悸气短等症状有较好的调理作用。

食疗作用

桃子具有补心、解渴、充饥、生津、益气之功效，含较多的有机酸和纤维素，能促进消化液的分泌，增加胃肠蠕动，有助于消化。对增进冠心病患者的食欲及营养有较好的食疗作用。

选购保存

选购时，以果体大，形状端正，外皮无伤，有桃毛、果色鲜亮者为佳；果味以汁液丰富，味道甜酸适中，果香浓郁者为优；桃子如果过度冷藏会有损美味，所以冷藏在冰箱1～2小时即可。如果要长时间冷藏，要先用纸将桃子一个个包好，再放入箱子中，避免桃子直接与冷气接触。桃子如果过熟，甜味并不会增加，只会让果肉更软更烂，所以最好在买回后3天之内吃完。

♥ 应用指南

1. 有利于冠心病患者补益气血、养阴生津：桃子去皮去核，切成小块，放一晚上，然后将其倒入小锅中，再倒入柠檬汁或白醋，用小火煮30分钟，刚开始煮的时候会有浮沫，要去掉。时间长浮沫自然消失。煮好后食用。
2. 治疗急性胃炎：白醋 20 毫升，鲜桃 1 个。将鲜桃去皮、去核后压成汁，再加入白醋和适量温开水即成。每日 1～2 次，每次 100 毫升。

相忌搭配		
忌	**桃子 + 甲鱼** 心痛	**桃子 + 白酒** 导致头晕、呕吐、心跳加快

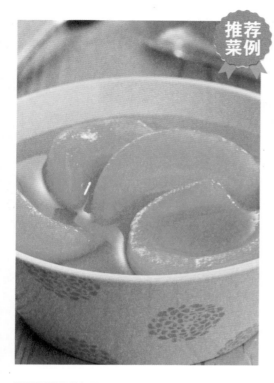

推荐菜例

桃子醋

原料：桃子200克，醋50毫升，蜂蜜10毫升。

做法：

① 桃子洗净后去皮去核，切成两半。

② 然后放锅中，加适量的水煮；煮几分钟再加醋一起煮。

③ 待凉，放入蜂蜜拌匀即可。

功效：本品具有补心、解渴、充饥、生津的作用，还可以促进消化液的分泌，增加胃肠蠕动，有助于消化。适宜冠心病、免疫力低下、便秘、高脂血症等患者食用。

♥ 温馨提示

挑选的桃子不宜过熟，以果色鲜亮者为佳。做好的桃子醋可存放于冰箱，冷藏后口感更好。桃子虽然营养美味，但是要适量食用，否则容易引起腹泻，或者吃太多容易上火。

桃子酸奶

原料：桃子1个，酸奶1瓶。

做法：

① 桃子洗干净后去皮去核，切开成两半，再切成小丁，放到杯中。

② 按个人喜好的量加入酸奶，拌匀。

③ 放入冰箱冷藏即可。

功效：本品具有降低血脂、补心、解渴、充饥、生津、补充蛋白质的作用，能促进消化液的分泌，增加胃肠蠕动，有助于消化。适宜冠心病、免疫力低下、消化不良、便秘、高脂血症等患者食用。

♥ 温馨提示

可把桃子放到搅拌机中搅拌成糊状配合酸奶喝，口感更佳。

推荐菜例

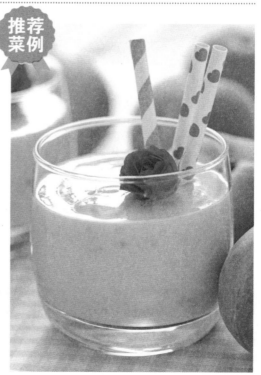

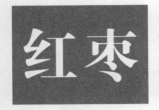

别名：美枣、良枣。
性味归经：性平，味甘；归脾、胃经。

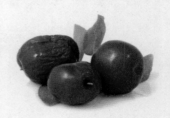

每日用量：5 ~ 10 枚。
热量：1088 千焦 /100 克。

调理关键词

降低胆固醇

　　红枣能增强人体免疫力，并可以抑制癌细胞；鲜枣中含有丰富的维生素C，可以使体内多余的胆固醇转变为胆汁酸，还能促进冠心病患者白细胞的生成，降低血清胆固醇。

食疗作用

　　红枣中富含钙和铁，它们对防治冠心病患者骨质疏松、贫血有重要作用。对冠心病体虚的人也有良好的滋补作用；红枣所含的维生素P，是一种使血管软化，从而使血压降低的物质，对高血压有防治功效；红枣还可以抗过敏、除腥臭怪味、宁心安神、益智健脑、增强食欲。因此，红枣对冠心病患者有十分理想的食疗作用。

选购保存

　　好的红枣皮色紫红，颗粒大而均匀，短壮圆整，皱纹少，痕迹浅；如果皱纹多，痕迹深，果形凹瘪，则属于肉质差和未成熟的鲜枣制成的干品；如果红枣蒂端有穿孔或粘有咖啡色或深褐色粉末，说明已被虫蛀。宜放于通风阴凉处保存。

♥ **应用指南**

1. 清肺益气、补血养颜：红枣 50 克，黑木耳 10 克。锅中加入适量的水，把黑木耳和红枣煮熟即可。从经前 1 周到月经结束后，隔天食用可以缓解经期贫血，使面色红润。

2. 用于月经不调、气血不足等症：红枣、大米各 50 克，当归 15 克。先将当归用温水浸泡片刻，加水 200 毫升，先煎浓汁 100 毫升，去渣取汁，与大米、红枣一同加水适量，煮至粥成。每日早晚温热服用，10 日为 1 个疗程。此粥具有补血调经、活血止痛、润肠通便的功能，适用于气血不足、月经不调、闭经、痛经、血虚头痛、眩晕及便秘等症。

相宜搭配		
宜	**红枣 + 银耳** 滋补养身	**红枣 + 阿胶** 滋补养身

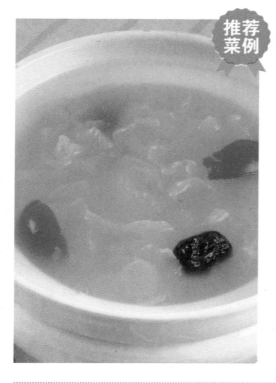

推荐菜例

银耳红枣汤

原料： 银耳 20 克，红枣 10 克，大米 80 克，圣女果 1 个。

做法：

❶ 银耳用冷水浸泡，洗净后撕成小块；圣女果洗净，对切。

❷ 大米洗净，放入锅内。

❸ 锅中加水煮至大米八分熟，放入红枣继续煮。

❹ 待粥快煮熟时，加入泡好的银耳及圣女果继续煮，至粥煮熟即可。

功效： 本品能够降低血清胆固醇，提高血液中的白蛋白，保护肝脏，并具有养血安神、滋补脾胃、养颜补血、增强体质的功效，适宜冠心病、肾脏病、贫血者食用。

❤ **温馨提示**

　　红枣煮的时间不宜过长，以免导致红枣营养成分的流失，煮至涨发即可。

红枣生姜粥

原料： 水发大米 150 克，红枣 40 克，枸杞子、姜片各少许。

做法：

❶ 砂煲中注入适量清水、枸杞子，用大火烧开；倒入洗好的大米；用锅勺轻轻搅拌几下，使其均匀地散开；倒入洗净的红枣、姜片，搅拌匀。

❷ 盖上锅盖，煮沸后用中火煲煮约 30 分钟至大米熟软。

❸ 盛出煮好的红枣生姜粥即成。

功效： 本品能增强人体免疫力，抑制癌细胞生成，降低血清胆固醇，提高血液中的白蛋白，同时还有温胃散寒、温肺化痰的功效，适宜心脑血管疾病、脾胃虚寒、食少腹泻、贫血等患者食用。

❤ **温馨提示**

　　生姜红枣粥散风、防寒，能缓解轻微的感冒、咳嗽、发热，可作为冠心病患者及其家人日常保健食用。

推荐菜例

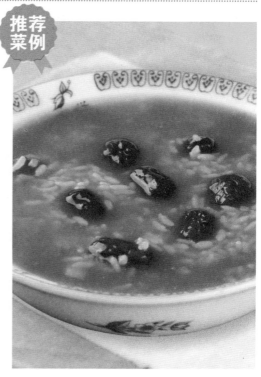

无花果

别名：天生子、文仙果、蜜果。
性味归经：性平，味甘；归胃、脾经。

每日用量：约 300 克。
热量：305 千焦 /100 克。

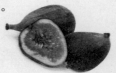

调理关键词

排毒，降血压

无花果富含糖类、蛋白质、氨基酸、维生素、矿物质及淀粉糖化酶、酯酶、蛋白酶和脂肪酶等有益人体的活性成分，能起到调节冠心病患者的胃肠、防便秘、降血压的功效。

食疗作用

无花果有健胃、润肠、利咽、防癌、滋阴、催乳的功效。口服无花果液，能提高冠心病患者细胞的活力及免疫功能，并起到抗衰防老、杀死癌细胞、预防多种癌症的发生等作用，是冠心病患者补充营养的食疗佳品。

选购保存

选购无花果时，以外表呈紫红色、触感稍软且无损伤的为佳。而干品以咖啡色、皮厚者为好。新鲜的无花果实宜即食，干品应隔绝空气、密封干燥保存。

♥ 应用指南

1. 降血压、预防冠心病： 将无花果干果洗净用水浸泡。将猪肺洗净切块。锅中放水，加生姜片烧开，滴几滴米酒，再入猪肺，焯水去腥臊气。将焯过水的猪肺用水冲洗干净，再用冷水浸泡。浸泡的猪肺捞起，滤净水，放入炖盅内，加入陈皮、冰糖和浸泡好的无花果，浸泡无花果的水也一起放入炖 1 ~ 2 小时即可。

2. 促进冠心病患者的食欲，润肠通便 梨 2 个，去核后切成块；无花果、阿胶枣、枸杞子各适量，洗净备用；蜂蜜适量。锅内烧水，水开后把梨倒入。水再开后放入无花果、阿胶枣和枸杞子。盖上锅盖改小火炖 40 分钟。40 分钟后打开盖子放入蜂蜜即可。

3. 治痔疮、便秘： 鲜无花果生吃或干果 10 个，猪大肠一段，水煎服。

相忌搭配		
忌	**无花果 + 螃蟹** 引起腹泻，损伤胃肠	**无花果 + 蛤蜊** 引起腹泻

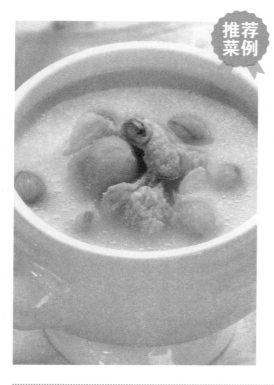

推荐菜例

无花果煲排骨

原料： 排骨 200 克，南杏仁、北杏仁各 10 克，无花果适量，盐、鸡精各 3 克。

做法：

❶ 排骨洗净，斩件；南杏仁、北杏仁、无花果均洗净。

❷ 锅内加水烧开，放入排骨余尽血渍，捞出洗净。

❸ 砂煲内注入适量水烧开，放入排骨、南杏仁、北杏仁、无花果，用大火煲沸后改小火煲 2 小时，加盐、鸡精调味。

功效： 本品具有健胃、润肠、利咽、防癌、滋阴、增强免疫力等功效。适宜冠心病、高血压、便秘、体质虚弱的患者食用。

♥ **温馨提示**

　　也可加入少许枸杞子煲汤，滋补效果更佳。

无花果牛肉汤

原料： 牛肉 100 克，无花果 20 克，姜片、枸杞子、葱花各少许，盐、鸡粉各 2 克。

做法：

❶ 将洗净的牛肉切成块，装入碟中，待用。

❷ 汤锅中注入适量清水，用大火烧开；倒入牛肉，搅匀，煮沸；用勺捞去锅中的浮沫；倒入洗好的无花果、枸杞子，放入姜片，拌匀；盖上盖，用小火煮 40 分钟，至食材熟透。

❸ 揭盖，放入适量盐、鸡粉；用勺搅匀；把煮好的汤料盛出，装入碗中，撒上葱花即可。

功效： 本品具有降低胆固醇、增强免疫力的功效，适宜冠心病、高血压、便秘、贫血、胆固醇过高的患者食用。

♥ **温馨提示**

　　煮牛肉时，加入少许陈皮，不仅能加速牛肉熟烂，口感也更好。

推荐菜例

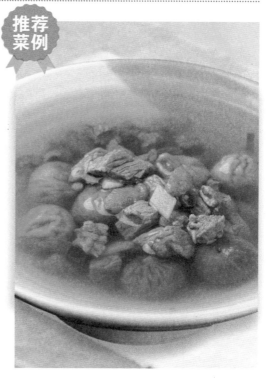

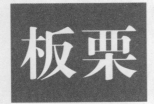

别名：毛栗、瑰栗、凤栗、栗子。
性味归经：性温，味甘；归脾、胃、肾经。

每日用量：约50克。
热量：1433千焦/100克。

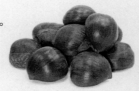

调理关键词

降血压，防治冠心病

板栗含有大量淀粉、蛋白质、脂肪、B族维生素等多种营养素，素有"干果之王"的美称，可以作为高血压及冠心病患者的营养佳品，能起到较好的调理作用。

食疗作用

板栗具有养胃健脾、补肾强腰之功效。常吃板栗，还可以有效治疗日久难愈的小儿口舌生疮和成人口腔溃疡。可防治冠心病、动脉硬化、骨质疏松等疾病，还可作为心脑血管疾病患者及防治冠心病者的食疗佳品。

选购保存

选购时，以外壳带褐、紫、赭等色，颗粒有光泽的为佳。用手捏板栗，如颗粒坚实，一般果肉丰满。把它放在阴凉通风处即可，如果已经是剥开的板栗，最好用保鲜袋密封放入冰箱内。

♥ 应用指南

1. 适用于预防冠心病、动脉硬化：板栗200克，鸡半只，胡萝卜、枸杞子、姜片、葱、盐、胡椒粉各适量。姜片放进水里煮，水开后，把鸡焯水。焯水后的鸡洗净，加葱姜煲1小时。捞出葱姜，调入盐、胡椒粉，放西洋参、板栗继续煲1小时。再放入胡萝卜、枸杞子煲半小时即可。

2. 冠心病患者益气健脾、滋补佳品：板栗800克，盐3克，食用油10毫升。把板栗洗净，再用剪刀剪十字口，剪好的板栗装大碗，放半勺盐加水泡15分钟。烤箱预热至200℃，再把板栗放进烤盘刷油，25分钟后，即可食用。

3. 治赤白痢疾：板栗、马齿苋、红枣各10克，水煎服。

相宜搭配		
宜	**板栗 + 鸡肉** 补肾虚，益脾胃	**板栗 + 红枣** 补肾虚，治腰痛

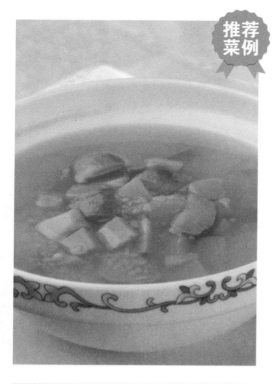

板栗玉米粥

原料: 红薯100克,板栗肉、玉米糁各50克。

做法:

❶ 洗净的板栗肉切成小块;洗净的红薯去皮,先切厚片,再切成条,改切成丁,备用。

❷ 锅中倒入约900毫升清水烧开;将玉米糁倒入锅中;盖上锅盖,转小火煮约20分钟至玉米糁熟软;揭盖,倒入红薯、板栗,搅拌均匀;盖上锅盖,用小火煮约10分钟至食材熟透即可。

功效: 本品具有养胃健脾、降低血压、补肾强腰、补钙的功效,适宜高血压、冠心病、动脉硬化、骨质疏松等患者食用。

❤ **温馨提示**

　　南方的板栗适合炖煮,而北方的板栗则适合炒制。因此,煮制本粥宜选用南方出产的板栗。

胡萝卜板栗排骨汤

原料: 排骨段350克,胡萝卜150克,板栗肉60克,姜片、料酒各少许,盐、鸡粉各2克。

做法:

❶ 将洗净去皮的胡萝卜对半切开,再切成小块;洗净的板栗肉切块。

❷ 锅中注入适量清水烧开,放入排骨段,汆煮2分钟捞出,沥干水分,待用;砂锅中注入适量清水烧开,倒入汆煮过的排骨;放入切好的板栗肉,撒上姜片,淋入少许料酒,煮沸后用小火煮约30分钟,至食材熟软;倒入胡萝卜块,用小火续煮约15分钟,至全部食材熟透。

❸ 加入盐、鸡粉搅匀调味,再煮一小会儿,至食材入味即成。

功效: 本品具有降低血压的功效。

❤ **温馨提示**

　　排骨段汆去血水后要捞除浮沫,这样汤汁味道才会更加鲜美。

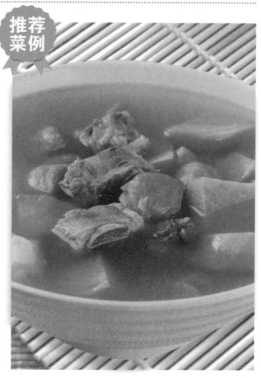

核桃仁

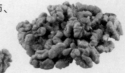

别名： 胡桃穰、胡桃肉。
性味归经： 性温，味甘；归肾、肺、大肠经。

每日用量： 约 30 克。
热量： 2694 千焦 /100 克。

调理关键词

降血压，预防动脉硬化

核桃仁含大量的维生素E等，能增强人体细胞的活力，其含有独特的亚油酸甘油酯可供给大脑基质的需要，是冠心病患者改善动脉硬化，改善高血压的食疗佳品。

食疗作用

核桃仁含有蛋白质、脂肪、碳水化合物及多种人体必需的钙、磷、铁等矿物质，具有补虚强体、养心护脑、缓解疲劳、消炎杀菌等功效。

选购保存

核桃以个大圆整，壳薄白净，出仁率高，果身干燥，核桃仁片张大，色泽白净，含油量高的为质优。核桃仁全部泛油，黏手，色黑褐，有哈喇味，说明核桃已严重变质，不能食用。将核桃仁装入透气性较好的袋子中，置于阴凉通风处保存。

♥ 应用指南

1. **扩张血管、增加冠状动脉血流量：** 核桃仁加水少许，用料理机打成浆，再加适量凉开水调成能流动的稀浆汁；山楂洗净去核切片，加水 800 毫升煮半小时左右；将煮好的山楂汁滤出来，装到容器中，再将山楂片加水 300 毫升继续煎煮 20 分钟左右，捞出山楂片不要，再和核桃仁汁放进锅里煮，烧至微沸即可。

2. **有助于冠心病患者的营养补给：** 红枣洗净，用厨房剪剪出果肉，去掉枣核；核桃仁烤熟后切碎；鸡蛋一个打散。食用油烧热后，分次加入蛋液打至融合；加入淀粉、果碎，翻拌成软硬适中、不黏手的面团；将和好的面团分成两份，整理成形，用保鲜膜包好，入冰箱冷藏 4 小时以上。取出，切成 1.0 ~ 1.5 毫米厚的片，均匀地摆在铺了油纸的烤盘上，入烤箱中层，在 180℃下烘烤 6 ~ 8 分钟即可。

相宜搭配		
宜	**核桃仁 + 芹菜** 扩张血管，降低胆固醇	**核桃仁 + 山楂** 活血化瘀

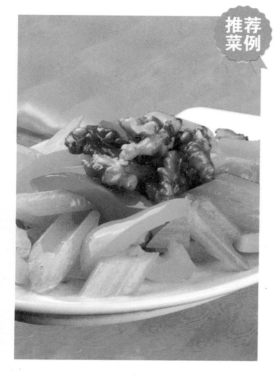

核桃仁拌西芹

原料： 西芹 90 克，彩椒 80 克，核桃仁 40 克，盐 4 克，食用油适量。

做法：

❶ 将洗净的彩椒切成小块；洗好的西芹切成小块，锅中注水烧开，加入适量的食用油、盐，倒入西芹、彩椒，焯半分钟后捞出，备用。

❷ 热锅注油烧至三成热，倒入核桃仁炸约半分钟；把炸好的核桃仁捞出。

❸ 取干净的碗，倒入焯好的西芹和彩椒，放入炸好的核桃仁，用筷子搅拌匀，将搅拌好的食材放进盘里即可。

功效： 本品具有降低血压、降低胆固醇、改善动脉硬化的功效。

♥ **温馨提示**

炸核桃仁时，要控制好火候，以免炸焦，进而影响成菜的口感。

芥蓝炒核桃仁

原料： 芥蓝 350 克，核桃仁 200 克，盐 3 克，鸡精 1 克，食用油适量。

做法：

❶ 将芥蓝清洗干净，切段；核桃仁清洗干净，入沸水锅中氽水，捞出沥干。

❷ 锅中注油烧热，下入芥蓝爆炒，再倒入核桃仁一起翻炒片刻。

❸ 最后调入盐和鸡精调味，装盘即可。

功效： 本品有除邪热、解劳乏、清心明目的功效，其中的核桃仁中含有较多的蛋白质及人体必需的不饱和脂肪酸，这些成分皆为大脑组织细胞代谢的重要物质，能滋养脑细胞，增强脑功能。

♥ **温馨提示**

本品炒制时间宜长一些，以减少芥蓝的苦味。

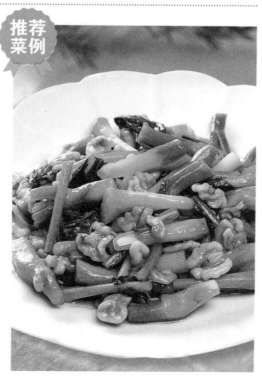

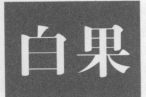

白果

别名：银杏。
性味归经：性平，味甘、苦；归肺经。

每日用量：3 ~ 9 克。
热量：1433 千焦 /100 克。

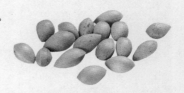

调理关键词

补充矿物质，保护血管

白果含有维生素B₂、维生素C、胡萝卜素、钙、磷、铁、钾、镁等矿物质以及银杏酸、银杏酚、五碳多糖、脂固醇等成分，营养丰富，是冠心病患者补充矿物质、保护血管、增加血流量的调理佳品。

食疗作用

经常食用白果，可以滋阴养颜、抗衰老、扩张微血管、促进血液循环，使人肌肤和面部红润、精神焕发、延年益寿。白果中的黄酮苷、苦内酯对脑血栓、阿尔茨海默症、高血压、高脂血症、冠心病、动脉硬化、脑功能减退等疾病还具有特殊的预防和治疗效果。

选购保存

挑选白果时，应该以外壳光滑，洁白，新鲜，大小均匀，果仁饱满、坚实、无霉斑的为好。白果粒大、光亮、壳色白净者，品质新鲜；如果外壳泛糙米色，一般是陈货。取白果摇动，无声音者，果仁饱满，有声音者，或是陈货，或是僵仁。宜放置于通风干燥阴凉处保存。

♥ 应用指南

1. **对冠心病有较好的防治作用：**排骨 500 克，萝卜 200 克，白果适量，盐适量，料酒 1 勺。萝卜切片，放锅里加水烧开捞出；排骨放汤锅里烧开，加料酒，撇去浮沫烧 30 分钟后，加萝卜、白果，加盐即可出锅。

2. **保护肝脏、减轻心律失常：**西芹 200 克，白果（鲜）150 克，胡萝卜 100 克，百合 50 克，食用油 15 毫升，淀粉 5 克，盐 3 克，鸡精 2 克。百合洗净，西芹去皮切菱形块，胡萝卜切大刀花；锅中放油，依次放下白果、西芹、百合和胡萝卜。翻炒调味，勾芡出锅。

相宜搭配		
宜	**白果 + 板栗** 补肝益肾	**白果 + 枸杞子** 滋补强身

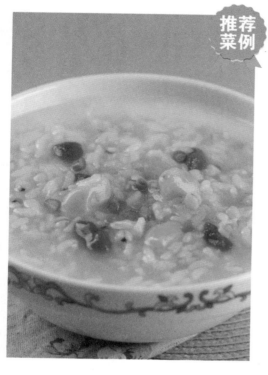

推荐菜例

薏苡仁白果粥

原料： 大米130克，白果50克，水发薏苡仁40克，枸杞子3克，葱花少许，盐2克。

做法：

① 砂锅中倒入适量清水，用大火烧开，放入水发好的薏苡仁、大米。

② 用锅勺将锅中的食材搅散；倒入备好的白果，搅拌匀；盖上锅盖，用大火烧开后转小火煮30分钟，至米粒熟软；揭开锅盖，搅拌几下；放入枸杞子，拌匀。

③ 加入适量盐搅拌均匀；关火，盛出煮好的粥，装入碗中，再撒上葱花即可。

功效： 本品有使人精神焕发、延年益寿的功效，适宜阿尔茨海默病、高血压、高脂血症、冠心病、动脉硬化、脑功能减退等患者享用。

♥ 温馨提示

　　将白果放入微波炉中高火加热2分钟，可以轻松剥去外壳。

蚕豆白果

原料： 煮熟蚕豆150克，百合40克，白果30克，盐、味精各3克，食用油适量。

做法：

① 煮熟蚕豆剥去皮，装盘备用；锅中加约200毫升清水烧开，倒入白果，煮约1分钟；将煮好的白果捞出备用。

② 用油起锅，倒入蚕豆炒香；倒入煮好的白果炒香；加少许清水；加盖，小火煮4分钟至熟透；揭盖，加入洗好的百合炒至熟透。

③ 加入盐、味精；翻炒至入味，收干汁；起锅，盛出装盘即可。

功效： 本品可滋阴养颜、抗衰老、扩张微血管、促进血液循环、降低血脂、养心安神、润肺止咳。

♥ 温馨提示

　　买回来的百合洗净后，放入沸水中浸泡一下，可以去除苦涩味。

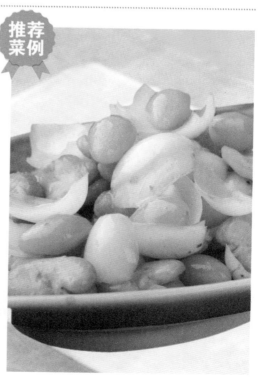

推荐菜例

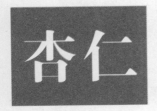

别名：杏核仁、美国大杏仁、扁桃仁。
性味归经：性微温，味苦；归肝、大肠经。

每日用量：30 ~ 50 克。
热量：2369 千焦/100 克。

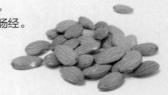

调理关键词

保护心脏

杏仁富含蛋白质、脂肪、糖类、胡萝卜素、B族维生素、维生素C、维生素P以及钙、磷、铁等营养成分，能调理冠心病患者体内的胆固醇含量，达到保护心脏健康的目的。

食疗作用

杏仁含有丰富的脂肪油，能降低胆固醇，因此，杏仁对防治心脑血管系统疾病有良好的作用。

选购保存

选杏仁，应选表皮颜色浅的，颜色发暗或深色、褐色的，一般是陈货，尽量不要购买；看杏仁的外形大小，颗粒饱满并且个儿大的，是当年的或者是比较新鲜的。

♥ 应用指南

1. 降低冠心病患者心脏病的发病危险：黄豆洗净，事先浸泡一晚；黄豆放入榨汁机，添加新鲜的杏仁和适量纯净水；每次开机 30 秒，共分 3 次操作；倒入锅中先大火煮沸，后改中火，要适时搅拌，再次沸腾 2 ~ 3 次后熄火装杯即可。

2. 有助于冠心病患者补充丰富的营养：纯牛奶 250 毫升，花生仁 100 克，杏仁 50 克。将花生仁和杏仁放到锅内炒到表皮变色，然后倒入搅拌器中，再倒入 1/3 的牛奶，将搅拌好的花生杏仁汁一起放入锅内，再倒入剩下的牛奶小火煮沸即可。

3. 润肺定喘、润肠：雪梨 1 个，杏仁 100 克，红薯干 20 克。雪梨去皮洗净，切成丁，锅中放入少许水，放入雪梨丁大火加热 6 ~ 7 分钟，把雪梨炒成黏稠状；放入杏仁，再炒 1 ~ 2 分钟，将雪梨丁完全裹在杏仁上，出锅；将出锅的杏仁倒入盘中冷却。待杏仁完全冷却后，与红薯干拌起来即可食用。

相忌搭配		
忌	**杏仁 + 猪肉** 引起腹痛	**杏仁 + 板栗** 引起胃痛

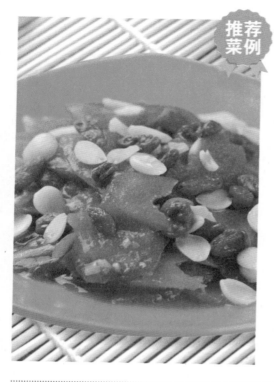

杏仁苦瓜

原料： 苦瓜 180 克，杏仁 20 克，枸杞子 10 克，蒜末少许，盐 2 克，鸡粉、食用油各适量。

做法：

① 将洗净的苦瓜切成片。

② 锅中倒入适量清水烧开，放入杏仁，略煮片刻后捞出，沥干水分；将枸杞子放入沸水锅中，焯煮片刻，捞出，待用。

③ 锅中加入少许清水，倒入苦瓜，煮至八成熟后捞出，待用。

④ 另起锅，注油烧热，倒入蒜末，爆香；倒入苦瓜，拌炒均匀。加入适量鸡粉、盐；快速炒匀至苦瓜入味，再放入杏仁、枸杞子即成。

功效： 本品具有生津止渴、润肺定喘、调节胆固醇、降低血压的功效。

❤ **温馨提示**

苦瓜在炒之前，可以用开水快速焯一遍，能有效去除苦涩味。

马齿苋杏仁瘦肉汤

原料： 猪瘦肉 150 克，杏仁 100 克，马齿苋 50 克，盐适量。

做法：

① 马齿苋择嫩枝，用清水冲洗干净，备用；猪瘦肉用清水洗净，切块备用；杏仁用清水洗净备用。

② 锅洗净，置于火上，将洗净切好的马齿苋、猪瘦肉以及杏仁一起放入锅内，加适量清水。大火煮沸后，改小火煲 2 小时，加盐调味即可。

功效： 本品有良好的利水消肿、止咳化痰、降低血压的作用。马齿苋中含有的钾离子可直接作用于血管壁上，使血管壁扩张，阻止动脉管壁增厚，从而起到降低血压的作用，冠心病患者也适宜食用本品。

❤ **温馨提示**

孕妇以及脾胃虚寒的人不宜食用本品。

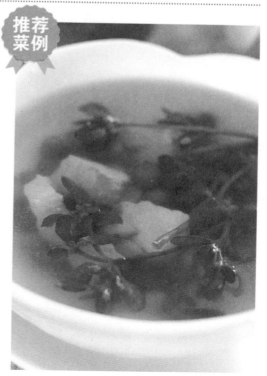

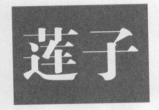

别名：莲肉、白莲子。
性味归经：性温，味甘、涩；归心、脾、肾经。

每日用量：30～50克。
热量：1417千焦/100克。

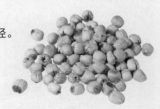

调理关键词

固肾涩精，养心安神

　　莲子有补脾止泻、益肾涩精、养心安神、止带的功用，还有促进凝血，使某些酶活化，维持神经传导性，维持肌肉的伸缩性和心跳的节律等作用。其所含非结晶形生物碱N-9可以调节血压，对冠心病患者有很好的食疗作用。

食疗作用

　　莲子富含蛋白质、多种维生素和矿物质，热量也较高，尤其是很好的钙源、磷源。它还含有天门冬素和蜜三糖，能滋养补虚，是久病、冠心病体虚者常用营养佳品。

选购保存

　　挑选莲子以饱满圆润、粒大洁白、芳香味甜、无霉变虫蛀者为佳。应保存在干爽处。若莲子受潮生虫，应立即晒干，热气散尽后再收藏。

♥ 应用指南

1. 用于强心，抗心律失常：银耳3朵，莲子、干百合各20克，枸杞子10克，清水适量。把银耳用温水泡发撕成小片；莲子、百合和枸杞子也分别用温水泡发；银耳放入砂煲内，倒入清水，开大火煮开后，盖上盖子转小火煲2个半小时，待银耳煮至浓稠后，放入莲子，转小火煮半小时，最后放入百合和枸杞子再煮15分钟左右即可。

2. 用于体虚冠心病患者滋养补虚：大米、糯米、燕麦洗净，放入砂锅，加水大火烧开；银耳泡发后摘去老根，撕成小块；水开后放入银耳、莲子大火烧开，小火熬1.5小时。最后加入泡好的枸杞子，再熬15分钟即可。

3. 用于脾胃虚弱、饮食不化、大便稀溏等：莲子肉、糯米（或大米）各200克，炒香；茯苓100克（去皮）。共研为细末，加水使之呈泥状，蒸熟，待冷后压平切块即成。

相宜搭配		
宜	**莲子+红枣** 促进血液循环、增进食欲	**莲子+南瓜** 降脂降压、通便

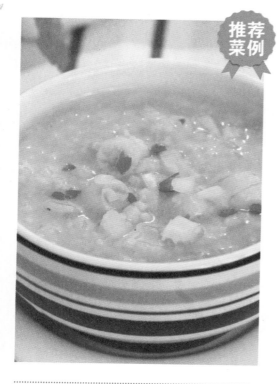

推荐菜例

莲子糯米羹

原料：莲子150克，糯米100克，枸杞子10克，冰糖适量。

做法：

❶ 将莲子洗净后去莲心。

❷ 将糯米淘净，加适量水以大火煮开，转小火慢煮20分钟。

❸ 将枸杞子洗净，与莲子一起加入已煮开的糯米中续煮20分钟。

❹ 等莲子熟软，加冰糖拌匀即可。

功效：本品具有补脾止泻、益肾涩精、养心安神、消食除胀、调节血压并维持酸碱平衡的功效，适宜心脑血管疾病者、失眠多梦者、肾虚者、腹胀者等食用。

♥ 温馨提示

可加入少许山药烹制，滋补效果更佳。

红薯莲子粥

原料：水发大米160克，红薯80克，水发莲子70克。

做法：

❶ 将泡好的莲子去除莲子心；洗好去皮的红薯切片，再切条，改切成丁。

❷ 砂锅中注入适量清水，用大火烧开，放入去心的莲子；倒入泡好的大米，搅匀。盖上盖，烧开后用小火煮约30分钟，至食材熟软。

❸ 揭盖，放入红薯丁，搅拌匀；盖上盖，用小火煮15分钟，至食材熟烂。揭盖，将锅中食材搅拌均匀；将煮好的粥盛出，装入碗中即成。

功效：本品具有降低血压、降低血脂、润肠通便、调节酸碱平衡的功效。

♥ 温馨提示

莲子不易煮烂，可以提前放在水里泡一段时间，将莲子切成小块，再入锅煮制。

推荐菜例

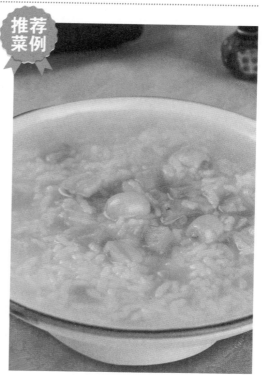

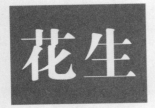

别名：长生果、长寿果、落花生。
性味归经：性平，味甘；归胃、脾、肺经。

每日用量：80 ~ 10 克。
热量：2410 千焦 /100 克。

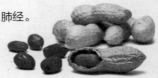

调理关键词

润肺止咳，和胃健脾

花生中含有人体必需的8种氨基酸，除了赖氨酸的含量较少以外，其他氨基酸含量都很丰富，能满足冠心病患者的营养需求。

食疗作用

花生可以促进人体的新陈代谢、增强记忆力，可益智、抗衰老、延长寿命。此外，花生还具有止血功效，其外皮含有可对抗纤维蛋白溶解的成分，可改善血小板的质量。而且花生对于预防冠心病、高血压和脑出血的发病有很好的食疗作用。

选购保存

选购时，以果荚呈土黄色或白色、色泽均匀一致为宜。果仁以颗粒饱满、形态完整、大小均匀、肥厚而有光泽、无杂质者为好。应晒干后放在低温、干燥的地方保存。

♥ 应用指南

1. 有助于冠心病患者调节血压、补充蛋白质：鸡蛋2个，花生仁、黄豆各100克，姜2片，陈皮1片，盐、葱花各适量。花生仁、黄豆用清水洗净，浸软待用；陈皮洗净待用；鸡蛋放入沸水中泡5分钟，捞出洗净待用。瓦煲内放入适量清水，大火烧至水开，放入所有材料，再滚时转小火煲约3小时，捞出陈皮，用盐和葱花调味即可。

2. 保护心脑血管：花生仁（去衣）、核桃仁提前泡好；将花生仁、核桃仁、糯米粉一起加入到豆浆机中，加入1000毫升水，用豆浆机打成糊打好的糊用滤网过虑；奶粉放在小碗中，加入滤好的糊，搅拌均匀成牛奶糊，将浓浓的牛奶糊倒回到大桶中，拌匀即可。

3. 用于病后余热未尽、心烦口干、失眠等：百合30克，莲子15克（带心），麦冬12克。加水煎服。

相宜搭配		
宜	花生 + 红葡萄酒 保护心脏，畅通血管	花生 + 芹菜 预防心脑血管疾病

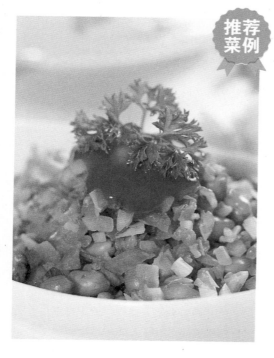

芹菜拌花生仁

推荐菜例

原料： 芹菜 250 克，花生仁 200 克，盐 3 克，番茄酱、食用油各适量。

做法：

❶ 将芹菜洗净，切碎，入沸水锅中焯水，沥干，装盘；花生仁洗净，沥干。

❷ 炒锅注入适量油烧热，下入花生仁炸至表皮泛红色后捞出，沥油，倒在芹菜上。

❸ 加入盐搅拌均匀，淋上番茄酱即可。

功效： 本品有改善血小板的质量、促进新陈代谢、增强记忆力、抗衰老、增强脾胃功能的效果，适合高血压、高脂血症、冠心病患者食用。

❤ **温馨提示**

　　油炸花生仁一次不可食用过多，以免上火。

花生仁银耳牛奶

推荐菜例

原料： 花生仁 70 克，银耳 50 克，枸杞子 25 克，奶粉适量。

做法：

❶ 将银耳泡发，去除杂质洗净，撕成小块，备用；将花生仁放水里泡半小时后洗干净，去除外衣，备用；枸杞子洗干净备用。

❷ 将洗好的花生仁、银耳、枸杞子依次倒入锅中，用大火将水烧开，转小火煮约 30 分钟至食材熟软；将适量奶粉放进锅里搅拌至溶解即可。

功效： 本品有降低血压、增强体质、改善血小板的质量、促进新陈代谢、抗衰老、增强脾胃功能的效果，适宜冠心病、营养不良、高血压和脑出血等患者食用。

❤ **温馨提示**

　　银耳的根部在泡水之前要去掉，以免其苦涩之味影响口感。

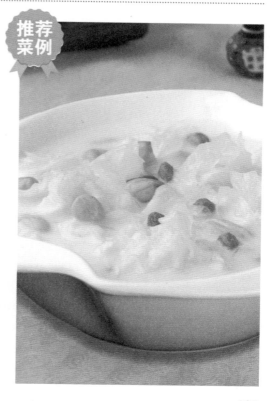

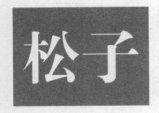

别名：海松子、红果松。
性味归经：性寒，味甘；归脾、胃、大肠经。

每日用量：约20克。
热量：2183千焦/100克。

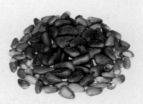

调理关键词

软化血管

　　松子中富含不饱和脂肪酸，能起到调节冠心病患者的血脂、软化血管的作用。

食疗作用

　　松子具有强阳补骨、滋阴养液、补益气血、润燥滑肠之功效，可用于病后体虚、肌肤失润、头晕目眩、自汗、心悸等病症。松子对大脑和神经大有补益作用，是健脑佳品，可以预防阿尔茨海默病；松子含有油脂，可以滋养肌肤、提高机体免疫功能。另外，松子在降血脂、预防心脑血管疾病方面也有很好的效果。

选购保存

　　挑选色泽红亮、个头大、仁饱满的为佳。好的开口松子从表面上看颗粒均匀，开口不均匀，吃起来有清香味。宜置于通风阴凉处保存。

❤ **应用指南**

1. 降血脂：冷冻玉米粒放入盘中解冻，松子倒入小碗中，胡萝卜切成与玉米大小相似的丁。烧开水，将玉米焯水约2分钟，盛出备用；起油锅，小火将松子过油，稍微变色即盛出。再起油锅，爆香葱花，下入胡萝卜丁翻炒1分钟；倒入玉米粒，翻炒1分钟，加少许盐；倒入炒好的松子炒匀即可。

2. 有助于冠心病患者健脾、通便、增强免疫力：大米（220克）泡在水里2小时左右，去水分，晾10分钟后，在搅拌器里放入米与水磨2分钟左右，用筛子过滤；松子去壳用干棉布擦净，在搅拌器里放入松子仁与水，磨2分钟左右，过滤；锅里放入磨好的米浆，大火煮5分钟左右，时而搅动熬煮。沸腾时，转中火并盖上盖子焖煮，时而搅动煮15分钟左右后，放入磨好的松子仁浆，续煮5分钟左右加盐调味，再煮一小会儿即可。

相宜搭配		
宜	**松子+鸡肉** 预防心脏病、脑卒中	**松子+兔肉** 美容养颜，益智醒脑

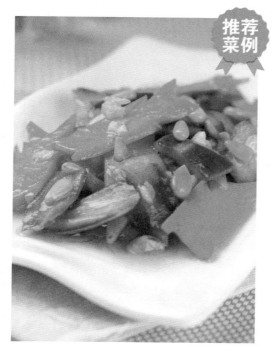

松子仁炒丝瓜

原料: 丝瓜90克,胡萝卜片50克,松子仁12克,姜末、蒜末各少许,盐2克,鸡粉、食用油各适量。

做法:

❶ 将洗净去皮的丝瓜对半切开,切长条,改切成小块;锅中注入适量清水,用大火烧开,加入适量食用油,放入胡萝卜片,煮半分钟;倒入丝瓜,续煮至断生;捞出焯煮好的胡萝卜和丝瓜,沥干水分待用。

❷ 用油起锅,倒入姜末、蒜末,爆香;倒入胡萝卜和丝瓜,拌炒2分钟。

❸ 加入适量盐、鸡粉快速炒匀至全部食材入味,再撒上松子仁即可。

功效: 本品具有降低血脂、强阳补骨、滋阴养液、补益气血、润燥滑肠之功效。

松子仁银耳稀饭

原料: 米饭180克,水发银耳60克,松子仁30克,盐少许。

做法:

❶ 烧热炒锅,倒入松子仁,用小火翻炒香后盛出,备用;将炒熟的松子仁磨成粉;将磨好的松子仁粉装入小碟中;把泡发洗好的银耳去除根部,切小块。

❷ 汤锅中注入适量清水,倒入银耳煮沸,倒入米饭拌匀,煮开后转小火煮20分钟至软烂,倒入松子仁粉拌匀。

❸ 加入少许盐,拌匀调味;起锅,把煮好的稀饭盛入碗中即可。

功效: 本品具有滋补养颜、降低血脂、降低血压、补益气血、润燥滑肠之功效。

💗 **温馨提示**

此稀饭中可适量添加一些绿色蔬菜作为点缀,可以增进人的食欲。

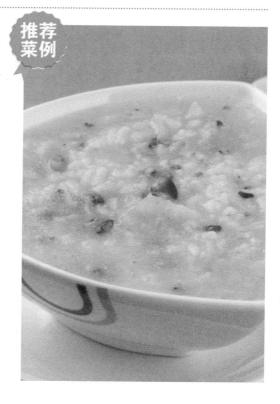

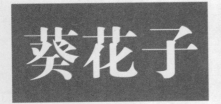

别名: 天葵子、向日葵子、瓜子。
性味归经: 性平,味甘;归心、大肠经。

每日用量: 约30克。
热量: 2361千焦/100克。

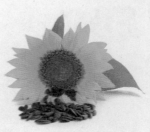

调理关键词

保护心脏,预防高血压

葵花子含有蛋白质、脂肪、糖类(可消化的)、纤维素、维生素E、钾、磷等。其中丰富的钾元素对冠心病患者,以及保护心脏功能、预防高血压等均有很好的功效。

食疗作用

葵花子具有补虚损、降血脂、抗癌、通便之功效。其所含的维生素E可促进血液循环,抗氧化,防衰老;所含植物固醇和磷脂能够抑制人体内胆固醇的合成,防止血浆胆固醇过多,可防止动脉硬化,是冠心病患者的食疗佳品。

选购保存

葵花子以老仁丰满,个大均匀者为最佳;颗粒干瘪,大小不均者不宜购买;优质葵花子色泽光亮,触手干燥,用手轻捏可感觉到饱满、硬实;若色泽暗淡、发黑,轻捏感到疲

软、潮湿,说明质量较差,不宜购买。宜存放于通风干燥处保存。

♥ **应用指南**

1. 软化血管,健脑补钙:水1000毫升,黑豆60克,葵花子仁10克。黑豆清洗后用水泡发,葵花子仁清洗干净;泡发好的黑豆洗干净,和葵花子仁一起放入豆浆机制成豆浆,喝时滤掉渣滓即可。

2. 有助于冠心病患者增强抵抗力,防癌:扁豆洗净沥干水切丝,蒜切末,葵花子仁和黑芝麻保持干燥;热锅加油,把葵花子仁放入翻炒至表面微微发黄,倒入黑芝麻翻炒,盛出备用;热锅放油,倒入蒜末炒至金黄,倒入扁豆丝翻炒,加蚝油、五香粉、盐翻炒至扁豆丝软熟,装盘,撒上炒好的葵花子仁和黑芝麻即可。

3. 治疗高血压:可吃生葵花子,每日0～100克。

相宜搭配		
宜	葵花子 + 芹菜 降血压	葵花子 + 老母鸡 补益安神

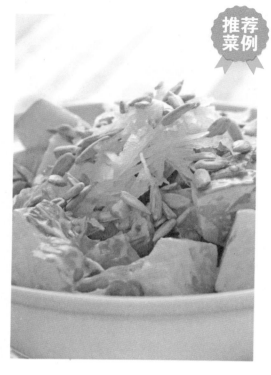

推荐菜例

葵花子仁蔬菜沙拉

原料： 新鲜圆白菜 200 克，原味酸奶 150 毫升，白萝卜 50 克，葵花子仁 20 克，苹果半个。

做法：

❶ 将新鲜圆白菜用热水焯一下去生，切成小块，备用；将白萝卜洗净切成丝，用水焯一下去生，切成丝，备用；将苹果洗净切成小块，备用。

❷ 把以上所有材料和炒过的葵花子仁一起放进盘里拌匀。

❸ 将准备好的酸奶倒进盘里拌匀即可。

功效： 本品具有润肠通便、补虚损、降血脂、降血压、抗癌、抗氧化、防衰老、补充维生素的功效，适宜心脑血管疾病、高脂血症、便秘等患者，以及免疫力低下、体质虚弱者食用。

♥ **温馨提示**

本品可放于冰箱里冷藏后冰镇一下，口感更佳。

葵花子仁饼干

原料： 小麦面粉 120 克，蛋液 50 毫升，葵花子仁 20 克，食用油 20 毫升。

做法：

❶ 食用油中搅入面粉，加入炒熟的葵花子仁，加蛋液和成较硬的面团并揉成长条。

❷ 用保鲜膜卷起来放进冰箱，冷冻 40～50 分钟，取出冻硬的面团。

❸ 将面团切成小片，放进烤箱以上下火 200℃烤 25 分钟至上色；将烤好的饼干盛出，装入盘中即可。

功效： 本品具有补虚损、降血脂、抗癌、抗氧化、防衰老、通便之功效，适宜心脑血管疾病患者、血脂高者、体质虚弱者、便秘者等人群食用。

♥ **温馨提示**

饼干放进烤箱里切勿温度过高，否则不但影响美观也影响口感。

推荐菜例

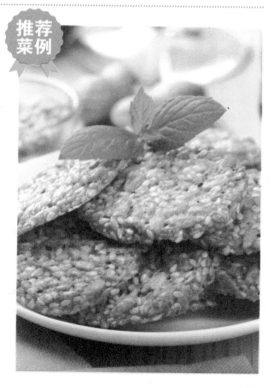

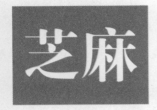

别名：黑芝麻、白芝麻。
性味归经：性平，味甘；归肺、肾、肝经。

每日用量：约 20 克。
热量：2130 千焦 /100 克。

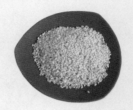

调理关键词

补充多种营养成分

芝麻富含脂肪和蛋白质，其蛋氨酸和色氨酸等含硫氨基酸含量比其他植物蛋白质高，其还含有膳食纤维、维生素B_1、维生素B_2、维生素E、烟酸、卵磷脂等。

食疗作用

芝麻有补血明目、祛风润肠、生津通乳、益肝养发、强身体、抗衰老之功效。其人体必需脂肪酸含量很高，它的亚油酸有调节胆固醇的作用，对冠心病、高血压、高脂血症等患者有很好的食疗作用。

选购保存

宜选购杂质少、饱满、无蛀虫、不褪色的黑芝麻。真正的黑芝麻颜色呈深灰色，不会黑得发亮，更不会掉颜色；消费者购买黑芝麻时一定要慎重，最好用一点水放在手心，轻轻地搓揉，手上留下异样的颜色就可能是染过色。宜放于通风干燥处保存。

♥ 应用指南

1. 调节冠心病患者的血压：黑芝麻炒香，大米浸泡 4 小时以上，一起倒入多功能豆浆机中，调"营养米糊"档煮好即可。

2. 增强冠心病患者体质，降糖养肾：菠菜整株洗净备用，烧开一锅水，加入 3 克盐及少许油，将菠菜放入氽烫，颜色变绿后立即捞起；将菠菜的水分沥干，切成段状，排入盘中备用；干炒锅用火烧热，放入芝麻，转小火焙香盛出，充分晾凉。将熟芝麻撒在菠菜上，再把生抽、香油、鸡精与少许冷开水拌匀，淋在菠菜上即可。

3. 用于健忘、失眠、头晕等症：白芍、生地各 40 克，黑芝麻、松子仁、柏子仁、菊花、黄芪、谷糠各 15 克，核桃仁 2 个。水煎后取汁饮用。有增强记忆力、聪耳明目的作用。

	相宜搭配	
宜	**芝麻 + 海带** 净化血液，降低胆固醇	**芝麻 + 核桃** 健脑

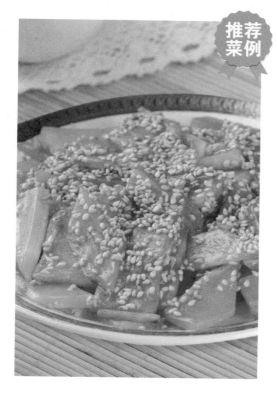

芝麻莴笋

原料： 莴笋 200 克，白芝麻 10 克，蒜末、葱白各少许，鸡粉 4 克，盐 3 克，食用油适量。

做法：

❶ 莴笋洗净去皮，切成片。

❷ 烧热炒锅，倒入白芝麻，改用小火，炒出香味，盛出，装入碗中，备用。

❸ 锅中注水烧开，放入少许盐、鸡粉，倒入莴笋，拌匀，焯煮 1 分 30 秒至其断生，捞出，备用。

❹ 用油起锅，放入蒜末、葱白，爆香；倒入焯好的莴笋，拌炒匀，加盐、鸡粉调味，再撒上白芝麻即可。

功效： 本品具有降低胆固醇、净化血液、补血明目、祛风润肠、生津通乳、益肝养发、强身体、抗衰老之功效。

♥ **温馨提示**

焯煮莴笋时，时间不宜过长、温度不要过高，否则会使莴笋绵软。

核桃黑芝麻糊

原料： 黑芝麻 20 克，核桃仁 15 克，白芥子、杏仁粉各 10 克。

做法：

❶ 白芥子洗净用棉布袋包起，和 500 毫升水一起熬煮至水剩下约 300 毫升，取汤汁备用。

❷ 核桃仁、黑芝麻洗净，一起用小火炒香，取出待凉后，放入搅拌机中搅打成细末，放入杯中，加入杏仁粉，倒入已备好的汤汁，搅拌均匀即可。

功效： 本品具有滋五脏、润肠燥的功效，能够健脑益智、润肠通便、抗衰老，适合冠心病患者食用。

♥ **温馨提示**

也可加入松子仁、葵花子仁等，与核桃仁、黑芝麻一起炒香。

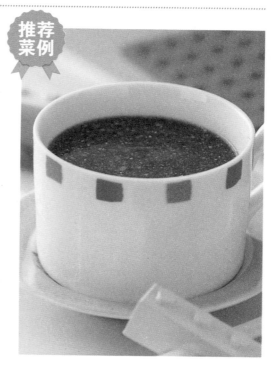

猪瘦肉

别名：猪精肉。

性味归经：性温，味甘、咸；
归脾、胃、肾经。

每日用量：80 ~ 100 克。

热量：804 千焦 /100 克。

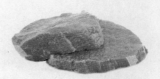

调理关键词

补充蛋白质

猪瘦肉含有丰富的优质蛋白质，脂肪、胆固醇较少。冠心病患者不宜摄入过多脂肪，宜摄入含必需氨基酸多的优质蛋白质，以满足机体营养需求。因猪瘦肉中所含蛋白质多为优质蛋白质，故可作为冠心病患者的蛋白质食物来源。

食疗作用

猪瘦肉具有补肾养血、滋阴润燥的功效，其含有的有机铁可为人体提供血红素和促进铁吸收的半胱氨酸，能改善缺铁性贫血，尤适宜头晕、贫血、老人燥咳无痰、大便干结以及营养不良者食用，但湿热偏重、痰湿偏盛、舌苔厚腻之人忌食。

选购保存

新鲜猪瘦肉有光泽、红色均匀，用手指压肌肉后，凹陷部分能立即恢复。将肉切成肉片，放入塑料盒里，喷上一层料酒，盖上盖，放入冰箱的冷藏室，可贮藏1天不变味。或将肉切成片，再用塑料薄膜将肉片逐层包裹起来，置冰箱冷冻室贮存，可保存1个月不变质。

♥ 应用指南

1. 用于肾虚、血瘀型冠心病：猪瘦肉 200 克，三七 10 克。把三七洗净，烘干，研磨成粉末状，瘦肉洗净，切成薄片；将瘦肉片放入碗中，撒上三七粉末，将碗放入蒸锅，小火蒸 1 ~ 2 小时即可。本品能滋阴益肾、活血止痛，可以改善冠心病患者的病情。

2. 用于预防心肌梗死：洋葱丝、黑木耳各 100 克，猪瘦肉丝 50 克。油锅烧热后，下肉丝、洋葱丝、黑木耳，煸炒至熟，加盐调味即可。适用于冠心病、高血压、高脂血症患者，有预防心肌梗死的食疗作用。

相忌搭配		
忌	猪瘦肉 + 田螺 容易伤胃肠	猪瘦肉 + 茶 容易造成便秘

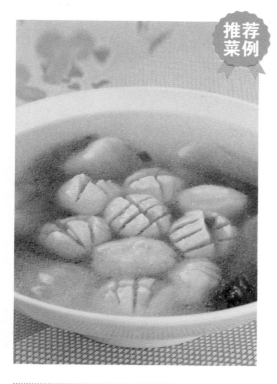

上海青氽猪瘦肉丸

原料： 上海青 160 克，猪瘦肉丸 150 克，姜片、葱花各少许，盐、鸡粉各 2 克，胡椒粉、食用油各适量。

做法：

❶ 将洗净的上海青切去多余的叶片；在洗好的猪瘦肉丸上切上网格花刀。

❷ 锅中注入适量清水，大火烧开；放入适量食用油，放入姜片，倒入猪瘦肉丸；盖上盖，用小火焖煮 2 分钟至熟，放入上海青。

❸ 即刻放入适量盐、鸡粉、胡椒粉，拌匀，撒上葱花，即可出锅。

功效： 本品为高蛋白、低脂、低胆固醇食物，具有清热解毒、润肠通便、降脂降糖的功效，为高脂血症、糖尿病、冠心病患者的营养保健食品。

猪瘦肉汤

原料： 金针菇、猪瘦肉各 100 克，芹菜 30 克，姜片、葱花各少许，盐 3 克，鸡粉 2 克，胡椒粉少许，水淀粉、食用油各适量。

做法：

❶ 金针菇、猪瘦肉、芹菜洗净，金针菇切去根部，芹菜切段，猪瘦肉切成薄片。肉片加入盐、鸡粉、水淀粉，拌匀入味，再注入少许食用油，腌渍 10 分钟。

❷ 用油起锅，大火爆香姜片后，放入肉片快速翻炒几下，再注入适量清水，盖上盖子，煮约 2 分钟至食材熟软。

❸ 加入盐、鸡粉，倒入芹菜、金针菇，煮沸，撒入胡椒粉拌匀，撒上葱花即成。

功效： 此汤富含膳食纤维及维生素，可抑制血脂升高，降低胆固醇。

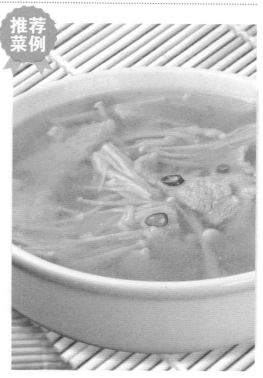

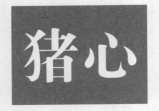

别名：豚心、豕心。
性味归经：性平，味甘、咸；归心经。

每日用量：约50克。
热量：490千焦/100克。

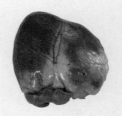

调理关键词
保护心脏

自古以来即有"以脏补脏""以心补心"的说法。猪心含有蛋白质、脂肪、钙、磷、铁、维生素等营养成分，可以增强心肌，营养心肌，有利于功能性或神经性心脏疾病的痊愈。

食疗作用

猪心具有补虚、安神定惊、养心补血的功效，主治心虚失眠、惊悸、自汗、精神恍惚等症，适宜心虚多汗、自汗、惊悸恍惚、怔忡、失眠多梦之人及精神分裂症、癫痫、癔症等患者食用。猪心胆固醇含量偏高，高胆固醇血症患者忌食。

选购保存

新鲜的猪心呈淡红色，脂肪呈乳白色或微红色，组织结实有弹性，湿润，用力挤压时，有鲜红的血液或血块排出，气味正常。不新鲜的猪心呈红褐色，脂肪污红或绿色，血不凝固，挤不出血液，表面干缩，组织松软无弹性。猪心最好现买现吃，也可放在冰箱中保存，但时间不宜过长。

♥ 应用指南

1. **用于脾虚型冠心病患者：**猪心1个，莲子60克，太子参30克。所有材料处理干净，入锅大火煮沸后，小火煲2小时，调味即可。

2. **用于干咳久咳的冠心病患者：**猪心2个，百合30克，玉竹20克。材料处理好，入锅加适量水，慢火炖熟。捞出猪心切片调味佐膳。适用于有心肺胃阴虚的心悸、烦躁、失眠、多梦、健忘或干咳、久咳，或烦渴、不思饮食等症的患者。

3. **用于失眠健忘的冠心病患者：**猪心1个，把10克柏子仁放入猪心内，封口，上锅加水炖熟，加盐调味即可。适用于冠心病伴神衰自汗、失眠健忘等症的患者，也可用于老人便秘。

相忌搭配		
忌	**猪心＋黄豆** 影响营养吸收	**猪心＋鹌鹑** 造成色素沉着

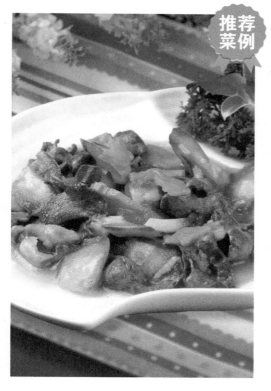

丝瓜炒猪心

原料： 丝瓜 120 克，猪心 110 克，胡萝卜片、姜片、蒜末、葱段各少许，食用油、蚝油、鸡粉、盐、料酒、水淀粉各适量。

做法：

❶ 食材洗净。丝瓜去皮切成小块；猪心切片；猪心加入少许盐、鸡粉、料酒、水淀粉拌匀，腌渍入味。

❷ 丝瓜入沸水中焯一下，捞出沥干，倒入猪心，余煮约半分钟，捞出沥干。

❸ 用油起锅，用大火爆香胡萝卜片、姜片、蒜末、葱段，放入丝瓜、猪心快速炒匀。再放入少许蚝油、鸡粉、盐，炒匀调味。倒入水淀粉，翻炒片刻，至全部食材入味即可。

功效： 此品适合糖尿病、冠心病患者食用。

♥ **温馨提示**

　　丝瓜不宜直切，用斜刀切块，炒制时才更容易熟透。

黄花菜猪心汤

原料： 猪心 150 克，水发黄花菜 120 克，姜片、葱花各少许，鸡粉 3 克，盐 2 克，料酒、水淀粉、香油、胡椒粉、食用油各适量。

做法：

❶ 食材洗净。黄花菜去花蒂；猪心切片；猪心加少许盐、鸡粉、料酒，抓匀，倒入适量水淀粉抓匀，注入少许食用油腌渍 10 分钟至入味。

❷ 用油起锅，爆香姜片，放入黄花菜拌炒。倒入适量清水，加盖，用大火加热煮沸，放入猪心，拌匀煮沸。

❸ 加入适量盐、鸡粉、胡椒粉、香油，拌匀调味，出锅撒上葱花即可。

功效： 此品具有降血压的作用，高血压、冠心病患者常吃非常有益。

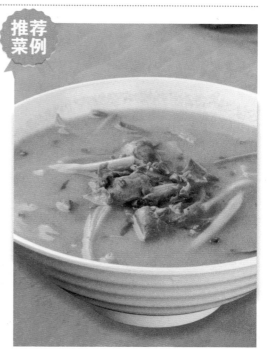

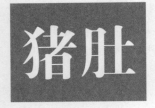

别名：猪胃。

性味归经：性微温，味甘；归脾、胃经。

每日用量：约50克。

热量：453千焦/100克。

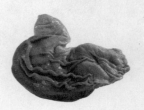

调理关键词

补虚损，健脾胃

猪肚含有丰富的蛋白质、脂肪、维生素A及钙、钾、镁、铁等元素，具有补虚损、健脾胃的功效，适合气血虚损、身体瘦弱者食用，对于老年冠心病患者调理脾胃颇有益处。

食疗作用

猪肚有补虚损、健脾胃的作用，适宜虚劳瘦弱、脾胃虚弱、食欲不振、泄泻下痢者及中气不足、气虚下陷、男子遗精、女子带下者食用，同时还适宜体虚之人小便颇多者和小儿疳积者食用。根据清代食医王孟英的经验，怀孕女性若胎气不足，或屡患半产以及娩后虚羸者，用猪肚煨煮烂熟如糜，频频服食，最为适宜。同时还介绍：男子虚弱遗精，猪肚1个，入带心连衣红莲子，煮糜，杵丸桐子大，每次用淡盐汤下30丸。

选购保存

新鲜猪肚黄白色，手摸劲挺、黏液多，肚内无块和硬粒，弹性足。猪肚用盐腌好，放于冰箱保存。

♥ 应用指南

1. 用于预防冠心病心肌梗死的发生：猪肚1个，白果仁150克，鲜汤200毫升，葱结20克，姜2片，调料适量。将猪肚洗净焯水，入水锅煮至8成熟；改刀排放于碗中，加入白果仁及各种调料，蒸汽加热至软熟即可。此品具有清爽素雅、养生保健的功效。

2. 用于寒凝心脉型冠心病患者：猪肚1个，白胡椒15克。胡椒打碎放入猪肚内，用线扎紧，加水小火煨至熟，吃肚饮汤。适用于寒凝心脉型胸痹患者，也可用于胃脘隐隐作痛、喜暖喜按、食欲减退、面色无华、神疲乏力、手足不温等症。

相宜搭配		
宜	**猪肚 + 黄豆芽** 增强免疫力	**猪肚 + 莲子** 补脾健胃

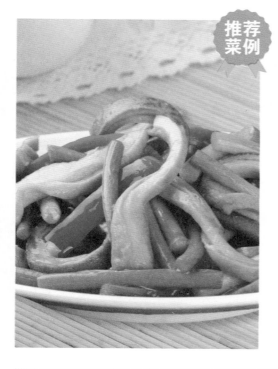

推荐菜例

蒜薹炒猪肚

原料: 猪肚 300 克,蒜薹 250 克,姜片 30 克,八角 20 克,红甜椒 15 克,香叶 10 克,盐 3 克,鸡粉 2 克,食用油、料酒、生抽、水淀粉各适量。

做法:

❶ 姜片、八角、香叶入沸水锅中,放猪肚,加盐、鸡粉、料酒、生抽拌匀,煮熟后捞出猪肚放凉。

❷ 蒜薹洗净切 3 厘米长段;红甜椒洗净切细丝;猪肚切细丝。用油起锅,倒入红甜椒、蒜薹炒匀,倒入猪肚,翻炒后淋入料酒炒香,再加清水煮沸,加入盐、鸡粉、生抽炒匀,转大火,快速翻炒至汤汁收浓,倒入少许水淀粉勾芡即可。

功效: 此品富含膳食纤维,具有降血脂、预防冠心病和动脉硬化的作用。

山药芡实猪肚汤

原料: 猪肚 200 克,薏苡仁、山药片各 30 克,莲子 25 克,芡实 20 克,姜片少许,料酒 6 毫升,盐 4 克,鸡粉 2 克,胡椒粉少许。

做法:

❶ 食材洗净。莲子去心;猪肚切成小块;猪肚入锅内沸水中煮约 1 分钟,捞出沥干水分。

❷ 砂煲中注入适量清水煮沸,倒入猪肚,放入芡实、山药片、薏苡仁、莲子,下入姜片。再淋入少许料酒,加盖,煮沸后转小火煲煮约40 分钟至食材熟软。

❸ 加入盐、鸡粉、胡椒粉调味即可。

功效: 此品营养价值高、吸收率高,对久病体虚者、病后恢复者、老年冠心病患者都有较好的食疗效果。

♥ 温馨提示

　　汆煮猪肚时,放入少许料酒可去除异味,还能增加猪肚的鲜味。

推荐菜例

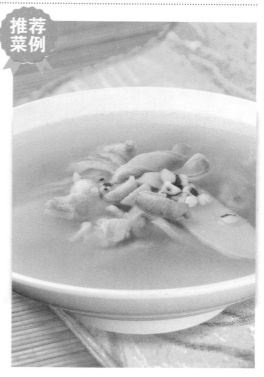

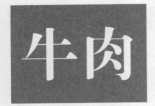

别名：黄牛肉。

性味归经：性平，味甘；归脾、胃经。

每日用量：80 ~ 100 克。

热量：515 千焦 /100 克。

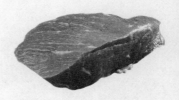

调理关键词

抗病，保护心血管

　　牛肉含多种营养成分，如肌醇、黄嘌呤、次黄质、牛磺酸、氨基酸等，能提高机体抗病能力，可加速补充失血、组织修复，对心脑血管具有保护作用。

食疗作用

　　牛肉有补中益气、滋养脾胃、强健筋骨、化痰息风、止渴止涎的功能，尤其适宜术后、病后调养的人以及中气下隐、气短体虚、筋骨酸软、贫血久病及面黄目眩之人食用，但感染性疾病、肝病、肾病患者忌吃。牛肉为发物，患疮疥湿疹、痘痧、瘙痒者慎用。寒冬食牛肉可暖胃。牛肉能安中益气、健脾养胃、强筋壮骨。

选购保存

　　新鲜牛肉有光泽，红色均匀，脂肪洁白或淡黄色；外表微干或有风干膜，不黏手，弹性好。如不慎买到老牛肉，可急冻再冷藏一两天，肉质可稍变嫩。

♥ 应用指南

1. 用于血虚血瘀型患者的调理： 牛肉 100 克，芡实 10 克，金丝红枣 4 枚，姜 1 小块，清水 400 毫升。牛肉先用清水浸泡半小时，加入其他材料炖汤食用。此品具有健脾开胃、补气养血之功效。

2. 用于有糖尿病的冠心病患者： 牛肉 500 ~ 1000 克，切成小块，加水适量，用小火煮成浓汁，稍加盐调味。时时饮用。可缓解糖尿病患者口渴多饮，还可用于脾胃虚弱、营养不良、面浮足肿、小便短少等症。

3. 用于心气不足型冠心病患者的调理： 牛腱 300 克，胡萝卜 1 根，黄豆 100 克，姜 2 片，蜜枣半颗，盐适量。所有食材洗净切好，入锅炖汤食用。此品具有补中益气、健脾和胃的功效。

	相宜搭配	
宜	**牛肉 + 白萝卜** 补五脏，益气血	**牛肉 + 芹菜** 降低血压

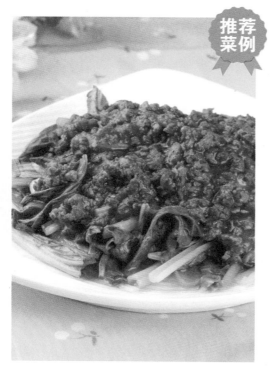

推荐菜例

小白菜拌牛肉末

原料： 小白菜 160 克，牛肉 100 克，高汤 100 毫升，盐少许，番茄酱 15 克，料酒、水淀粉、食用油各适量。

做法：

❶ 洗净食材。小白菜切成段；牛肉剁成肉末。

❷ 锅中注水烧开，加适量食用油、盐，放入小白菜，焯煮 1 分钟至其熟透，捞出，沥干水分。用油起锅，倒入牛肉末，炒匀，淋入适量料酒，炒香，倒入适量高汤，加入适量番茄酱、盐，拌匀，倒入适量水淀粉，快速搅拌均匀。

❸ 小白菜放入盘中，再将牛肉末盛出，浇在小白菜上即可。

功效： 此品具有加速机体新陈代谢的作用，有助于增强机体免疫力。

❤ **温馨提示**

炒牛肉末时，高汤不宜倒入太多，以免掩盖牛肉本身的鲜味。

家常牛肉汤

原料： 牛肉 200 克，土豆 150 克，西红柿 100 克，姜片、葱花各少许，盐、鸡粉各 2 克，胡椒粉、料酒各适量。

做法：

❶ 洗净处理好食材。牛肉、土豆均切成大块；西红柿去蒂切成块。

❷ 砂煲中注入适量清水，用大火煮沸。放入姜片、牛肉，淋入少许料酒，拌匀。用大火煮沸，掠去浮沫。加盖用小火煲煮约 30 分钟至牛肉熟软，再倒入土豆、西红柿，加盖煮约 15 分钟至食材熟透。

❸ 加入盐、鸡粉、胡椒粉拌煮均匀至入味，撒上葱花即成。

功效： 本品具有降糖降脂、减肥、美容、抗衰老、活血消肿、益气强身等功效，是冠心病患者的营养佳品。

推荐菜例

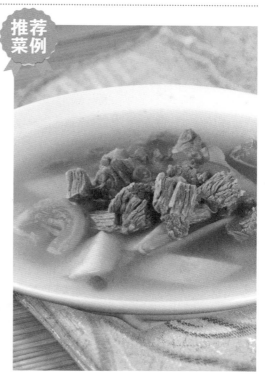

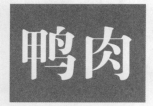

别名：扁嘴娘肉、白鸭肉。
性味归经：性寒，味甘、咸；归脾、胃、肾经。

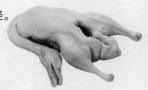

每日用量：约 80 克。
热量：614 千焦 /100 克。

调理关键词

降低胆固醇，防治心血管疾病

鸭肉所含饱和脂肪酸、单不饱和脂肪酸、多不饱和脂肪酸的比例接近理想值，有降低胆固醇的作用，对防治心脑血管疾病有益，对担心摄入太多饱和脂肪酸会形成动脉粥样硬化的人群尤为适宜。

食疗作用

鸭肉有滋补、养胃、补肾、除痨热骨蒸、消水肿、止热痢、止咳化痰等作用。凡体内有热的人适宜食鸭肉，体质虚弱、食欲不振、发热、大便干燥和水肿的人食之更为有益。同时，还适宜营养不良、产后病后体虚、盗汗、遗精、女性月经少、咽干口渴者食用及癌症患者放疗化疗后、糖尿病、肝硬化腹水、肺结核、慢性肾炎水肿等患者食用。但阳虚脾弱、外感未清、便泻肠风者不宜食用。

选购保存

要选择肌肉新鲜、脂肪有光泽的鸭肉。保存鸭肉的方法很多，我国农村常用熏、腊、风、腌等方法保存。

♥ 应用指南

1. 用于防治血管硬化：鸭1只，去肠杂后切块；海带 60 克，泡软洗净。加水一同炖熟，略加盐调味服食。海带性味咸凉，有降血压、降血脂的作用；鸭肉能补阴抑阳，亦属凉性，民间多用来防治高血压、血管硬化。

2. 用于脑供血不足所导致的头晕头痛：老鸭1只，母鸡1只（或各半），取肉切块，加水适量，以小火炖至烂熟，加盐少许调味服食。具有益气养血、健脾补虚的功效。

3. 用于老年人痔疮下血：鸭1只，芦笋适量。将老鸭宰杀处理干净，芦笋洗净，然后一同入锅，加水适量，炖汤服用，可加入适量盐调味，饮汤吃肉。

相忌搭配		
忌	**鸭肉 + 鳖肉** 导致水肿泄泻	**鸭肉 + 板栗** 引起中毒

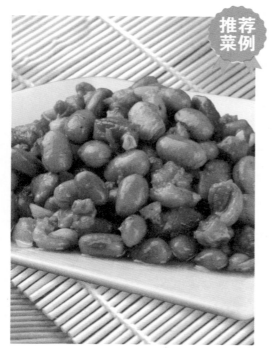

推荐菜例

青豆焖鸭肉

原料: 鸭肉250克,青豆150克,姜片、蒜末、葱白各少许,料酒6毫升,盐、鸡粉各3克,水淀粉3毫升,老抽2毫升,食用油适量。

做法:

❶ 食材洗净。鸭肉切丁,加盐、鸡粉、料酒等腌渍15分钟。

❷ 鸭肉丁入锅翻炒至出油,加入老抽、料酒拌匀,下姜片、蒜末、葱白炒香,放青豆翻炒,再加适量盐、鸡粉。

❸ 加适量清水用小火焖煮3分钟,转大火收汁,倒入适量水淀粉勾芡即可。

功效: 此菜饱和脂肪酸、单不饱和脂肪酸、多不饱和脂肪酸的比例接近理想值,对于担心摄入太多饱和脂肪酸形成动脉粥样硬化的人群来说尤为适宜。

香菇煲鸭肉

原料: 鸭半只,水发香菇150克,姜片10克,盐3克,枸杞子、蒜苗各适量。

做法:

❶ 鸭肉洗净,煮熟捞出;枸杞子洗净;蒜苗洗净,切段。

❷ 将鸭肉放入砂锅中,加水、枸杞子、蒜苗大火烧开,转小火煲至六成熟时,加盐。

❸ 将香菇洗净,切丁,与姜片一同入锅煲至熟烂即可。

功效: 本品可清热解毒、利湿通淋、益气补虚,特别适宜虚弱、食少、便秘和有水肿的人食用,心脏病患者、癌症患者和放疗、化疗后的患者也适宜食用。

♥ 温馨提示

平素身体虚寒,或因着凉引起的食欲减退、胃腹疼痛、腹泻、腹痛及痛经患者,暂不宜食用本品。

推荐菜例

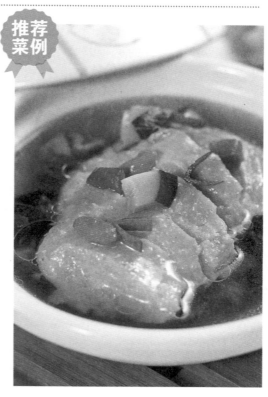

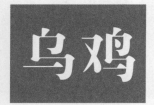

别名：黑脚鸡、乌骨鸡、药鸡。
性味归经：性平，味甘；归肝、肾经。

每日用量：约 150 克。
热量：457 千焦 /100 克。

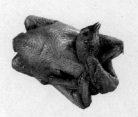

调理关键词

防治"三高"

乌鸡胆固醇和脂肪含量很少，并且具有清洁人体血液和清除血液中垃圾之功能，可辅助治疗卒中、高血压、脑梗死、脑血栓、心肌梗死、心脏病、糖尿病等心脑血管系统疾病。

食疗作用

乌鸡具有补肝肾、益气血、退虚热的功效，能调节人体免疫功能，对气血亏虚引起的月经紊乱及老年人虚损性疾病，有很好的补益作用。乌鸡虽是补益佳品，但多食能生痰助火，生热动风，故体肥及邪气内盛和有严重皮肤疾病者宜少食或忌食，患严重外感疾患时也不宜食用，同时还应忌辛辣油腻及烟酒等。

选购保存

新鲜的乌鸡鸡嘴干燥，富有光泽，口腔黏液呈灰白色，没有异味；乌鸡眼充满整个眼窝，角膜有光泽；皮肤毛孔隆起，表面干燥而紧缩；肌肉结实，富有弹性。保存方法有很多，一般采用低温保存。

♥ 应用指南

1.**用于脾虚食少、体质虚弱的患者：**乌鸡1只，当归、党参各15克，葱、姜各适量。除乌鸡内脏，把所有材料放入乌鸡腹内入锅，加水适量，置大火上烧沸，改用小火炖至乌鸡肉熟烂即可。本品具有益气养血、补虚强身的功效。

2.**用于心悸心慌患者：**乌鸡肉 150 克，大米100 克，红枣 15 枚，盐适量。将乌鸡肉切成丁，与红枣、大米一同放入锅中，加入清水适量，上大火烧开，改用小火熬成粥，调入少许盐即成。本粥具有养血止血、健脾补中的功效。

相宜搭配		
宜	乌鸡 + 三七 增强免疫力	乌鸡 + 桃仁 提升补锌功效

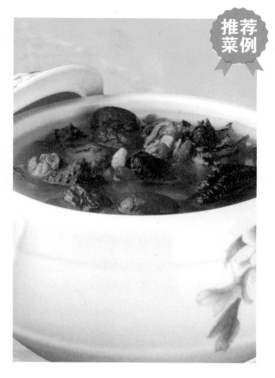

推荐菜例

枸杞红枣乌鸡汤

原料：乌鸡1只，红枣20枚，枸杞子40克，生姜2片，盐3克。

做法：

❶ 将乌鸡洗净，去毛、去内脏，放入沸水中滚5分钟，捞起，用水洗净，沥干水；枸杞子用温水浸透，用水洗净，沥干水。

❷ 红枣和生姜用水洗净。红枣去核；姜去皮，切2片。

❸ 瓦煲内加入清水，用大火烧开，然后放入以上材料，等水再开，改用中火煲3小时，加盐调味即可。

功效：乌鸡是药食同源的保健佳品，此汤具有清除血液中垃圾之功能，对冠心病、脑梗死有辅助治疗作用。

冬瓜乌鸡汤

原料：冬瓜200克，乌鸡150克，食用油25毫升，葱、姜各3克，盐3克，味精2克。

做法：

❶ 将冬瓜去皮、籽，清洗干净切片；乌鸡处理干净斩块；葱洗净，切段；姜洗净，切片。

❷ 净锅上火倒入水，下入乌鸡汆水，捞起清洗干净待用。

❸ 净锅上火倒入食用油，将葱、姜炝香，下入乌鸡、冬瓜煸炒，倒入水，调入盐、味精烧沸煲至熟即可。

功效：本品是一道十分平和的滋补汤，有滋养五脏、补血养颜、清热利水的功效，适合各种体虚血亏、肝肾不足、脾胃不健者食用。

推荐菜例

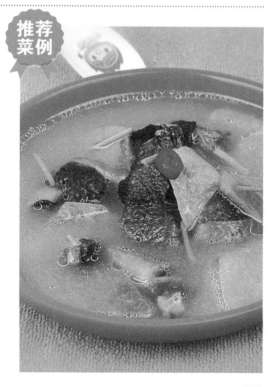

❤ 温馨提示

炖煮时最好不用高压锅，使用砂锅小火慢炖最好。

鸽肉

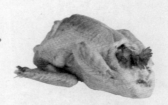

别名：家鸽肉。

性味归经：性平，味咸；归肝、肾经。

每日用量：约80克。

热量：1211千焦/100克。

调理关键词

防治"三高"

鸽肉中蛋白质最为丰富，而脂肪含量极低，其消化吸收率高达95%以上。由于鸽肉易被人体消化吸收，所以适宜老年人及体虚患者食用，尤其是对血脂偏高、冠心病、高血压患者及肥胖人群有益。

食疗作用

中医学认为，鸽肉具有补肝壮肾、益气补血、清热解毒、生津止渴等功效。现代医学认为，鸽肉能壮体补肾、提升活力、健脑补神、提高记忆力、降低血压、调整人体血糖、养颜美容、延年益寿。但食积胃热、先兆流产、尿毒症、体虚乏力患者不宜食用。

选购保存

选购时以无鸽痘，皮肤无红色充血痕迹，肌肉有弹性，经指压后凹陷部位立即恢复原位，表皮和肌肉切面有光泽，具有鸽肉固有色泽和气味，无异味者为佳。不要挑选肉和皮的表面比较干，或者水较多、脂肪稀松的鸽肉。鸽肉较易变质，购买后要马上放进冰箱里。如果一时吃不完，最好将剩下的鸽肉煮熟保存。

♥ 应用指南

1. 用于久病体虚、头晕目眩的冠心病患者：鸽子1只（去毛和内脏），黄芪、党参各30克，枸杞子、首乌各15克，共煎水，去药渣取汁，饮汁吃肉，每日1次。本品能补中益气，改善患者头晕目眩等不适。

2. 用于心烦失眠、口干盗汗的冠心病患者：鸽子1只（去毛和内脏），西洋参6克，藿斛10克，共炖1～2小时，饮汤食鸽肉。本品具有益气、滋阴养心的作用，可改善此类型冠心病患者心烦失眠、口干盗汗等症状。

相忌搭配		
忌	鸽肉 + 猪肝 使皮肤出现色素沉淀	鸽肉 + 黄花菜 引起痔疮发作

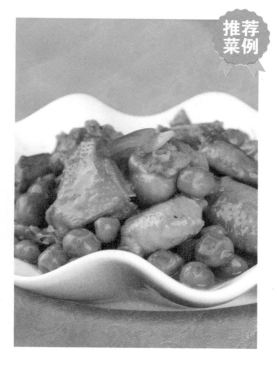

豌豆炒鸽肉

原料: 鸽肉350克,豌豆120克,姜片、葱段、蒜末、红甜椒片各少许,盐、生抽、料酒、淀粉、水淀粉、食用油各适量。

做法:

❶ 鸽肉洗净,斩块,加料酒、生抽、盐、淀粉拌匀;锅中加适量清水,放少许食用油、盐煮沸,倒入豌豆,焯煮约2分钟捞出。

❷ 热锅注油,烧至五成热时,倒入鸽肉滑油约2分钟至熟,捞出。锅留底油,倒入葱段、姜片、红甜椒片、蒜末、鸽肉,加少许清水,翻炒1分钟至熟。

❸ 淋入少许料酒略煮,倒入豌豆,加盐、水淀粉炒匀即成。

功效: 此品脂肪含量低,易吸收,适宜血脂偏高、冠心病、高血压患者食用。

凉乳鸽汤

原料: 乳鸽1只,茶树菇20克,党参15克,山药12克,枸杞子10克,红枣5枚,黄芪5克,盐3克。

做法:

❶ 将乳鸽宰杀,去毛及内脏,放入沸水中滚5分钟,捞起,用水洗净,沥干水备用;枸杞子用水泡10分钟,洗净;红枣洗干净去核;党参、山药、黄芪用水泡30分钟,洗净,党参用刀切2半;茶树菇泡发,去蒂洗干净,用刀切段。

❷ 锅中加清水适量,用大火烧沸,放入乳鸽、红枣、枸杞子、茶树菇、党参、山药和黄芪,改用小火继续煲约3小时,加入适量盐即成。

功效: 此汤具有清热凉血、补肾益气的作用,适合老年心脑血管疾病患者食用。

❤ **温馨提示**

汤炖好后,用隔油勺把油撇去一些再喝,更加健康美味。

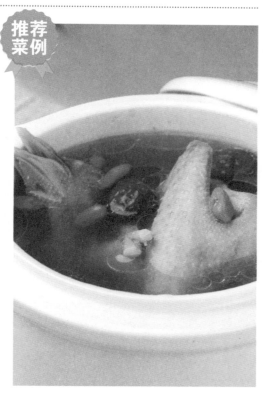

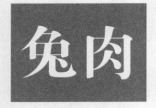

别名：菜兔肉、野兔肉。
性味归经：性凉，味甘；归肝、脾、大肠经。

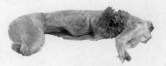

每日用量：约 80 克。
热量：300 千焦 /100 克。

调理关键词

保护血管

兔肉富含大脑和其他器官发育不可缺少的卵磷脂，所含的脂肪和胆固醇较低。卵磷脂有抑制血小板凝聚和防止血栓形成的作用，还有保护血管壁、防止动脉硬化的功效，适宜冠心病患者食用。

食疗作用

兔肉有强身祛病的功效，称"长寿肉"。兔肉消化率可达85%以上，是体虚者理想的滋补品，称"保健肉"。兔肉磷脂含量高于其他肉类，有利于健脑益智，称"益智肉"。兔肉烟酸含量是猪、牛、羊肉的3～4倍，能使人的皮肤细腻白嫩，称"美容肉"。兔肉中的钙含量是猪、牛、羊肉的2～3倍，能促进骨骼发育，是天然补钙营养佳品。孕妇及经期女性、脾胃虚寒者不宜食用。

选购保存

肌肉呈均匀的红色，具有光泽，脂肪洁白或呈乳黄色的为新鲜兔肉。肌肉色泽稍转暗，切面尚有光泽，但脂肪无光泽的为次鲜兔肉。冷冻储存。

❤ 应用指南

1. 用于并发高胆固醇血症的高血压患者：兔肉 120 克，姜、葱、料酒、盐、生抽各适量，兔腿腌渍后，大火蒸熟后加调料即可。此品具有预防癌症、缓解疲劳、降胆固醇、舒张血管、壮阳补阴、解毒调味、发汗抑菌的功效。

2. 用于脾胃功能较差、血糖偏高的冠心病患者：兔腿 3 只，山药 200 克，姜、盐、味精、料酒各适量。先炖兔腿，煮熟后加入山药，再续炖 30 分钟，调味即可。本品具有延年益寿、降低血糖、健脾益胃、助消化、滋肾益精的功效。

相忌搭配		
忌	**兔肉 + 小白菜** 导致腹泻及呕吐	**兔肉 + 鸡蛋** 引起腹痛腹泻

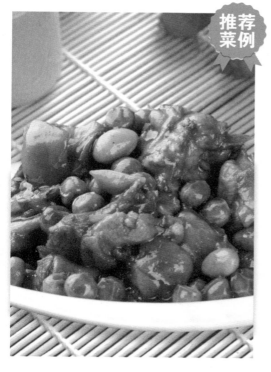

豌豆烧兔肉

推荐菜例

原料： 兔肉200克，豌豆150克，姜片、蒜末、葱花各少许，生抽3毫升，老抽2毫升，鸡粉2克，食用油、盐、水淀粉、料酒各适量。

做法：

❶ 洗净食材。兔肉切块；豌豆倒入加有油、盐的沸水锅中，煮至断生捞出；将兔肉倒入锅中，煮半分钟捞出。

❷ 姜片、蒜末、葱花入油锅爆香，倒入兔肉翻炒均匀，淋入料酒、老抽、生抽炒匀，加入适量清水，加盐、鸡粉炒匀。

❸ 加盖小火焖至兔肉熟，倒入豌豆，加盖小火焖至熟，再转大火收汁，倒入水淀粉勾芡即可。

功效： 此菜适宜冠心病患者食用。

❤ **温馨提示**

兔的"臭腺"位于其外生殖器背面两侧皮下，若不除去，则会使兔肉难以下咽。

手撕兔肉

推荐菜例

原料： 兔腿500克，红甜椒20克，蒜末、葱花、芹菜叶各少许，盐3克，高汤、香油、料酒各适量。

做法：

❶ 将洗净的红甜椒切开，去籽，再切成小丁。

❷ 将兔腿洗净，放锅中加高汤、盐、料酒，大火烧沸，转小火煮30分钟至兔肉熟烂，将兔肉块的骨头剔除，再用刀把兔肉拍松散切丝。

❸ 把兔肉丝倒入碗中，加入蒜末、葱花、红甜椒丁、芹菜叶，淋入少许香油拌匀至入味即可。

功效： 本品具有降压降糖的功效，适用于心脑血管病、肝脏病、糖尿病患者。

❤ **温馨提示**

拌制此菜时，加入少许红油，味道会更好。

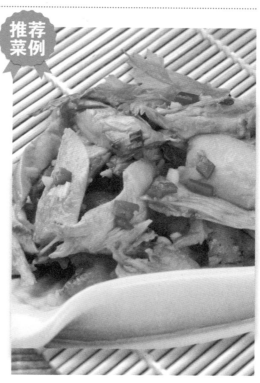

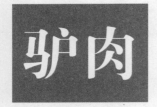

别名：毛驴肉。
性味归经：性凉，味甘、酸；归心、肝经。

每日用量：约50克。
热量：420千焦/100克。

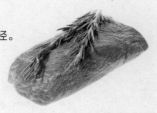

调理关键词

预防"三高"

驴肉中含8种人体必需氨基酸和10种非必需氨基酸，是一种高蛋白、低脂肪、低胆固醇肉类；驴肉的不饱和脂肪酸含量较高，对动脉硬化、冠心病、高血压有着良好的保健作用。

食疗作用

"天上龙肉，地上驴肉"是人们对驴肉的最高褒扬。驴肉含有胶原蛋白、骨胶原和钙、硫等成分，为体弱者及病后的人提供良好的营养成分。驴肉具有补气养血、滋阴壮阳、安神去烦等功效，对体弱劳损、气血不足和心烦者，尤有较好的疗效。适用于治疗虚弱贫血、产后血亏、面色萎黄、咽干、津少及一切出血症状。

选购保存

选购熟驴肉先要看包装，包装应密封、无破损、无胀袋，注意熟肉制品的色泽，尽量不要挑选色泽太艳的食品，因为色泽太艳可能是人为加入的合成色素或发色剂亚硝酸盐造成的。肌肉部分呈暗褐色无光泽的为次鲜驴肉。熟驴肉制品应在0~4℃的条件下冷藏保存。

❤ 应用指南

1. 用于关节酸软、心烦失眠的冠心病患者：驴肉200克，冬笋40克，白果10克，花椒、盐各适量，葱2根，姜6克，炖汤食用。此汤具有补气养血、安神去烦、强筋壮骨的作用。

2. 用于气阴不足型患者的调理：熟驴肉600克，山药250克，红枣8枚，驴油20毫升，枸杞子10克，葱白4节，干姜1克，盐5克，驴骨髓汤1000毫升。所有食材炖汤服用。此品具有补气养血、益精壮阳、滋阴补肾、利肺的作用。

	相宜搭配	
宜	**驴肉 + 芋头** 气血双补	**驴肉 + 蒜** 辅助治疗支气管炎

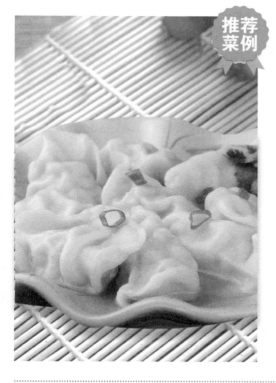

驴肉水饺

原料： 小麦面粉、驴肉各 400 克，葱 150 克，姜 5 克，香油 40 毫升，酱油 20 毫升，料酒 10 毫升，盐、胡椒粉各 3 克。

做法：

❶ 面粉加适量凉水揉搓成面团，面团再分小块擀成饺子皮，备用；葱、姜洗净后切碎。

❷ 驴肉剁细，再加入料酒、酱油、盐、胡椒粉、香油一起搅拌均匀，再加入切碎的葱、姜调匀，制成馅料。每张饺子皮中包入适量的馅，包捏成饺子。

❸ 锅中倒入适量的水烧开，放入包好的饺子，煮到全部浮起时加入少量凉水，再次煮开时即可食用。

功效： 此品对动脉硬化有保健作用。

金针菇驴肉卷

原料： 金针菇 100 克，驴肉卷 250 克，韩国辣酱、生抽、蚝油、芝麻、盐、食用油各适量。

做法：

❶ 将适量韩国辣酱、生抽、蚝油、芝麻、盐入碗中调匀。

❷ 将金针菇洗净，撕成小条后加入些调好的料汁腌渍 10 分钟，再把金针菇装入驴肉卷中卷好。

❸ 锅内倒入少许油，摆入肉卷，开火，用刷子将料汁刷到摆放好的肉卷上面；煎好一面后，用筷子翻面，再将另一面刷料汁，两面煎至金黄即可食用。

功效： 本品高蛋白、低脂肪、高氨基酸、低胆固醇，对动脉硬化、冠心病、高血压等症有着良好的食疗保健作用。

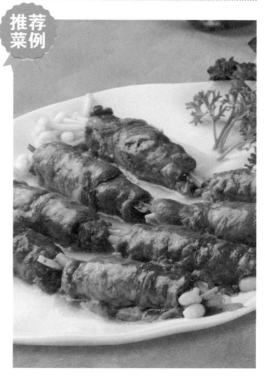

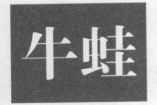

别名：美国牛蛙、蛙鱼、青鸡。
性味归经：性凉，味甘；归肾经。

每日用量：约 50 克。
热量：333 千焦 /100 克。

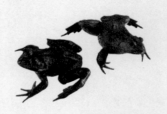

调理关键词

防治"三高"

牛蛙肉质细嫩、脂肪少、糖分低，富含蛋白质、碳水化合物、钙、磷、铁、维生素A、B族维生素、维生素C及多种激素，是适宜高血压、冠心病、动脉硬化、高脂血症患者食用的营养食品。

食疗作用

牛蛙适合精力不足、低蛋白血症和各种阴虚症状患者食用。对于患有心性水肿或肾性水肿的人来说，也有较好的食疗效果。牛蛙还含有丰富的蛋白质、钙和磷，有助于青少年的生长发育和缓解更年期骨质疏松。另外，钙有补气血、生乳作用，对产妇有通乳汁、补身体、促康复的作用。所含维生素E和锌、硒等微量元素，能增强机体的免疫力，延缓机体衰老，润泽肌肤，防癌抗癌。

选购保存

牛蛙要选择活泼、个头大，身上无伤不溃烂，拿起来后腿挣扎有力的。牛蛙宜保存于阴凉、通风、潮湿处，可存活较久。

♥ 应用指南

1. 用于"三高"型冠心病患者：牛蛙 400 克，猪肉 75 克，柿子椒、洋葱各 25 克，葱、蒜各 10 克，调料些许，熬汤食用。此品具有降糖、降血压、降血脂、养心、养肝、防卒中、软化血管的作用。

2. 用于脾胃虚弱的冠心病患者：牛蛙 700 克，玉兰片、上海青、香菜各 15 克，煨汤食用。此品具有降糖、防治贫血、强健身体、排毒、补钙、消食、养肝的功效。

3. 用于咳吐脓痰的冠心病患者：南瓜 500 克，牛蛙 200 克，蒜 50 克，熬汤食用。本品可化痰排脓、清热解毒。

相宜搭配		
宜	**牛蛙 + 泡椒** 壮阳补气	**牛蛙 + 土豆** 滋阴补肾，解毒排毒

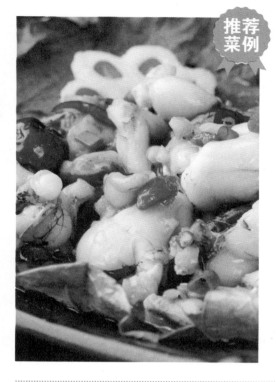

荷叶蒸牛蛙

原料: 牛蛙750克,干荷叶1张,料酒50毫升,枸杞子、红枣、陈皮各10克,姜片、葱花、香油、盐、生粉、胡椒粉、味精各适量。

做法:

❶ 荷叶洗干净,蒸煮半分钟,再抹干水分;红枣去核,切开分4瓣;枸杞子、陈皮清洗后,用温水泡软沥干,陈皮切成细丝。

❷ 将牛蛙斩段,用清水洗净,加入盐、味精、料酒、胡椒粉、生粉拌匀,再加香油、姜片拌匀。

❸ 将牛蛙放入荷叶中,枸杞子、红枣、陈皮铺在田鸡上面,入锅蒸15分钟后取出,淋入香油,撒上葱花即可。

功效: 本品可补益气血,降压降脂。

♥ **温馨提示**

　　荷叶用之前要用滚水烫软,再放入冷水中漂洗干净,并抹干水分。

苦瓜黄豆牛蛙汤

原料: 牛蛙500克,苦瓜400克,黄豆50克,红枣5枚,盐3克,鸡精3克。

做法:

❶ 苦瓜去瓤,切成小段,洗净;牛蛙处理干净;黄豆、红枣泡发后洗净。

❷ 将1600毫升清水放入瓦煲内,煮沸后加入所有原材料,大火煮沸后,改用小火煲100分钟,加盐、鸡精调味即可。

功效: 本品是一种高蛋白质、低脂肪、低胆固醇食物,具有清热解毒、消肿止痛的功效。其中的苦瓜味苦却营养丰富,能润滑肠道,排出肠道垃圾,对防治冠心病有益。

♥ **温馨提示**

　　本品尤其适合夏季食用。

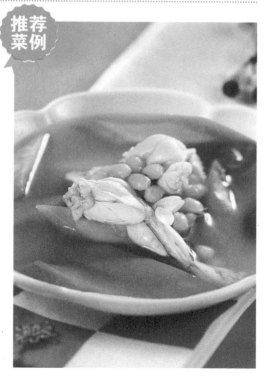

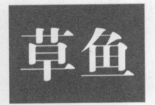

别名： 混子、鲩鱼、白鲩。
性味归经： 性温，味甘；归肝、胃经。

每日用量： 30～100克。
热量： 466千焦/100克。

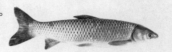

调理关键词
保护血管

　　草鱼富含蛋白质、脂肪，每100克草鱼肉含蛋白质15.5～26.6克，脂肪1.4～8.9克。此外，草鱼含有丰富的不饱和脂肪酸，对血液循环有利，对心脑血管疾病患者很有益处。

食疗作用

　　草鱼具有暖胃和中、平降肝阳、祛风、治痹、截疟、益肠明目之功效，且草鱼肉嫩而不腻，不仅对心脑血管疾病患者有好处，而且对于身体瘦弱、食欲不振的人来说，还可以起到健脾开胃、滋补的作用。其含有丰富的硒元素，经常食用有抗衰老、养颜的功效，而且对肿瘤也有一定的防治作用。

选购保存

　　购买草鱼一般挑选体型较大的活鱼为好，其次要选鱼鳃鲜红，鱼鳞完整，鱼眼透亮者，其新鲜度较好。如果是已死处理过的草鱼，不水洗，不刮鱼鳞，将内脏掏空，放在淡盐水中，可以保存数天，或放入冰箱冷藏保存。

♥ 应用指南

1. **用于血脂偏高的冠心病患者：** 草鱼1条（约500克），豆腐50克，蒜苗10克，雪里蕻10克，料酒、酱油、鸡汤各适量，炖汤服用。此汤菜中含有较高的钙、镁等矿物质，对心肌及儿童骨骼生长有特殊的作用。常用于冠心病、血脂较高以及小儿发育不良等症。

2. **用于血压偏高导致头晕的高血压患者：** 冬瓜500克，草鱼250克，料酒10毫升，葱、姜各5克，盐3克，炖汤服用。适用于高血压、肝阳上亢引起的头痛，或痰浊眩晕、虚劳水肿等疾患。

相宜搭配		
宜	**草鱼 + 豆腐** 补中调胃，促进骨骼发育	**草鱼 + 黑木耳** 促进血液循环

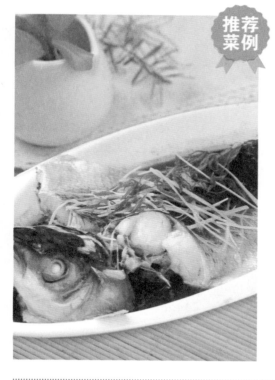

清蒸草鱼

原料: 草鱼700克,葱15克,生姜少许,盐5克,豉油、食用油各适量。

做法:

① 洗净食材。将生姜部分切片,部分切丝;葱切丝;草鱼切下鱼头。

② 取一个干净的盘子,放上两根竹签和少许姜片,摆好鱼身,放上余下的姜片,撒上少许盐,再摆上鱼头。

③ 把草鱼放入蒸锅,加盖用大火蒸约8分钟至鱼肉熟透。取出草鱼至一盘中摆好,挑去姜片,再放上姜丝、葱丝。热锅中倒入豉油、食物油,拌煮至沸,淋在鱼身上即可。

功效: 此菜清淡可口,含丰富的不饱和脂肪酸,对心脑血管疾病患者及身体瘦弱、食欲不振者尤佳。

红烧草鱼段

原料: 草鱼350克,红甜椒15克,姜片、蒜末、葱白各少许,料酒、生抽各4毫升,盐3克,鸡粉、老抽、生粉、水淀粉、食用油各适量。

做法:

① 将红甜椒对半切开,去籽,切成小块;剁下处理好的鱼头,然后将鱼身切成块,装入盘中,加入盐、鸡粉、生抽、生粉,拌匀,腌渍10分钟;锅中放油烧至五成热,放入鱼块炸约2分钟至熟后捞出。

② 锅留底油,倒入姜片、蒜末、葱白、红甜椒爆香;淋入少许料酒、清水;加入生抽、老抽、盐拌炒匀。

③ 倒入炸好的鱼块,煮约2分钟,加入少许水淀粉炒至入味即可。

功效: 本品是温中补虚的佳品。

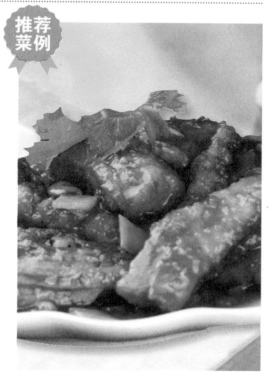

鳝鱼

别名：黄鳝、长鱼。
性味归经：性温，味甘；归肝、脾、肾经。

每日用量：60 ~ 80 克。
热量：519 千焦 /100 克。

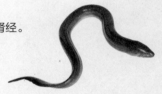

调理关键词
高蛋白、低脂肪

鳝鱼富含蛋白质，含有多种人体必需氨基酸和对人体有益的不饱和脂肪酸，是一种高蛋白低脂肪的食物，适宜糖尿病、冠心病等患者食用。

食疗作用

鳝鱼中含有丰富的DHA和卵磷脂，经常摄取卵磷脂，可提高记忆力。故食用鳝鱼肉有补脑健身的功效。它所含的特种物质"鳝鱼素"，能降血糖和调节血糖，对糖尿病有较好的治疗作用，加之所含脂肪极少，因而是糖尿病、冠心病患者的理想食品。它所含维生素A可以提高视力，促进皮膜的新陈代谢。

选购保存

鳝鱼头粗尾细，圆而细长，色泽黄褐，腹部灰白、头大、口大、唇厚、眼小、体滑。以4~5月份的最好。新鲜的鳝鱼，浑身黏液丰富，色黄褐而发亮。鳝鱼最好现杀现烹，不要吃死鳝鱼。如果需要存放一两天时，可以买几条泥鳅跟鳝鱼一起放在盆里，这样可保持鳝鱼鲜活的品质。

♥ 应用指南

1. 用于身体虚弱的冠心病患者：鳝鱼80克，红枣20克。先将鳝鱼处理干净，切丝洗净，然后将鳝鱼入油锅翻炒几下，加水烧开，放枣改小火炖半小时。此品具有补气养血、温阳健脾、滋补肝肾、祛风通络等功效，对身体虚弱、病后以及产后之人更为明显。

2. 用于血糖偏高的冠心病患者：紫茄子500克，鳝鱼300克，青甜椒、红甜椒各少许，蒜末、生抽、老抽、盐各适量。在锅内烧热油，放入切好的茄子炸软捞出沥油；放入处理好的鳝鱼段翻炒再放入茄子和剩余材料炒熟即可。有软化血管、降糖、增强记忆力的作用。

相忌搭配		
忌	**鳝鱼 + 南瓜** 影响营养的吸收	**鳝鱼 + 菠菜** 易导致腹泻

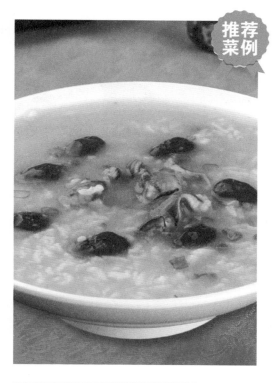

鳝鱼红枣粥

原料: 鳝鱼200克，水发大米150克，红枣7克，姜丝、葱花各少许，盐3克，鸡粉3克，料酒2毫升，胡椒粉少许。

做法:

❶ 将处理干净的鳝鱼切成小块，加适量盐、鸡粉、姜丝、料酒腌渍10分钟。

❷ 砂锅中注入适量清水烧开，倒入大米煮开后，放入洗净的红枣。加盖用小火煮30分钟至食材熟透，倒入腌好的鳝鱼，拌匀，用小火煮至熟。

❸ 放入适量盐、鸡粉、胡椒粉拌匀，把煮好的粥盛出，装入汤碗中，再撒上葱花即可。

功效: 此粥有助于缓解心悸失眠、心胸憋闷等不适感。

薏苡仁鳝鱼汤

原料: 鳝鱼120克，薏苡仁65克，姜片少许，盐、鸡粉各3克，料酒3毫升。

做法:

❶ 将处理干净的鳝鱼切成小块，装入碗中，加少许盐、鸡粉、料酒，抓匀，腌渍10分钟至入味。

❷ 汤锅中注入适量清水，用大火烧开。放入水发好的薏苡仁，加盖烧开后用小火煮20分钟，至薏苡仁熟软。再放入鳝鱼，搅匀，加入少许姜片。加盖用小火续煮15分钟，至食材熟烂。

❸ 放入盐、鸡粉，拌匀调味。将煮好的汤盛出，装入碗中即可。

功效: 此汤品是糖尿病、冠心病患者的理想食品。

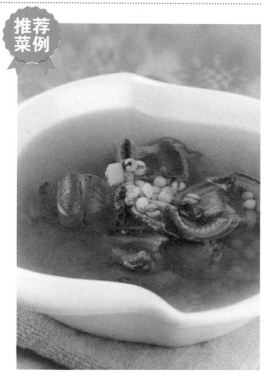

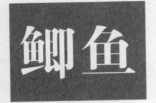

别名：鲋鱼。

性味归经：性平，味甘；归脾、胃、大肠经。

每日用量：60~80克。

热量：445千焦/100克。

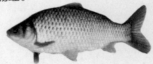

调理关键词

保护血管

　　鲫鱼所含的蛋白质质优，氨基酸种类较全面，含有少量的脂肪，多由不饱和脂肪酸组成，还含有丰富的卵磷脂，对心脑血管有利，是心脑血管疾病患者的良好蛋白质来源。

食疗作用

　　鲫鱼可补阴血、通血脉、补体虚，还有益气健脾、利水消肿、清热解毒、通络下乳之功效。鲫鱼肉中富含极高的蛋白质，而且易于被人体吸收，氨基酸也很高，所以对促进智力发育、降低胆固醇和血液黏稠度、预防心脑血管疾病有明显作用。

选购保存

　　鲫鱼要买身体扁平、颜色偏白的，肉质会很嫩。新鲜鲫鱼的眼略凸，眼球黑白分明，眼面发亮。用浸湿的纸贴在鱼眼上，防止鱼视神经后的死亡腺离水后断掉。这样死亡腺可保持一段时间，从而延长鱼的寿命。

♥ 应用指南

1. **用于有胃炎、胃溃疡的冠心病患者：** 鲫鱼200克，砂仁、陈皮、生姜各3克，胡椒1克。砂仁填入鱼腹中，与剩余材料入锅，加水熬汤食。该汤具有健脾温胃、行气止痛的功效。

2. **用于防治动脉硬化：** 鲫鱼1条，枸杞子12克，豆油、葱、姜、胡椒面、盐、味精各适量。先将鲫鱼炸至微黄，再与剩余材料一起入锅，加水焖制即可。该菜的特点是枸杞子可防治动脉硬化，鲫鱼含脂肪少，有利于减肥。

3. **用于便秘的冠心病患者：** 鲫鱼1条（350克），熟猪瘦肉50克，绿豆芽25克，食用油30毫升，料酒10毫升，盐3克。鲫鱼腌渍10分钟，再下入七成热的食用油中炸透，与剩余材料入锅，加水熬汤即可。此品美味营养，有预防便秘的功效。

相宜搭配		
宜	**鲫鱼 + 豆腐** 预防更年期综合征	**鲫鱼 + 红豆** 利水消肿

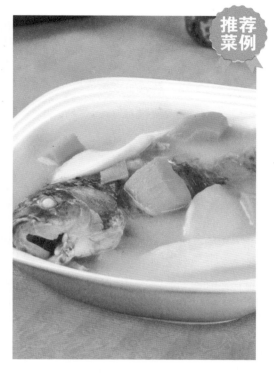

胡萝卜山药鲫鱼汤

原料： 鲫鱼320克，胡萝卜100克，山药片30克，料酒5毫升，姜片少许，盐3克，鸡粉2克，胡椒粉、食用油各适量。

做法：

❶ 洗净食材。胡萝卜切成小块；鲫鱼切成两段。锅中入食用油烧热，放入鲫鱼块，煎片刻；将鲫鱼块翻面，再煎5分钟，可淋入适量料酒稍稍晃动锅，以免煎煳，煎好后盛出。

❷ 砂锅中注入适量清水烧开，放入山药、姜片、胡萝卜，再放入鲫鱼，加盖用小火炖30分钟至汤汁呈奶白色。

❸ 放入盐、鸡粉、少许胡椒粉拌匀即可。

功效： 此汤含有的蛋白质质优，氨基酸种类较多，适宜冠心病患者食用。

♥ **温馨提示**

　　鲫鱼汤未炖好时，最好不要放盐，否则会导致鱼肉的蛋白质凝固。

山药蒜炖鲫鱼

原料： 鲫鱼1条（约350克），山药100克，蒜、葱、姜、枸杞子、盐、味精、料酒各适量。

做法：

❶ 鲫鱼去鳞及肠杂，洗净，用料酒、盐腌15分钟。

❷ 山药去皮洗净，切片；蒜、葱洗净，切小段；姜洗净，切小片；枸杞子洗净备用。

❸ 鲫鱼加蒜、葱、姜、盐、味精和少许水入砂锅，先大火烧开，再转小火炖至八成熟，放入山药片、枸杞子炖15分钟，拣去葱段、姜片即可。

功效： 本品具有健脾利湿、活血通络、温中下气的作用，一般人群均可食用，肝炎、肾炎、高血压、心脏病、慢性支气管炎等患者食用还可增强抗病能力。

♥ **温馨提示**

　　冬令时节食用本品最佳。

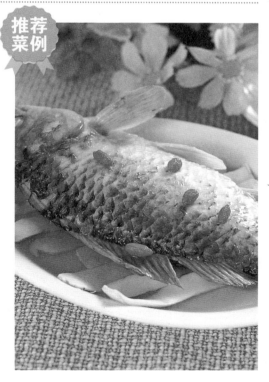

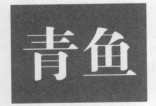

别名：螺蛳鱼、乌青鱼、青根鱼。
性味归经：性平，味甘；归脾、胃经。

每日用量：80～100克。
热量：486千焦/100克。

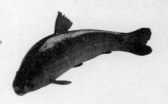

调理关键词

补充蛋白质

青鱼是高蛋白、低脂肪的食物，富含谷氨酸、天冬氨酸等成分，是淡水鱼中的上品。青鱼富含赖氨酸，常吃青鱼可发挥蛋白质互补作用，提升食物的营养价值，可满足心脑血管疾病患者对蛋白质的需求。

食疗作用

青鱼具有补气、健脾、养胃、化湿、祛风、利水等功效，对脚气湿痹、烦闷、疟疾、血淋等症有较好的食疗作用。青鱼还含有丰富的硒、碘等微量元素，故有抗衰老、防癌作用。但是瘙痒性皮肤病、内热、荨麻疹、癣病患者应忌食。

选购保存

选购青鱼时，如果青鱼的鳃盖紧闭，不易打开，鳃片鲜红，鳃丝清晰，表明鱼新鲜。新鲜的青鱼眼球饱满突出，角膜透明，眼面发亮。储存青鱼时，可在活鱼嘴里滴些白酒，放在阴凉黑暗的地方，盖上透气的东西，即使在夏天也能存放3～5天。用打湿的纸贴在鱼的眼睛上，可以使鱼存活3～5小时。

♥ 应用指南

1. **用于营养不良的冠心病患者：** 大米200克，青鱼肉100克，嫩上海青叶20克，香葱5克，生抽5毫升，油15毫升。鱼肉加调料用大火烧至七成熟，放入熬好的粥中，加入上海青继续熬10分钟即可。此品富含蛋白质、维生素和矿物质，且清淡易消化。

2. **用于脾胃虚弱的冠心病患者：** 青鱼350克，加料酒、盐略腌渍一下，蘸上干淀粉，入油锅炸至金黄色盛出，锅内留油煸香葱花、蒜泥，倒入西红柿沙司、清汤、盐、白醋，加食用油、香油，用水淀粉勾芡，淋在鱼上。具有开胃、防癌、活血的功效。

相宜搭配		
宜	**青鱼 + 银耳** 滋补身体	**青鱼 + 韭菜** 治疗脚气

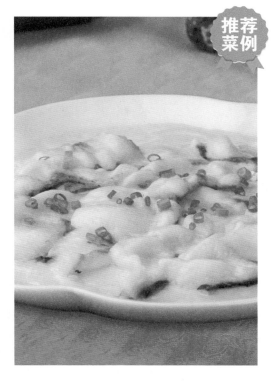

推荐菜例

蛋黄青鱼片

原料： 青鱼 300 克，鸡蛋 3 个，葱花、盐、味精、水淀粉、胡椒粉、鸡粉、食用油各适量。

做法：

❶ 将处理好的青鱼切片，加盐、味精拌匀，加入水淀粉拌匀，再加食用油拌匀，腌渍 10 分钟。

❷ 鸡蛋打入碗内，去蛋清，蛋黄加鸡粉和温水拌匀，撒入胡椒粉，淋入熟油拌匀，盛入盘中。将蛋液盛入盘中，转到蒸锅上小火蒸 5 分钟。揭盖，将鱼片铺在蛋羹上，加盖蒸 1 分钟。取出，撒上葱花，浇上熟油即成。

功效： 此菜富含赖氨酸，可满足心脑血管疾病患者对蛋白质的需求。

♥ **温馨提示**

蒸青鱼片时，一定要先将蒸锅里面的水烧开，然后再下锅蒸，这样蒸出来的鱼味鲜美、富有光泽。

姜丝青鱼豆腐汤

推荐菜例

原料： 青鱼肉 150 克，豆腐 100 克，姜丝、葱花各少许，盐、鸡粉各 3 克，胡椒粉、水淀粉、食用油各适量。

做法：

❶ 洗净食材。把豆腐切成小方块，青鱼切成片装入碗中，放入少许盐、鸡粉、水淀粉，抓匀，注入少许食用油，腌渍 10 分钟至入味。

❷ 用油起锅，放入姜丝，爆香。往锅中倒入适量清水，加盖用大火煮沸，加入适量盐、鸡粉，撒入适量胡椒粉。

❸ 倒入豆腐块，搅拌匀。加盖煮 2 分钟至熟，倒入鱼肉片，搅匀，煮 2 分钟，至其熟透。出锅撒上葱花即可。

功效： 此汤可降低胆固醇和血糖，对糖尿病、高脂血症、冠心病患者有益。

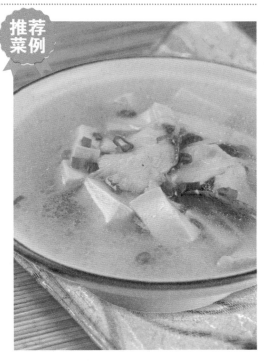

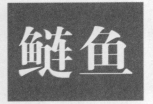

别名： 鲢、鲢子、边鱼、白脚鲢。
性味归经： 性温，味甘；归脾、胃经。

每日用量： 80 ～ 100 克。
热量： 428 千焦 /100 克。

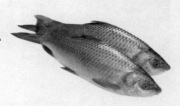

调理关键词
降低胆固醇，防癌

鲢鱼富含蛋白质及氨基酸、脂肪、烟酸、钙、磷、铁、糖类、灰分、维生素A、维生素B$_1$、维生素B$_2$、维生素D等营养成分，对于降低胆固醇、降低血液黏稠度和预防心脑血管疾病、癌症等具有明显的食疗作用。

食疗作用

鲢鱼是温中补气、暖胃、泽肌肤的食品，适用于脾胃虚寒体质、便溏、皮肤干燥者，也可用于脾胃气虚所致的乳少等症。鲢鱼富含蛋白质、维生素和钙、磷、铁等营养成分，且易被机体吸收利用，是补虚的佳品，还能提供丰富的胶原蛋白，能润肤养颜。它含有的丰富优质蛋白质和维生素E，能泽肤、养颜美容，对皮肤粗糙、头发干枯易脱落等有很好的食疗功效，是女性滋养肌肤的佳品。

选购保存

选购鲢鱼头时，以头型浑圆者为佳，要选黑鲢鱼头。将鲢鱼宰杀后洗净，切成块分装在塑料袋里放入冷冻室，要吃时拿出解冻即可。

♥ 应用指南

1. 用于胃寒型冠心病患者： 鲢鱼1尾（约500克），生姜或干姜6克，加盐少许，蒸熟食。此品具有温中散寒、活血通经的功效。

2. 用于水肿的冠心病患者： 鲢鱼1条，赤小豆30克，煮食。鲢鱼具有补脾开胃、通乳、除湿利水作用，加之赤小豆利水作用尤为明显，可以改善下肢水肿等不适。

3. 用于冠心病患者日常保健： 鲢鱼1条，盐水卤豆腐1000克，葱、姜、蒜、八角、食用油、豆瓣酱、盐、料酒、味精各适量，炖汤食用。此品可提供丰富的优质蛋白质，更具有解毒美容的功效。

	相宜搭配	
宜	**鲢鱼 + 豆腐** 解毒美容	**鲢鱼 + 丝瓜** 生血通乳

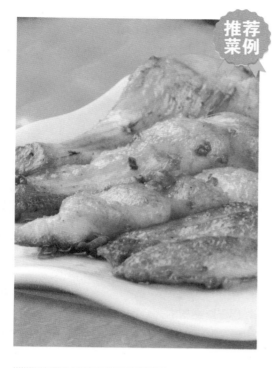

软煎鲢鱼块

原料： 鲢鱼肉 300 克，姜片 20 克，蒜头 15 克，葱花 10 克，生抽、料酒各 7 毫升，盐 2 克，鸡精 1 克，食用油少许。

做法：

❶ 将鲢鱼切成约 3 厘米宽的块，装入碗中，放入姜片、蒜头、葱花，加入少许生抽、盐、鸡精，淋入料酒，拌匀，腌渍 10 分钟。

❷ 炒锅加热，加入适量食用油，放入碗中的姜片爆香，放入鱼块，转动炒锅，煎出焦香味；将鱼块翻面，煎至金黄色。淋入料酒、生抽，放入葱花。再将鱼块煎片刻；把煎好的鱼块盛出装盘即可。

功效： 此菜可降低胆固醇和血液黏稠度，预防心脑血管疾病。

参片鲢鱼粥

原料： 鲢鱼肉 200 克，水发大米 180 克，西洋参 10 克，姜丝、葱花各少许，盐 3 克，鸡粉 3 克，胡椒粉适量。

做法：

❶ 处理干净的鲢鱼切成小块放入碗中，加入盐、鸡粉、胡椒粉腌渍 10 分钟。

❷ 砂锅中注入约 800 毫升清水烧开，倒入大米拌匀，下入洗净的西洋参，煮沸后加盖，转用小火煮约 30 分钟至大米变软，再倒入腌好的鱼肉，下入姜丝，搅拌匀。加盖用小火续煮约 8 分钟至鱼肉熟软。

❸ 加入盐、鸡粉，撒上葱花，拌匀至入味即成。

功效： 此品可预防动脉硬化，降低血脂，降低胆固醇，具有健脑的作用。

♥ **温馨提示**

　　锅中的水一定要烧开后再放入大米，否则大米容易粘在一起。

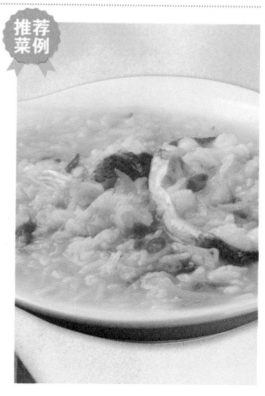

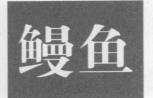

鳗鱼

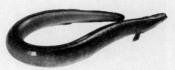

别名：青鳝、鳗鲡、白鳝、蛇鱼、河鳗。
性味归经：性平，味甘；归肝、肾经。

每日用量：30 ~ 50 克。
热量：745 千焦 /100 克。

调理关键词

健脑，补钙

鳗鱼富含维生素A、维生素B$_1$、维生素E等营养成分。其中所含的磷脂，为脑细胞不可缺少的营养素。鳗鱼含有大量的钙质，对于老年冠心病患者尤为适宜，还有预防阿尔茨海默病的作用。

食疗作用

鳗鱼具有补虚养血、祛湿、强精壮肾等功效，富含钙质，经常食用可预防骨质疏松。鳗鱼富含维生素A和维生素E，含量分别是普通鱼类的60倍和9倍，其中维生素A为牛肉的100倍、猪肉的300倍以上。丰富的维生素A、维生素E，对于预防视力退化、保护肝脏、恢复精力有很大益处。鳗鱼还含有俗称"脑黄金"的DHA及EPA，而DHA和EPA被证实有预防心脑血管疾病的重要作用，它还可以养颜美容、延缓衰老，故被称为"可吃的化妆品"。

选购保存

鳗鱼应挑选表皮柔软、肉质细嫩、无异臭味，外观略带蓝色、无伤痕的。鳗鱼若处于冷藏状态，一般只可保存7天。

♥ 应用指南

1. 用于肺结核的冠心病患者：鳗鱼 500 克，切段，用水与料酒各半煮熟，以盐、醋、生姜调味食用。此品含有优质蛋白质、多种维生素及微量元素，适宜体虚瘦弱者滋补之用，也是肺结核患者的保健饮食。

2. 适用于风湿性腰腿痛的冠心病患者：鳗鱼1 条，切成小块，大米 250 克，煮成稀粥，用盐、姜、葱等调味食用。此品清淡易消化，有祛风湿的作用，适用于风湿性腰痛、腿膝酸痛等症。

相宜搭配		
宜	**鳗鱼 + 山药** 治虚劳体弱	**鳗鱼 + 姜** 补虚

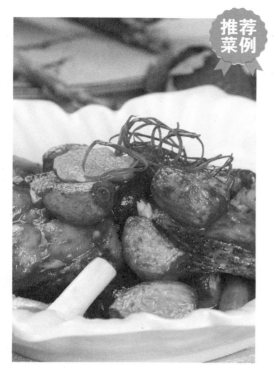

蒜烧鳗鱼

原料: 鳗鱼 500 克,蒜、香菇各 100 克,盐、料酒、水淀粉、葱花、姜片、鸡精、蚝油、酱油、食用油各适量。

做法:

❶ 将鳗鱼清理干净,切 1.5 厘米长的段,加盐和料酒腌渍入味;蒜去皮洗净;香菇泡发撕开。

❷ 油锅烧热,将鳗鱼段稍炸 5 ~ 8 分钟至金黄,捞出控油。

❸ 起油锅,爆香葱花和姜片,加鸡精、蚝油、酱油、盐和料酒,再放入香菇、蒜与鳗鱼炒匀,倒入砂锅中,用小火烧熟,加水淀粉勾芡即可。

功效: 此品尤其适合老年人食用,其富含磷脂,可以为脑细胞提供营养素,有预防阿尔茨海默病的作用。

鳗鱼香葱

原料: 鳗鱼 300 克,紫菜卷、葱花各适量,盐、鸡精、料酒、淀粉、食用油各适量。

做法:

❶ 将鳗鱼洗净,切小块。鳗鱼装入碗中,加入适量盐、鸡精、料酒搅拌均匀,再加入淀粉搅拌均匀,腌渍 10 分钟入味即可。

❷ 将油锅注油烧热,下入鳗鱼,先煎一面,然后换一面再煎,不可久煎一面,当煎至两面金黄熟透时,将鳗鱼取出,去除多余油脂,用紫菜卷包裹,撒上葱花,装入盘中即可。

功效: 此品可养心润肺,保护心脑血管,防治动脉粥样硬化,还可延缓衰老、美容养颜。

❤ **温馨提示**

要选择鱼身柔软,呈青蓝色、无异味的新鲜鳗鱼。

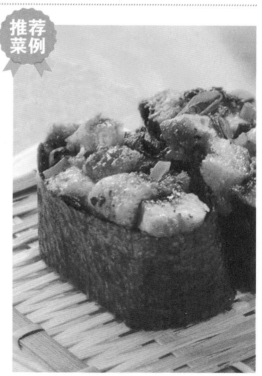

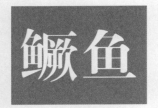

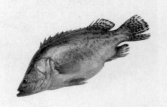

别名：桂花鱼、老鲫鱼。

性味归经：性平，味甘；归脾、胃经。

每日用量：80～100 克。

热量：482 千焦 /100 克。

鳜鱼

调理关键词

补虚

鳜鱼含有蛋白质、脂肪及维生素等营养素，吃鳜鱼既能补虚，又不必担心消化困难，是冠心病患者的营养保健食物。

食疗作用

鳜鱼营养丰富，具有补气血、健脾胃之功效，可强身健体、延缓衰老。鳜鱼的肉和胆等还具有一定的药用价值，可以补充气血、益脾健胃等。无病者常食鳜鱼，可起到补五脏、益精血、健体的作用，为补益强壮的保健佳品。因其热量不高，而且富含抗氧化成分，对于贪恋美味、想美容又怕肥胖的女士是极佳的选择。

选购保存

优质的鳜鱼眼球突出，角膜透明，鱼鳃色泽鲜红，腮丝清晰，鳞片完整有光泽、不易脱落，鱼肉坚实、有弹性。将鳜鱼去除内脏、洗净后，放入80～90℃的热水中稍微焯一下，再放入冰箱保存，比不焯热水的保存时间能长一倍。

❤ **应用指南**

1. 用于血压高的冠心病患者：松针 30 克，鳜鱼 1 条，葱、姜、蒜各适量。葱、姜、蒜塞进鱼肚中，松针铺于鱼上，蒸熟加调料即可。本品可降低血脂、胆固醇，降低血液的黏稠度，使血液流通通畅，同时可使血管的紧张度、血管的硬化程度降低。

2. 用于体虚无力者：鳜鱼 1 条，山药 30 克，黄芪、党参各 15 克，当归头 12 克。将鳜鱼处理干净；药材用清水洗净，然后入锅加水煎汁，去渣取汁与鳜鱼一同入锅炖汤，至鱼肉熟烂即可。本品能调补气血。

	相宜搭配	
宜	**鳜鱼 + 白菜** 增强造血功能	**鳜鱼 + 姜** 降低血脂、胆固醇

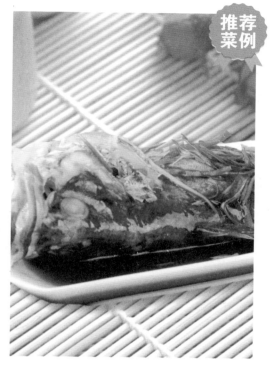

推荐菜例

清蒸鳜鱼

原料： 鳜鱼 550 克，姜丝、葱丝、红甜椒丝、姜片、葱条各少许，食用油、盐、蒸鱼豉油各适量。

做法：

❶ 洗净食材。取一个干净的盘子，摆上葱条和 1 片生姜，放上鳜鱼，撒上少许盐，抹匀，再撒上 3 片生姜，摆放整齐，将盘子放入蒸锅。

❷ 盖上锅盖，中火蒸约 8 分钟至熟，取出蒸好的鱼，挑去姜片、葱条，撒上葱丝、姜丝、红甜椒丝，浇上少许热油，淋入烧热的蒸鱼豉油即成。

功效： 本品营养丰富又易于消化，有益气补血、宁心健脑的作用，是老年心脑血管疾病患者适宜的食品，也是爱美女士的不错选择。

♥ **温馨提示**

把处理干净的鳜鱼放入牛奶中浸泡一下再烹调，可去除鱼腥味。

黄山臭鳜鱼

原料： 鳜鱼 500 克，猪肉片 40 克，蒜苗 20 克，盐、姜片、姜末、葱条、鸡汤、生抽、料酒、食用油各适量。

做法：

❶ 姜片、葱条、料酒制成葱姜酒汁；在鳜鱼身的两面剞上"一"字花刀，放入盘中，再倒入葱姜酒汁，加入盐抹匀；覆上保鲜膜，包裹紧实腌渍约 6 天。

❷ 锅中加油烧热，放入鳜鱼，用中火煎至两面金黄色后捞出；锅中留少许油烧热，倒入姜末、猪肉片及洗好切好的蒜苗，煸炒至熟；放入适量鸡汤、臭鳜鱼，大火烧开，再调成小火焖 15 分钟，至鳜鱼熟透后加生抽、料酒调味即成。

功效： 此品是高脂血症、高血压、冠心病患者适宜的健康菜品。

推荐菜例

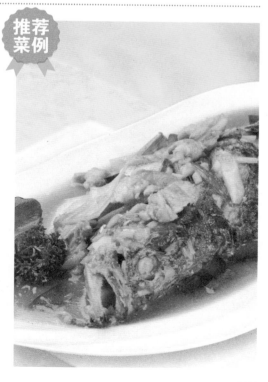

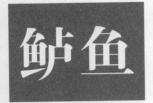

别名：四鳃鱼、花鲈、鲈板。
性味归经：性平，味甘；归肝、脾、肾经。

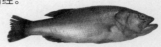

每日用量：80～100 克。
热量：375 千焦 /100 克。

调理关键词

降低胆固醇

鲈鱼营养丰富，其含有的二十二碳五烯酸（简称EPA），能与血中胆固醇结合形成胆固醇酯，促进胆固醇的代谢和排泄，从而降低血中胆固醇含量，预防动脉粥样硬化和心肌梗死等疾病。

食疗作用

鲈鱼具有健脾益肾、补气安胎、健身补血等功效，对慢性肠炎、慢性肾炎、习惯性流产、胎动不安、妊娠期水肿、产后乳汁缺乏、手术后伤口难愈合等有食疗作用。鲈鱼中丰富的蛋白质等营养成分，对儿童和中老年人的骨骼组织也有益。

选购保存

选购时，以鱼身偏青色、鱼鳞有光泽、透亮者为好，翻开鳃呈鲜红者、表皮及鱼鳞无脱落的才是新鲜的，鱼眼要清澈透明不混浊，无损伤痕迹。不要买尾巴呈红色的鲈鱼，因为这表明鱼身体有损伤，买回家后很快就会死掉。鲈鱼一般使用低温保鲜法，如果一次吃不完，可以去除内脏、清洗干净，沥干，用保鲜膜包好，放入冰箱冷冻保存。

♥ 应用指南

1. 适用于长期腰腿酸痛的冠心病患者：鲈鱼 250 克，将捣碎的砂仁 10 克，生姜粒 10 克，装入鱼腹，放碗中，加水和盐少许，置锅内蒸熟。食肉饮汤。此品可补肝肾、强腰膝，适用于长期腰腿酸痛的冠心病患者。

2. 用于消化不良、体虚患者：鲈鱼 1 条，白萝卜适量。将鲈鱼处理干净，油锅烧热，下姜片和鲈鱼煎，至两面金黄后加水煮 20 分钟，再下入萝卜丝煮汤即可。本品能养胃消食、强身。

相宜搭配		
宜	**鲈鱼 + 姜** 补虚养身，健脾开胃	**鲈鱼 + 胡萝卜** 延缓衰老

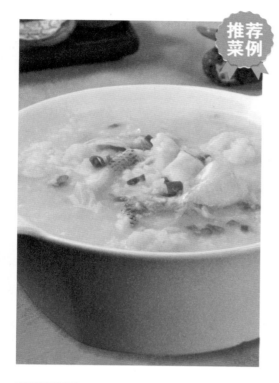

鲈鱼菜花粥

原料： 鲈鱼 400 克，水发大米 180 克，菜花 160 克，姜片、葱花各少许，盐、鸡粉、胡椒粉、香油、食用油各适量。

做法：

❶ 洗净食材。菜花切朵；鲈鱼切成小块装入碗中，加入盐、鸡粉腌渍 10 分钟。

❷ 砂锅中注入适量清水烧开，倒入大米拌匀，煮沸后淋入少许食用油，加盖煮沸后，用小火煮约 30 分钟至米粒熟软，放入菜花，加盖用小火续煮约 5 分钟至其断生，再撒上姜片，搅拌匀后下入鱼块，搅散拌匀，用小火煮约 5 分钟至鱼肉熟软。加入盐、鸡粉、胡椒粉，淋入少许香油拌匀，煮片刻至入味，出锅撒上葱花即可。

功效： 此粥可补肝肾、益心脾。

姜丝鲈鱼汤

原料： 鲈鱼 1 条，姜、葱各 10 克，盐 5 克。

做法：

❶ 鲈鱼去鳞、鳃，去内脏，洗净，切成 3 段。

❷ 姜洗净，切丝；葱洗净，切段。

❸ 锅中加水 1200 毫升煮沸，将鱼块、姜丝、葱段放入煮沸，转中火煮 3 分钟，待鱼肉熟嫩，加盐调味。

功效： 本品具有补肝肾、益脾胃、化痰止咳之效，适合肾阳虚损者食用。鲈鱼含丰富的蛋白质，对儿童、中老年人的骨骼组织有益。

♥ **温馨提示**

秋末冬初是吃鲈鱼的大好季节，冠心病患者在这个时节食用本品调理效果更佳。

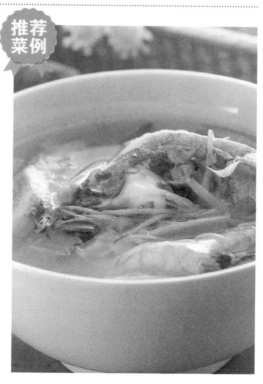

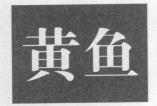

别名：石首鱼、黄花鱼。
性味归经：性平，味甘、咸；归肝、肾经。

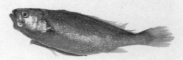

每日用量：80 ～ 100 克。
热量：400 千焦 /100 克。

调理关键词

平肝降脂

　　黄鱼是良好的蛋白质来源，冠心病患者食用可收到平肝降脂的功效，预防动脉硬化的发生。

食疗作用

　　黄鱼能清除人体代谢产生的自由基，延缓衰老，并对各种癌症有防治功效，是老年人的滋补佳品。黄鱼有健脾开胃、安神止痢、益气填精之功效，对贫血、失眠、头晕、食欲不振及女性产后体虚有良好的疗效。常吃黄鱼对人体有很好的补益作用，对体质虚弱者和中老年人来说，食用黄鱼会收到很好的食疗效果。

选购保存

　　黄鱼的背脊呈黄褐色，腹部金黄色，鱼鳍灰黄，鱼唇橘红，应选择体形较肥、鱼肚鼓胀的，比较肥嫩。黄鱼去除内脏、清除干净后，用保鲜膜包好，再放入冰箱冷冻保存。

♥ 应用指南

1. 用于有食管癌的冠心病患者：黄鱼鳔用香油炸酥，研细。每次服 5 克，每日 3 次，用温开水送服。此品能延缓衰老，防治癌症，可用于食管癌、胃癌的辅助治疗，但不宜多食。

2. 用于脾胃功能不良的冠心病患者：黄鱼 1 条，圆糯米 1 杯，清水 8 杯，盐、生抽、葱丝、姜丝、香菜各适量。将鱼肉加调料与清水熬汤熟后，加入圆糯米煮食。此品具有健脾养胃的作用，适用于食欲不振患者及产后体虚者。

3. 用于倦怠乏力、体虚的冠心病患者：莼菜 15 克，黄鱼 500 克（或黄鱼鲞 250 克）。煮浓汁服。莼菜能利湿和胃，黄鱼与之同煮服，健脾开胃、益气之功尤强。可用于脾胃虚弱、倦怠乏力等症。

相忌搭配		
忌	**黄鱼 + 荞麦** 易引起消化不良	**黄鱼 + 洋葱** 形成结石

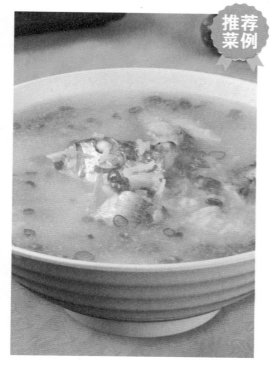

黄鱼豌豆粥

原料: 水发大米 200 克,黄鱼 180 克,胡萝卜 60 克,豌豆 50 克,姜丝、葱花各少许,料酒 6 毫升,盐、鸡粉各 3 克,胡椒粉 3 克,香油适量。

做法:

❶ 洗净食材。胡萝卜切成粒;黄鱼切块,加入少许盐、鸡粉,淋入少许料酒拌匀至入味,腌渍约 15 分钟。

❷ 大米入锅,加入适量清水煮沸,后转小火煮约 30 分钟至米粒变软。加入姜丝、胡萝卜粒、豌豆、黄鱼,搅拌匀。加盖用小火续煮约 5 分钟至食材熟透。

❸ 取下盖子,加入盐、鸡粉,撒上胡椒粉,再淋入少许香油,拌煮至入味,出锅撒上葱花即可。

功效: 此粥有促消化、平肝降脂的功效。

虫草花黄鱼汤

原料: 黄鱼 200 克,水发虫草花 50 克,水发香菇 30 克,姜片少许,盐 3 克,料酒、鸡粉、食用油各适量。

做法:

❶ 将洗净的香菇去蒂,再切成丝,装入盘中,待用;虫草花洗净后沥干水备用;黄鱼处理干净后切块,加入少许盐、鸡粉,淋入少许料酒拌匀至入味,腌渍约 15 分钟。锅中倒入适量食用油烧热,下入姜片,放入处理干净的黄鱼,煎出焦香味,翻面,略煎片刻,淋入适量料酒。再加入适量清水,放入备好的虫草花、香菇。

❷ 加入盐、鸡粉。盖上盖,用大火煮沸,改小火煮 3 分钟至材料熟透即可。

功效: 本品能开胃益气、明目安神。

♥ **温馨提示**

先把锅烧热,再用油滑锅,油烧至八成热再放黄鱼,不易粘锅。

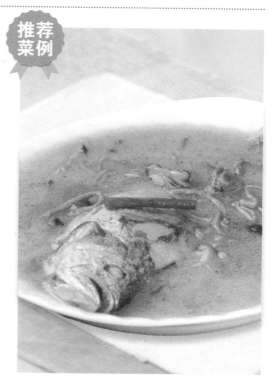

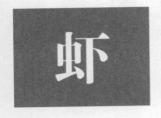

别名：虾米。
性味归经：性温，味甘、咸；归脾、肾经。

每日用量：30 ~ 50 克。
热量：292 千焦 /100 克。

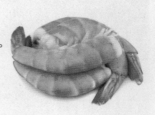

调理关键词

保护心脑血管

　　虾中含有丰富的镁，对心脏活动具有重要的调节作用，能保护心脑血管系统。它还可减少血液中胆固醇含量，防治动脉硬化，扩张冠状动脉，有利于预防高血压及心肌梗死，适宜冠心病、高血压患者食用。

食疗作用

　　虾的营养价值极高，能增强人体的免疫力和性功能，补肾壮阳，抗早衰，还有催乳作用。虾皮有镇静作用，常用来治疗神经衰弱、自主神经功能紊乱诸症。虾中含有三种重要的脂肪酸，能使人长时间保持精力集中。虾营养丰富，且其肉质松软，易消化，对身体虚弱以及病后需要调养的人是极好的食物，其所含有的微量元素硒还能有效预防癌症。

选购保存

　　新鲜的虾体形完整，呈青绿色，外壳硬实、发亮，头、体紧紧相连，肉质细嫩，有弹性、有光泽。将虾的肠泥挑出，剥除虾壳，然后洒上少许酒，控干水分，再放进冰箱冷冻。

❤ 应用指南

1. **用于防治动脉硬化**：冬瓜 500 克去皮切块，虾皮 70 克，香油、盐、花椒、葱、味精各适量。用香油将花椒炸出香味，加葱、冬瓜、虾皮炒熟，调入调料食之。有清热、解暑、化浊、开胃等作用，对水肿、胀满、痰喘、痔疮、高血压、动脉硬化等有疗效。

2. **用于长期腹胀的冠心病患者**：白萝卜 250 克切丝，虾皮 50 克，香菜、盐、香油、料酒、葱段、味精各适量。先用香油将葱段炒香，加萝卜丝、虾皮、香菜炒熟，然后加调料食用。有消胀、祛痰的功效，治食滞不化，并利大小便。

	相宜搭配	
宜	**虾 + 韭菜花** 治夜盲症、干眼症、便秘	**虾 + 白萝卜** 消胀、祛痰

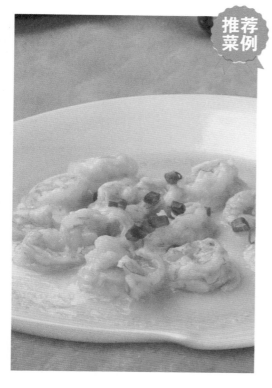

虾仁芙蓉蛋

原料： 鸡蛋2个，虾仁60克，葱花少许，盐、鸡粉、水淀粉、食用油各适量。

做法：

❶ 把洗净的虾仁由背部切开，去除虾线；虾仁盛入碗中，加少许盐、鸡粉、水淀粉，拌匀，再倒入少许食用油，腌渍10分钟。

❷ 鸡蛋打入碗中，加少许盐、鸡粉，打散调匀，再加入适量温水，调成蛋液，倒入另一盘中。将蛋液放入烧热的蒸锅中。加盖小火蒸5分钟后放入虾仁。再加盖蒸约2分钟至材料熟透。

❸ 把蒸好的食材取出，撒上葱花即成。

功效： 虾对心脑血管有良好的保护作用，鸡蛋是含铁丰富的良好补品，此菜是老年冠心病患者的营养保健食品。

❤ **温馨提示**

蒸鸡蛋的时间不宜太长，蒸熟即可，这样容易消化吸收。

山药炒虾仁

原料： 山药300克，虾仁200克，芹菜、胡萝卜各100克，盐3克，鸡精2克，食用油适量。

做法：

❶ 山药、胡萝卜去皮洗净，切条；虾仁清洗干净备用；芹菜清洗干净，切段。

❷ 锅中放入水烧开，分别将山药、胡萝卜焯水后，捞出沥干备用。

❸ 锅中下油烧热，放入虾仁滑炒片刻，再放入山药、芹菜、胡萝卜一起炒2分钟，加盐、鸡精调味，炒熟装盘即可。

功效： 本品可帮助胃肠消化吸收，促进肠蠕动，预防和缓解便秘，尤适合肥胖者及心脑血管疾病患者食用。

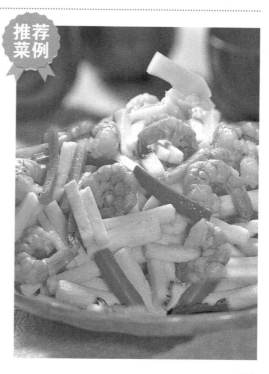

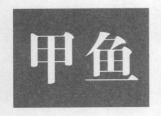

别名：鳖、团鱼、元鱼、水鱼。
性味归经：性平，味甘；归肝经。

每日用量：50 ~ 60 克。
热量：486 千焦 /100 克。

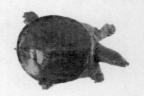

调理关键词

降低胆固醇

甲鱼中富含蛋白质、矿物质、维生素A、维生素B_1、维生素B_2、烟酸、碳水化合物、脂肪等营养物质，因其有较好的净血作用，常食可降低血胆固醇，因而对高血压、冠心病有一定的辅助疗效。

食疗作用

甲鱼具有益气补虚、滋阴壮阳、益肾健体、净血散结等功效，除对高血压、冠心病具有一定的辅助疗效外，甲鱼肉及其提取物还能提高人体的免疫功能，对预防和抑制胃癌、肝癌、急性淋巴性白血病及防治因放疗、化疗引起的贫血、虚弱、白细胞减少等症功效显著，能"补劳伤，壮阳气，大补阴之不足"。食甲鱼对肺结核、贫血、体质虚弱等患者也有一定的辅助疗效。

选购保存

宜选购背部呈橄榄色，上有黑斑，腹部为乳白色的甲鱼。可以将甲鱼养在冰箱冷藏室的果盘盒内，既可以防止蚊子叮咬，又可延长甲鱼的存活时间，有助于保鲜。

♥ 应用指南

用于有高血压的冠心病患者：甲鱼1只，天麻10克，盐、姜、料酒、高汤各适量。将斩后的甲鱼放入锅中，加水适量，用大火煮沸2 ~ 3分钟后，将甲鱼捞出，除去表面衣膜，洗净，再放入大碗中，加入天麻、姜、料酒、高汤，用大火蒸90分钟，至甲鱼肉酥烂，加调料即可。1 ~ 2天内分次食完，不可连续大量食用，尤其是一次食用过多，会影响胃肠的消化功能而导致伤食。本品可补元、滋阴填精，适用于老年人肾阴亏虚者，对兼患有高血压等心脑血管病的患者尤为合适。

相忌搭配		
忌	**甲鱼 + 柑橘** 影响蛋白质吸收	**甲鱼 + 芹菜** 导致胃肠不适

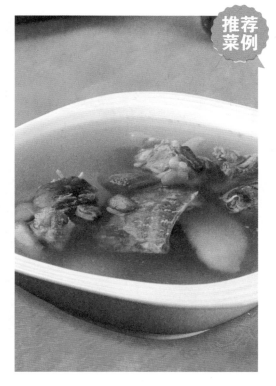

山药枸杞甲鱼汤

原料： 甲鱼肉 350 克，山药片 30 克，枸杞子 10 克，陈皮 5 克，姜片少许，料酒 15 毫升，盐 3 克。

做法：

❶ 锅中倒入约 700 毫升清水烧热，把洗净的甲鱼斩成小块放入，用大火煮沸，淋入少许料酒，掠去浮沫，捞出甲鱼肉，沥干水分。

❷ 砂锅中注入约 800 毫升清水烧开，放入陈皮、山药，撒上枸杞子，下入甲鱼肉，放入姜片，搅拌匀，淋入料酒提味，再盖上盖子煮沸，用小火煮约 40 分钟至食材熟透。

❸ 加入盐拌匀，煮片刻入味即可。

功效： 此汤可清热养阴，平肝息风。

♥ **温馨提示**

甲鱼汆水捞出后，要刮去肉质上的黑膜，它不仅味道苦涩，而且还含有较多的毒素，不利于人体健康。

甲鱼烧土鸡

原料： 土鸡 350 克，甲鱼 1 只，水发香菇 35 克，蒜末、姜片、葱白各少许，料酒、盐、味精、生抽、生粉、蚝油、老抽、水淀粉、食用油各适量。

做法：

❶ 食材洗净切好备用。土鸡、甲鱼分别斩块，加入料酒、盐、味精、生抽、生粉腌渍 10 分钟。

❷ 甲鱼入沸水锅中煮沸后捞出，撒上生粉备用。热锅注油烧热，放入甲鱼炸 1 分钟捞出；鸡块滑油片刻捞出。

❸ 锅留底油，放入蒜末、姜片、葱白、香菇炒香，倒入甲鱼、鸡块，加料酒炒匀。加味精、盐、蚝油、老抽调味。倒入清水加盖用小火焖 5 分钟，加水淀粉勾芡。

功效： 此菜可降低胆固醇。

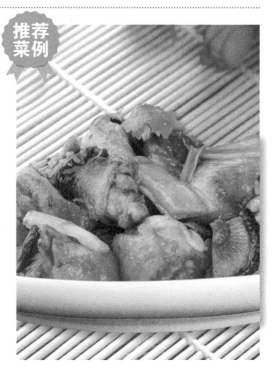

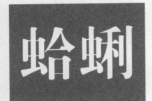

别名: 海蛤、文蛤、沙蛤。
性味归经: 性寒,味咸;归胃经。

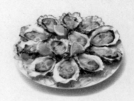

每日用量: 20 ~ 30 克。
热量: 255 千焦 /100 克。

调理关键词

补益气血,健脾益胃

蛤蜊肉含有一种具有降低血清胆固醇作用的代尔太7-胆固醇和24-亚甲基胆固醇,兼有抑制胆固醇在肝脏合成和加速排泄胆固醇的独特作用,从而使体内胆固醇含量下降,对高血压、冠心病患者有益。

食疗作用

蛤蜊肉质鲜美无比,素有"天下第一鲜""百味之冠"的美称,而且它的营养也比较全面。它含有蛋白质、脂肪、碳水化合物、铁、钙、磷、碘、维生素、氨基酸和牛磺酸等多种成分,还含有一种叫"蛤素"的物质,有抑制肿瘤生长的抗癌效应。蛤蜊低热量、高蛋白、少脂肪,能防治中老年人慢性病,实属物美价廉的海产品。

选购保存

选购时,检查一下蛤蜊的壳,要选壳紧闭的,因为开壳的有可能是死蛤蜊。将买回的蛤蜊放入容器中,加入适量水至没过蛤蜊,然后将容器放入冰箱冷藏保存即可。

♥ 应用指南

1. 用于甲状腺肿大的冠心病患者: 蛤蜊肉200 克,加水适量,以小火煮熟,加适量盐调味。饮汤吃肉。此品对于冠心病患者伴甲状腺肿大等症状有明显疗效。

2. 用于并发肺结核的冠心病患者: 蛤蜊100克,麦冬 15 克,地骨皮 12 克,小麦 30 克。加水煎汤饮或将麦冬、地骨皮、小麦入锅煎汁,取汁和蛤蜊同煮至肉熟烂即可。本品适用于肺痨阴虚、潮热骨蒸、咽干口渴、盗汗等症。

相宜搭配		
宜	**蛤蜊 + 豆腐** 补气养血,美容养颜	**蛤蜊 + 槐花** 治鼻出血、牙龈出血

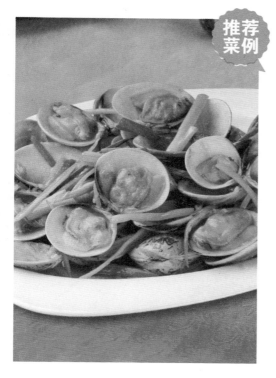

清炒蛤蜊

原料： 蛤蜊500克，姜丝20克，葱段10克，盐3克，生抽8毫升，老抽4毫升，料酒、鸡粉、水淀粉、食用油各适量。

做法：

❶ 蛤蜊倒入沸水锅中，煮约2分钟至蛤蜊壳打开，把蛤蜊捞出，用清水将蛤蜊洗净，掰开。

❷ 用油起锅，倒入姜丝爆香，倒入蛤蜊炒匀，淋入少许料酒，加入盐、鸡粉，倒入少量生抽、老抽，炒匀调味，稍煮片刻，倒入水淀粉勾芡，将锅中材料翻炒至入味。

❸ 加入葱段炒匀，盛出装盘即可。

功效： 此菜具有降低血清胆固醇的功效。

💙 **温馨提示**

煮蛤蜊时，一定要把蛤蜊壳煮开后再捞出，这样才能让调料更好地渗入到蛤蜊肉里，吃起来更美味。

蛤蜊豆腐汤

原料： 蛤蜊350克，豆腐150克，淡奶5毫升，姜丝、葱花各少许，盐3克，鸡粉2克，胡椒粉少许，食用油适量。

做法：

❶ 洗净食材。豆腐切成小方块；锅中倒入适量清水烧开，放入处理干净的蛤蜊，煮约3分钟至壳打开时捞出，用清水将蛤蜊清洗干净。

❷ 锅中倒入适量清水烧开，淋入适量食用油，放入姜丝、豆腐、蛤蜊，拌匀，加盖用大火加热煮沸。

❸ 加入适量盐、鸡粉、胡椒粉，拌匀调味，倒入适量淡奶，用锅勺搅拌匀，出锅撒上葱花即可。

功效： 此菜可滋阴润燥、降低血脂，适宜高脂血症、冠心病患者食用。

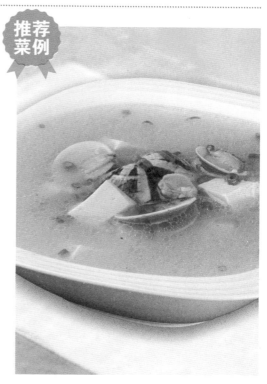

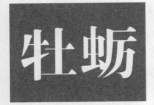

牡蛎

别名： 蚝肉、蛎黄。

性味归经： 性微寒，味甘、咸；归肝、心、肾经。

每日用量： 30 ~ 50 克。

热量： 301 千焦 /100 克。

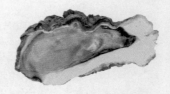

调理关键词

补充蛋白质

　　牡蛎中所含的蛋白质中有多种优良的氨基酸，有解毒作用，可以除去体内的有毒物质，其中的氨基乙磺酸有降低血胆固醇浓度的作用，可预防动脉硬化。

食疗作用

　　牡蛎具有镇静安神、滋阴潜阳、软坚散结、收敛固涩等作用，其所含的牛磺酸、DHA、EPA是智力发育所需的营养素，可益智健脑，益胃生津，对胃酸过多或患有胃溃疡的人更有益处。牡蛎中钙含量接近牛奶，有助于骨骼、牙齿生长。牡蛎富含核酸，能延缓皮肤老化，减少皱纹的形成，可嫩肤美容，延年益寿。

选购保存

　　选购牡蛎时，应挑选体大肥实，颜色淡黄，个体均匀而且干燥，表面颜色褐红者。新鲜的牡蛎在温度很低的情况下，如0℃以下，可以多存活5~10天，但是其肥度就会降低，所以尽量不要存放。

❤ 应用指南

1. 用于心悸失眠的冠心病患者：牡蛎、猪瘦肉各 150 克，盐等调料适量。将牡蛎洗净，可以用火烤，待壳张开后取其肉与猪瘦肉入锅同煮，炖汤服用。此品具有养血宁心的作用，适用于阴虚烦躁、夜睡不宁、血虚心悸、怔忡等症。

2. 用于高血压、高脂血症的冠心病患者：牡蛎肉 50 克，草决明 15 克。将草决明煎水取汁，与牡蛎肉入锅同煮至肉烂时食，每日 1 ~ 2 次。草决明具有清热明目、润肠通便的功效。此品可用于老年高血压、高脂血症及习惯性便秘的冠心病患者，有助于大便通畅，还能起到明目、降压、调脂等保健功能。

相忌搭配		
忌	**牡蛎 + 芹菜** 降低锌的吸收	**牡蛎 + 啤酒** 诱发痛风

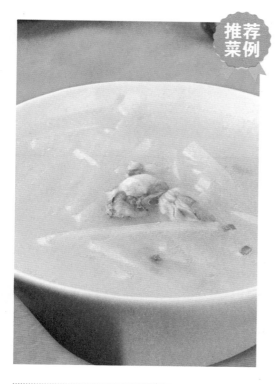

牡蛎白萝卜汤

原料： 白萝卜 170 克，牡蛎肉 100 克，姜丝、葱花各少许，盐 3 克，鸡粉 2 克，料酒、胡椒粉、香油、食用油各适量。

做法：

❶ 将洗净的白萝卜去皮切成丝待用。

❷ 锅中倒入适量清水烧开，加入少许食用油，放入少许姜丝，倒入白萝卜丝，再放入洗净的牡蛎肉，搅拌匀，淋入少许料酒。加盖用大火烧开后，转中火煮 5 分钟至食材熟透。

❸ 揭盖，加入盐、鸡粉、胡椒粉、香油拌匀，出锅撒上葱花即可。

功效： 此菜具有促进消化、增进食欲、加快胃肠蠕动和止咳的作用，适宜冠心病患者食用。

♥ **温馨提示**

　　牡蛎入锅煮之前，可将其放入淡盐水中浸泡，以使其吐净泥沙。

牡蛎豆腐羹

原料： 牡蛎肉 150 克，豆腐 100 克，鸡蛋 1 个，盐、葱段、韭菜末各少许，香油 2 毫升，高汤、食用油各适量。

做法：

❶ 牡蛎肉洗净泥沙；豆腐洗净，切成细丝；鸡蛋打入碗中，备用。

❷ 净锅上火倒入油，将葱炝香，倒入高汤，下牡蛎肉、豆腐丝，调入盐煲至入味，下入鸡蛋稍煮，淋入香油，撒上韭菜末即可。

功效： 本羹有保护肝脏、促进机体代谢的作用。其中的豆腐含有豆固醇，有助于抑制胆固醇的摄入，所含的大豆蛋白还能显著降低血浆胆固醇、甘油三酯和低密度脂蛋白，有助于防治心脑血管疾病。

♥ **温馨提示**

　　制作本品时不宜放味精或鸡精，避免破坏牡蛎的鲜味。

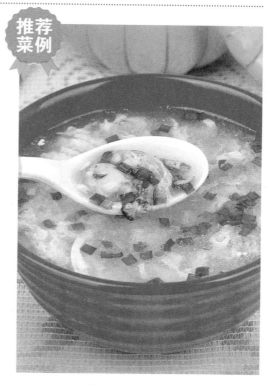

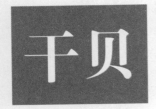

别名：江瑶柱、马甲柱、角带子。
性味归经：性平，味甘、咸；归脾经。

每日用量：50～100 克。
热量：1088 千焦 /100 克。

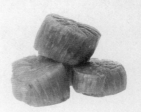

调理关键词

预防"三高"

干贝富含蛋白质、碳水化合物、维生素B$_2$和钙、磷、铁等多种营养成分，有降血压、降胆固醇、软化血管、预防动脉硬化等功效。

食疗作用

干贝具有滋阴、补肾、调中、下气之功效，可用于治疗头晕目眩、咽干口渴、虚劳咯血、脾胃虚弱等症，适合消化不良或久病体虚、脾胃虚弱、气血不足、脾肾阳虚、老年夜尿频多、高脂血症、动脉硬化、冠心病患者，以及糖尿病、红斑狼疮、干燥综合征等阴虚体质者食用。

选购保存

品质好的干贝干燥，颗粒完整，大小均匀，色淡黄而略有光泽。可存放在阴凉的角落或者冰箱中。

❤ 应用指南

1. 用于肾虚的冠心病患者：猪瘦肉 200 克，干贝 50 克，盐 2 克。干贝泡发好，猪瘦肉洗净、切块；干贝、猪肉同入锅内，加水煲汤，调入盐即可。适用于冠心病患者属肾阴虚之心烦口渴、失眠多梦、夜尿多等症状。

2. 用于血脂高的冠心病患者：干贝 300 克，葱花 5 克，盐 3 克，味精 1 克。干贝洗净，锅内放油烧热，下干贝翻炒均匀，放盐、味精再次炒匀；撒上葱花，出锅装盘即可。此品具有调脂、降脂的功效。

3. 用于防治动脉粥样硬化：干贝 200 克，干黑木耳 10 克，芹菜 1 根，蒜 3 瓣，调料适量。所有材料均处理好，入油锅翻炒至熟，调味即可。黑木耳含有维生素 K 和丰富的钙、镁等矿物质，能减少血液凝块，预防血栓的发生，此品具有防治动脉粥样硬化和冠心病的作用。

相宜搭配		
宜	**干贝 + 瓠瓜** 滋阴润燥	**干贝 + 瘦肉** 滋阴补肾

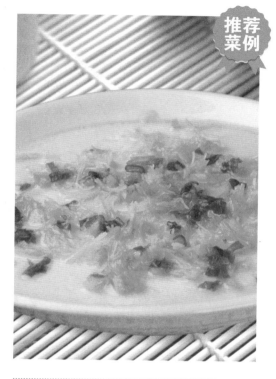

推荐菜例

干贝蒸水蛋

原料： 干贝 300 克，鸡蛋 1 个，姜片、葱条、葱花、料酒、胡椒粉、盐、味精、香油、食用油各适量。

做法：

❶ 水发干贝加入姜片、葱条、料酒，放入蒸锅蒸 15 分钟。

❷ 干贝蒸熟取出，待冷却后，用刀压碎备用。鸡蛋打入碗内，加适量盐、味精打散，加少许胡椒粉、香油，淋入适量温水调匀。

❸ 将调好味的蛋液放入蒸锅，加盖蒸熟。热锅注油，倒入干贝略炸，捞出，取出蒸熟的蛋液，撒上炸好的干贝和少许葱花，最后浇上少许热油即成。

功效： 此菜有助于降血压、补益健身，还能软化和保护血管。

干贝虾米炒丝瓜

原料： 丝瓜 250 克，虾米 30 克，干贝 10 克，姜片、蒜末、葱段各 8 克，米酒 4 毫升，香油 3 毫升，盐 2 克，鸡粉少许，水淀粉、食用油各适量。

做法：

❶ 将去皮洗净的丝瓜切小块，备用。

❷ 用油起锅，下入姜片、蒜末、葱段，爆香；倒入洗净的虾米，放入洗好的干贝，翻炒出鲜味；淋入米酒，炒匀提鲜，放入切好的丝瓜，翻炒匀。待丝瓜颜色变深时，注入清水，翻炒至食材熟软。

❸ 加入盐、鸡粉，炒匀调味，倒入少许水淀粉勾芡。淋入少许香油，炒匀、炒透即成。

功效 此菜肴有促进新陈代谢、软化血管的作用，适宜冠心病患者食用。

推荐菜例

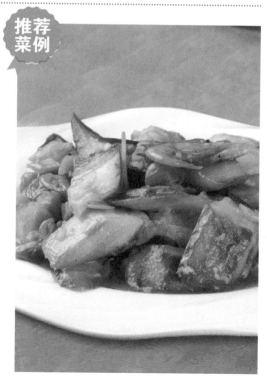

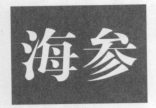

别名：海男子、土肉、刺参。
性味归经：性温，味甘、咸；归肾、心经。

每日用量：50～100克。
热量：321千焦/100克。

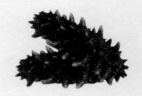

调理关键词

增强人体免疫力

海参含有活性成分海参素及由氨基己糖、己糖醛酸和岩藻糖等组成的刺参酸性黏多糖，另含18种氨基酸且不含胆固醇，能大大增强人体免疫力，有助于提高冠心病患者生活质量，预防阿尔茨海默病。

食疗作用

海参可以补肾、养血，营养和食疗价值都非常高。它能促进人体发育，增强免疫功能，预防皮肤衰老，清除体内过量的自由基，调节女性内分泌，美容养颜，延缓衰老等，还具有强大的抗炎作用，可用于防治前列腺炎和尿路感染。

选购保存

优质海参参体为黑褐色、鲜亮、呈半透明状，参体内外膨胀均匀呈圆形，肌肉薄厚均匀，内部无硬心，手持参的一头颤动有弹性，肉刺完整。发好的海参不能久存，最好不超过3天，存放期间用凉水浸泡，每天换水2～3次，不要沾油，或放入不结冰的冰箱中；如是干货保存，最好放在密封的木箱中，防潮。

♥ 应用指南

1. 用于血糖高、血脂稠的冠心病患者：大米50～100克（2～3人用量），海参1～2条，生姜3片。锅内加入泡发的海参、大米、姜片，再用小火炖煮至大米烂，即成。海参搭配甘温、温中暖肾的生姜，能让补肾益肾、温阳养血的效果更佳。

2. 冠心病患者养颜润肤的佳品：海参200克，水发竹笋100克，高汤500毫升。将水发海参切成长条，鲜笋切成片。将高汤烧开，加入海参、竹笋，小火煮片刻，加入盐、酱油、料酒，淋入水淀粉勾芡，汤汁透明即可。本品具有滋阴养血、养颜润肤的功效。

	相宜搭配	
宜	**海参 + 干姜** 补肾益肾，温阳养血	**海参 + 银耳** 补肾益精，养血润燥

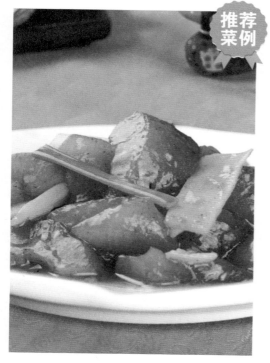

姜葱炒海参

原料： 水发海参 200 克，姜片 35 克，葱段 30 克，蒜末少许，高汤 100 毫升，水淀粉、料酒各 10 毫升，盐 3 克，生抽 5 毫升，鸡粉 3 克，老抽 2 毫升，食用油适量。

做法：

❶ 洗净的海参切成小块。

❷ 锅中注入适量清水，大火煮至沸，放入少许料酒、盐、鸡粉，倒入海参，拌匀，煮约 2 分钟，捞出沥干水分。

❸ 用油起锅，放入姜片爆香。倒入蒜末、海参，快速翻炒匀。淋入 5 毫升料酒、生抽、少许老抽，炒匀入味。再倒入高汤，拌匀。再加入盐、鸡粉、葱段，炒香，倒入水淀粉炒匀即可。

功效： 此菜适宜冠心病患者食用。

❤ **温馨提示**

　　海参在泡发时，不能沾油。

姜片海参炖鸡

原料： 海参 3 只，鸡腿 150 克，姜、盐各 5 克。

做法：

❶ 鸡腿洗净，剁块，入开水中氽烫后捞出，备用；姜洗净切片。

❷ 海参自腹部切开，洗净腔肠，切大块，氽烫，捞起。

❸ 锅中加适量水煮开，加入鸡块、姜片煮沸，转小火炖约 20 分钟，加入海参续炖 5 分钟，加盐调味即成。

功效： 本品是一种典型的高蛋白、低脂肪、低胆固醇的食物，很适合冠心病患者食用。其中的海参不仅是珍贵的食品，还是珍贵的药材，有强身健体、增强免疫力的作用。

❤ **温馨提示**

　　买回涨发好的海参后，应反复过水冲洗，以免残留的化学成分有害健康。

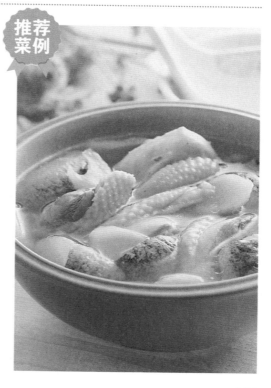

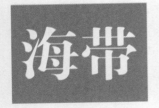

别名： 昆布、江白菜。
性味归经： 性寒，味咸；归肝、胃、肾三经。

每日用量： 15 ~ 20 克。
热量： 54 千焦 /100 克。

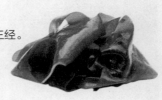

调理关键词

预防心脑血管疾病

海带中的甘露醇与碘、钾、烟酸等协同作用，对防治动脉硬化、高血压、慢性肝炎、贫血、水肿等疾病都有较好的效果。海带中的不饱和脂肪酸，对心脏病、糖尿病、高血压有防治作用。

食疗作用

海带中含有大量的碘，是甲状腺功能低下者的最佳食物；其含有大量的甘露醇，具有利尿消肿的作用，可防治肾功能衰竭、老年性水肿、药物中毒等；含有胶质能促使体内的放射性物质随同大便排出体外，从而减少放射性物质在人体内的积聚，也减少了放射性疾病的发生概率。近年来研究发现，海带还具有抗癌、防癌的功效。另外，海带热量低，对于预防肥胖症颇有益。

选购保存

质厚实、形状宽长、身干燥、色淡黑褐或深绿的才是优质海带。将干海带剪成长段，洗净，用淘米水泡上，煮30分钟，放凉后切成条，装保鲜袋中放入冰箱里冷冻即可。

♥ 应用指南

1. 用于血脂高的冠心病患者： 海带50克，洗净、切丝，用醋、盐适量调拌。分2 ~ 3次吃完，每日1次，可降低血脂黏稠度，使血流通畅，可控制冠心病的进一步发展。

2. 用于并发高血压的冠心病患者： 海带30克，薏苡仁20克，鸡蛋2个，食用油、盐、味精、胡椒粉各适量。先将海带和薏苡仁煮烂；用铁锅将鸡蛋炒熟，将海带、薏苡仁连汤倒入，加盐、胡椒粉，煮片刻，起锅时加味精即成。此品可用于冠心病、高血压、风湿性心脏病等患者的辅助食疗。

	相宜搭配	
宜	**海带 + 黑木耳** 排毒素，促进营养吸收	**海带 + 冬瓜** 降血压，降血脂

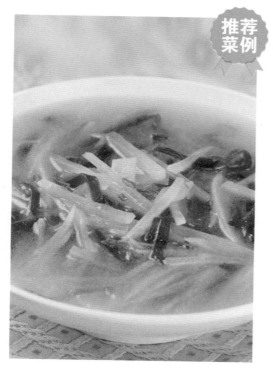

白萝卜海带汤

原料： 白萝卜200克，海带180克，姜片、葱花各少许，盐、鸡粉各2克，食用油适量。

做法：

❶ 将洗净去皮的白萝卜切成片，改切成丝；洗好的海带切方块，再切成丝。

❷ 用油起锅，放入姜片；爆香。倒入白萝卜丝，炒匀；注入适量清水，盖上盖，烧开后煮3分钟至熟。

❸ 揭盖，稍加搅拌，倒入海带，拌匀，煮沸，放入适量盐、鸡粉，用勺搅匀，煮沸；把煮好的汤料盛出，装入碗中，放上葱花即可。

功效： 此菜含有促进脂肪代谢的物质，能降低血胆固醇，预防冠心病；海带所含的钾对高血压有食疗作用。

❤ **温馨提示**

白萝卜丝易熟，所以焯煮的时间不宜过长。

海带菜花汤

原料： 水发海带200克，菜花150克，胡萝卜100克，黄芪7克，盐3克，胡椒粉、食用油各适量。

做法：

❶ 洗净食材。黄芪切成小块；胡萝卜、海带、菜花均切成小块。

❷ 砂锅中注入适量清水烧开，放入黄芪、胡萝卜，煮沸后转小火煮20分钟至胡萝卜熟。再下入菜花，倒入海带，用小火煮15分钟至熟软。

❸ 揭盖，淋入适量食用油，加入盐，撒入少许胡椒粉，再用锅勺搅拌匀即可。

功效： 此菜肴具有补中益气、养血活血的作用。

❤ **温馨提示**

菜花切好后放入碗中，加入适量温开水浸泡5分钟，可去除残留在其表面的杂质。

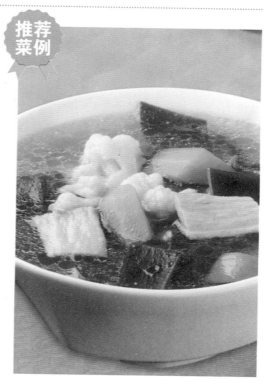

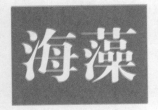

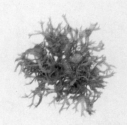

别名：大叶藻、海根菜、海草。
性味归经：性寒，味咸；归肝、心、肾三经。

每日用量：15 ~ 20 克。
热量：95 千焦 /100 克。

调理关键词

降低胆固醇

　　海藻中含有大量的能明显降低血液中胆固醇含量的碘，经常食用有利于维持心脑血管系统的功能，使血管富有弹性，预防动脉硬化的发生，适宜高血压、高脂血症、动脉硬化等患者食用。

食疗作用

　　海藻提取液蛋白多糖类可对抗各种病毒，其中包括艾滋病病毒和致癌的RNA病毒，可预防白血病藻胶酸，可与放射性元素锶结合成不溶物排出体外，使锶不致在体内引起白血病等。海藻中的蛋氨酸、胱氨酸含量丰富，能防止皮肤干燥，常食还可使干性皮肤富有光泽，油性皮肤可改善油脂分泌。其所含维生素丰富，可维护上皮组织健康生长，减少色素斑点，是美容保健的佳品。

选购保存

　　宜选购气味正常、有明显海腥味的海藻。若有染色，会掩盖部分腥味，甚至没腥味。泡水，看水的颜色是否有浓重的绿色，合格的产品泡水后，颜色会有淡淡的褐绿色。分装在保鲜袋中，放入冰箱里冷冻起来。

♥ 应用指南

1. **用于清除血管内沉积的脂质**：海藻 30 克，白僵蚕 15 克。两者混合微炒，研成细末，以白梅 15 克，沸水浸泡取汁，合药作小丸。每次服 6 克，以米汤送下。此方具有清除血管内沉积脂质、疏通血管的作用。

2. **用于淋巴结肿大的冠心病患者**：猪瘦肉 150 克，海藻、夏枯草各 30 克。将猪瘦肉切丝，与海藻、夏枯草共煮汤，调味即可服食。此汤具有清热解毒、软坚散结的功效，可辅助治疗淋巴结核、淋巴结肿大等病症。

相宜搭配		
宜	**海藻 + 山楂** 清脂，减肥	**海藻 + 决明子** 清肝明目，化痰

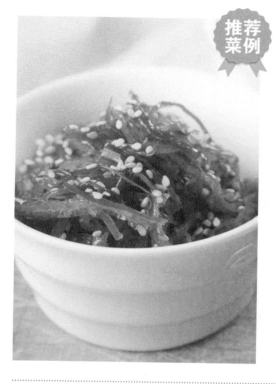

凉拌海藻

原料：海藻、白芝麻、盐、味精、酱油、红油、花椒油、香油、食用油各适量。

做法：

❶ 干海藻开水泡发洗净。锅中注入适量清水烧开，加入适量食用油和盐，将海藻入锅稍焯煮3分钟捞出，沥干水分。

❷ 将酱油、香油、红油、花椒油、盐、味精拌匀调好。

❸ 将海藻放入碟中，加入调好的调料搅拌均匀，再撒上少许白芝麻即可。

功效：海藻中含有大量的叶绿素，可净化血液，清除体内毒素和清洗直肠，它具有增强人体免疫力、抗癌、抗病毒的功效。海藻可抵抗辐射，是公认的抗辐射辅助治疗食品。

♥ **温馨提示**

　　本品不适合脾胃虚寒者食用，否则易导致腹泻。

海藻沙拉

原料：海藻（泡开）200克，紫甘蓝100克，黑芝麻、白芝麻、盐、白醋各适量。

做法：

❶ 将海藻用水洗净，再用热水余烫捞起后冲凉，彻底沥干备用。

❷ 将盐加入2杯水中溶化备用，紫甘蓝洗净，铺在盘底。

❸ 放入海藻、黑芝麻、白芝麻，加盐、白醋拌匀即可。

功效：此菜有利于维持心脑血管系统的功能，使血管富有弹性，可预防动脉硬化的发生。

♥ **温馨提示**

　　海藻在热水中余烫不仅可以除掉杂质，还可以使口感更加脆滑。

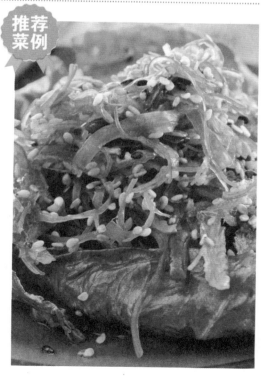

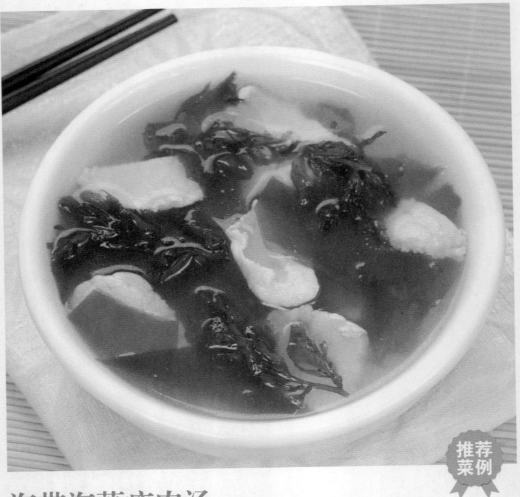

推荐
菜例

海带海藻瘦肉汤

原料: 瘦肉350克,海带、海藻各适量,盐4克。

做法:

① 瘦肉洗净,切片,氽水;海带洗净,切片;海藻洗净。

② 将瘦肉氽一下,去除血水。

③ 将瘦肉、海带、海藻放入锅中,加入清水,炖2小时至汤色变浓后,调入盐即可。

功效: 本品中的海带不但可以为人体补充微量元素碘,还可降低血液中的血脂水平,减少血脂在血管壁、心肌、肝脏、肠膜上的积存,防治血管硬化、心脏病和肝硬化。

♥ **温馨提示**

甲亢患者不宜饮用此汤。

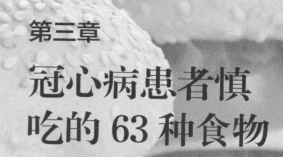

第三章
冠心病患者慎吃的 63 种食物

如今人们的生活水平提高得很快，免不了大吃大喝，"口无遮拦"地吃喝，也导致了很多疾病的发生，比如冠心病。因此，冠心病患者要学会适当忌口，在饮食上最重要的一点就是不要食用肥甘油腻的食物，含胆固醇过高的食物也不宜，然后是辛辣刺激性食物、过咸的食物及大寒大热性质的食物。总之，冠心病患者要懂得忌口，控制饮食。

猪肝

慎吃关键词：
胆固醇、磷。

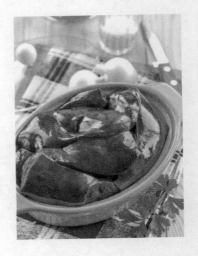

慎吃猪肝的原因

猪肝中含大量维生素A，摄取过多反而会造成机体排泄不良，会使肝脏产生疲乏，从而引起毛发脱落或发疹。

猪肝中胆固醇含量较高，会导致动脉硬化，加重心脑血管疾病，因此冠心病患者不宜食用。

另外，猪肝中磷含量较高，摄入过量的磷会把大量钙质排出体外，导致体内钙质大量流失，导致体内钙和磷的比例失调。

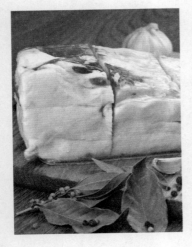

猪肥肉

慎吃关键词：
脂肪。

慎吃猪肥肉的原因

猪肥肉比其他肉类脂肪含量高，长期大量进食将不可避免地导致脂肪摄入过多，使人体蓄积过多脂肪。冠心病患者心脏供血供氧不足，而肥胖必将加重心脏负担，增加其缺血缺氧的可能。

猪肥肉中的油脂多为饱和脂肪酸，长期食用还会与体内的胆固醇结合堆积于血管壁，导致管腔变窄，加重冠心病患者的病情。

猪蹄

慎吃关键词：
饱和脂肪酸。

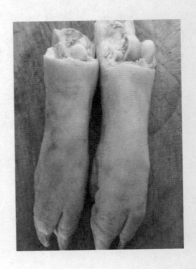

慎吃猪蹄的原因

猪蹄对冠心病患者是高危食物，因其脂肪含量较高，多为饱和脂肪酸，过多食用易导致肥胖和血管管腔变窄，严重的会出现堵塞，从而出现血流运行不畅。而冠心病患者本身血管有损伤，血流运行不畅，食用此类食物后容易引发心肌梗死。

猪蹄中的蛋白质及脂肪含量丰富，过多地食用不易消化吸收，不利于冠心病患者的病情恢复。

羊肉

慎吃关键词：
脂肪。

慎吃羊肉的原因

羊肉中脂肪和蛋白质含量较高，对冠心病患者而言，过多食用不利于消化吸收。

中医认为冠心病的发生与脾脏的功能息息相关，脾主运化升清，脾脏功能不强，易导致血液运化不力，久而久之易形成痰浊和血瘀，易导致血液运行不畅，从而出现组织缺血缺氧的现象。若食用高蛋白食物显然会增加脾脏负担，从而加重患者病情。

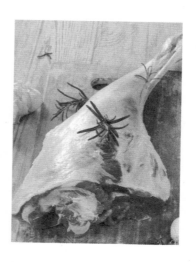

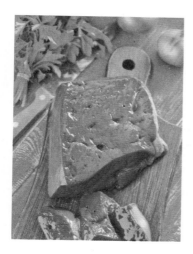

羊肝

慎吃关键词：
胆固醇、维生素A。

慎吃羊肝的原因

羊肝是较常见的动物内脏之一，而动物内脏中胆固醇含量普遍较高，常食易导致多余的胆固醇沉积于血管壁，从而导致血管管腔变窄，甚至形成血栓。冠心病主要是由冠状动脉堵塞或狭窄所引起的，因此不宜食用。

羊肝中维生素A含量极其丰富，长期大量食用易导致维生素A过多症，出现头痛、恶心、呕吐、视物模糊等症状。

牛骨髓

慎吃关键词：
胆固醇。

慎吃牛骨髓的原因

牛骨髓胆固醇含量较高，适量胆固醇对人体是有益的，若过多食用高胆固醇食物，易导致没完全代谢的胆固醇在体内堆积，沉积于血管壁，导致血管管腔变窄，严重的出现堵塞，导致动脉硬化的发生。对冠心病患者不利。

牛骨髓中脂肪含量极高，可达95.8%，而过多的脂肪摄入是导致肥胖、心脑血管疾病的潜在因素，会加重冠心病患者的病情。

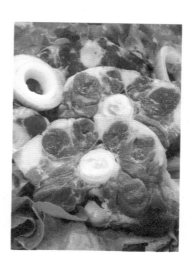

风干牛肉

慎吃关键词：
蛋白质。

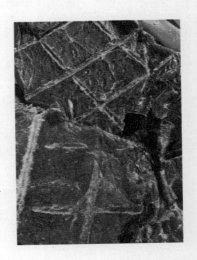

慎吃风干牛肉的原因

牛肉含极高的蛋白质，过多食用易加大胃肠负担，不易消化吸收。对冠心病患者来说，不宜食用高蛋白和难消化的食物，否则会间接地引起心脏跳动加快，从而导致心肌对养分和氧气的消耗加大，不利于病情。

风干牛肉质地较坚硬，经常食用易导致咬肌过度使用，可能造成牙齿松动，还会导致牙痛和腮帮痛等，故不宜多食。

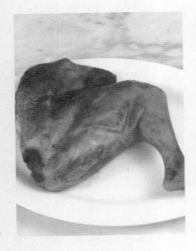

狗肉

慎吃关键词：
蛋白质、温补。

慎吃狗肉的原因

狗肉中蛋白质含量极高，过多食用易增加消化系统的负担，从而加大机体组织对血液和氧气的需求，会间接地引起心脏搏动加快，加大心肌对养分的需求。而冠心病患者本身心肌供血不充分，食用高蛋白的食物后会引发心绞痛，严重的会导致心力衰竭危及生命。另外，过多食用狗肉易积热生燥，导致便秘。而便秘易引发心脑血管疾病，对冠心病患者不利。

烤鸭

慎吃关键词：
油脂、苯并芘。

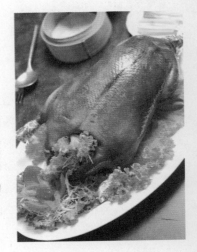

慎吃烤鸭的原因

烤鸭中油脂的含量非常高，过多食用含油脂高的食物，易加重胃肠负担，还易导致脂肪颗粒堆积于血管壁上，堵塞血管，诱发动脉硬化。对冠心病患者而言，动脉硬化是导致其发病的主要原因，食用此类食物显然对其不利。烤鸭是熏烤类制品，熏烤类食物多数会在食物的表面形成一种叫苯并芘的物质，对人体的危害极大，经常食用，易增加癌症的患病概率。

鸭血

慎吃关键词：
胆固醇、寒凉。

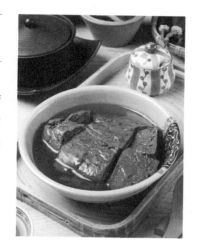

慎吃鸭血的原因

鸭血中含较高胆固醇，过多食用后易导致血管堵塞，使管腔变窄，从而使得组织供血不足。冠心病是因为动脉硬化导致血管损伤，导致心肌缺血，食用此类食物后会加重心肌缺血缺氧的状态。

鸭血属于寒性食物。中医认为痰浊和血瘀是导致冠心病的主要因素，食用寒凉性质的食物显然会加重血瘀现象，不利于缓解病情。

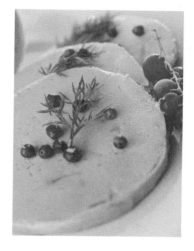

鹅肝

慎吃关键词：
高胆固醇、毒素。

慎吃鹅肝的原因

鹅肝属于高胆固醇食物，还含有大量饱和脂肪酸，会增加人体胆固醇的含量。排泄未尽的胆固醇易沉积于脉管壁，堵塞血管，不利于血液循环，导致动脉硬化的发生。对冠心病患者而言，食用此类食物显然不利于健康。

动物肝脏是体内最大的毒物中转站和解毒器官，或多或少的含有一些有毒成分，长期食用易导致毒素堆积，对健康不利。

炸鸡

慎吃关键词：
油炸、饱和脂肪酸。

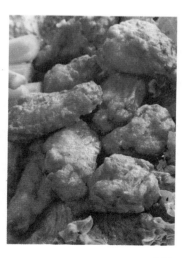

慎吃炸鸡的原因

炸鸡是油炸类食物，经过高温烹炸后营养流失较为严重，经常食用不利于其他营养物质的吸收。

炸鸡为了保证口味，常会选择棕榈油等饱和脂肪酸含量较高的油来烹炸，而饱和脂肪酸是导致心脑血管疾病的最主要原因，易造成血管堵塞，加重心脏负担。对冠心病患者而言，食用此类食物后易诱发心绞痛的发生，严重的还会导致心力衰竭，甚至危及生命。

烧烤食物

慎吃关键词：
苯并芘。

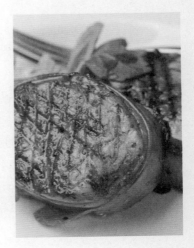

慎吃烧烤食物的原因

烧烤食物食用后会加重胃肠负担，不易消化吸收，加大系统及组织对营养和氧气的需求，间接地使心跳加快，从而使得心肌对养分的需求加大，而其本身由于管腔变窄，供血不充分，进而会加重病情。

由于肉直接在高温下进行烧烤，被分解的脂肪滴在炭火上，会产生一种叫苯并芘的高度致癌性物质，食用后会提高癌症的发病率。

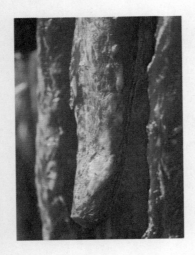

腊肉

慎吃关键词：
脂肪、腌渍品。

慎吃腊肉的原因

腊肉是高脂肪类食物，每100克腊肉中脂肪含量高达50%。腊肉中的胆固醇含量同样很高，每100克腊肉含胆固醇68毫克。长期食用极易引起动脉粥样硬化和心脑血管疾病的发生。而动脉硬化是导致冠心病的最主要原因，故不宜食用。

腊肉是腌渍品的一种，有一般腌渍品的危害，还会升高血压。冠心病患者血管壁有损伤，血压升高后会使损伤更为严重。

火腿

慎吃关键词：
腌渍。

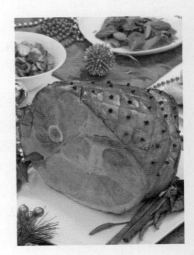

慎吃火腿的原因

火腿是肉制品经过腌渍而成，在制作过程中大量使用氯化钠（盐）和亚硝酸钠（工业用盐），长期摄入过多盐分会导致高血压和水肿，对血管壁有冲击作用，对冠心病患者不利。另外，亚硝酸钠食用过量会造成食物中毒甚至能导致癌症。

火腿营养丰富，蛋白质含量高，过多食用不易消化吸收，对冠心病患者不利。

午餐肉

慎吃关键词：
防腐剂。

慎吃午餐肉的原因

午餐肉是一种罐装压缩肉糜，属于加工的肉类制品，食品中都加入了防腐剂，有的还添加了人工合成色素、香精、甜味剂等，长期食用对脏器功能损害较大，特别是肝和肾。故不宜多食。

午餐肉中含亚硝酸盐，长期摄入会增加人体患癌的概率。由于盐分含量较高，食用后会导致血压升高，对冠心病患者不利。

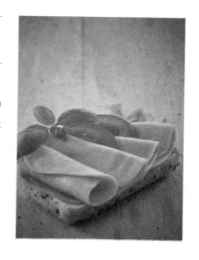

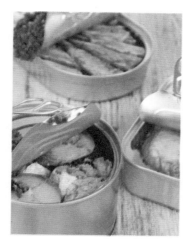

鲮鱼罐头

慎吃关键词：
防腐剂。

慎吃鲮鱼罐头的原因

鲮鱼罐头在制作过程中会加入防腐剂和添加剂，如香料、色素、人工调味剂等。少量短期食用罐头食品是相对安全的，若经常食用则对肝、肾脏等器官有损害，会影响身体的健康，甚至还会因某些化学物质的逐渐积累而引起慢性中毒。故不宜多食。

鲮鱼含蛋白质较丰富，冠心病患者可以适当食用，但是不宜过食，因为过多蛋白质的摄入反而会加重患者病情。

沙丁鱼罐头

慎吃沙丁鱼罐头的原因

无论是鱼肉罐头还是其他罐头，为延长保存期，在制作过程中都会加入防腐剂。少量短期食用罐头食品是相对安全的，若经常食用则对肝、肾脏等器官均有损害。不宜多食。

沙丁鱼属于海产品，其嘌呤含量较高，过多食用易导致嘌呤代谢旺盛，导致血尿酸升高，而血尿酸的高低与高血压、冠心病有一定联系，故冠心病患者不宜食用。

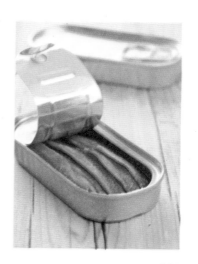

咸鱼

慎吃关键词：
腌渍品。

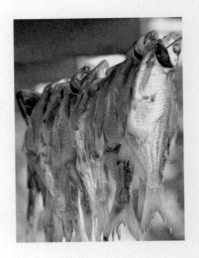

慎吃咸鱼的原因

　　咸鱼是腌渍品，所用的盐一般都是粗盐，这种盐含有较多的硝酸盐，硝酸盐在细菌的作用下，可形成亚硝酸盐，而且亚硝酸盐在一定条件下可转化成强致癌物亚硝胺，尤其易引起消化道癌、肝癌等。故不宜多吃。

　　咸鱼含盐分较高，易引起血管收缩，血管渗透压的升高，长期如此会出现高血压。对冠心病患者来说，高血压也是导致其发病的一个关键因素，故不宜多食。

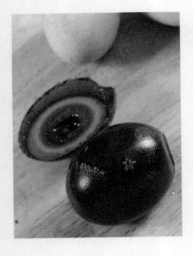

松花蛋

慎吃关键词：
重金属。

慎吃松花蛋的原因

　　松花蛋含有重金属铅，少量食用可以，但过多食用容易引起铅中毒，如出现智力低下、反应迟钝、多动、注意力不集中、听力下降、学习困难、运动失调、贫血，以及食欲低下等中毒症状。

　　松花蛋的蛋壳上含有大量的细菌，较脏的皮蛋表面的细菌更多，这些细菌若大量通过蛋壳的孔隙进入蛋内，吃了这样的松花蛋就会导致中毒，对人体健康不利。

猪油

慎吃关键词：
饱和脂肪酸。

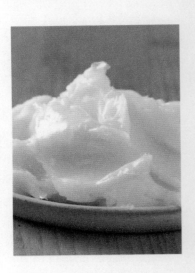

慎吃猪油的原因

　　猪油中饱和脂肪酸含量较高，长期食用易引起心脑血管疾病。此外，其胆固醇含量也较高，过多食用，易导致多余的胆固醇沉积于血管壁，从而使管腔变窄，血流循环受阻。而冠心病患者主要是冠状动脉硬化引起血流受阻，食用此类食物会引发心绞痛或心肌梗死。猪油是一种高能量食物，长期食用，极易导致肥胖，对冠心病患者不利。

奶油

慎吃关键词：
热量、脂肪。

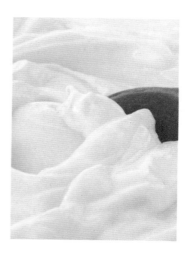

慎吃奶油的原因

奶油的热量和脂肪含量都很高，长期食用不利于控制体重，易导致肥胖。而引起冠心病的诸多因素中，肥胖是主要因素之一。市售奶油多为植物奶油，植物奶油含有的胆固醇和热量虽没有动物奶油高，但含有大量的反式脂肪酸，会增加血液的黏稠度，从而导致动脉硬化，这是诱发冠心病的一个直接病因，故不宜食用。

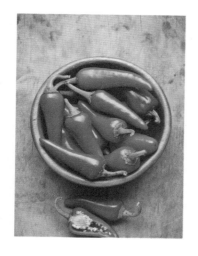

辣椒

慎吃关键词：
刺激性。

慎吃辣椒的原因

辣椒具有一定的刺激性，其含有的辣椒素可使心动加速、心跳加快、循环血液量剧增，使血压升高，心肌耗氧量增加。对冠心病患者来说，由于冠状动脉管腔狭窄，血流运行不畅，心肌供血供氧不是很充分，经常食用此类食物后会加重其缺血缺氧的现象，易引发心绞痛或心肌梗死，严重的会导致心力衰竭。长期食用辣椒，还容易导致便秘，对冠心病患者不利。

咖喱粉

慎吃关键词：
刺激性。

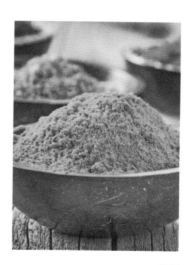

慎吃咖喱粉的原因

咖喱粉有辛辣刺激性味道，具有一定的兴奋性，食用后能使心跳加快、血压升高，而心跳加快会增加心肌的耗氧量。对冠心病患者来说，由于冠状动脉硬化，血管管腔变窄，心肌供血供氧不充分，食用此类食物后，会加重心肌缺血缺氧的现象，对其不利。

咖喱粉有刺激胃酸分泌的作用，过多食用会致使胃酸分泌过多。另外，还容易导致便秘。

剁椒

慎吃关键词：
刺激性。

慎吃剁椒的原因

剁椒为辛热之品，具有兴奋刺激性，食用后容易使心跳加快，循环血流量增加，易使血压升高，心肌耗血耗氧量增加。对冠心病患者来说，由于供养心肌的血管管腔狭窄，使得心肌所得到的营养不充分，食用此类食物后，会加重心肌缺血缺氧的状态。

另外，过多食用剁椒易积热生燥，会耗损人体的津液，易导致便秘，对冠心病患者不利。

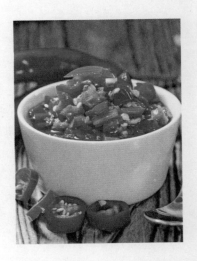

芥末

慎吃关键词：
刺激性。

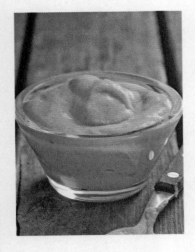

慎吃芥末的原因

芥末具有催泪性的强烈刺激性辣味，食用后可使人心跳加快、循环血量增加，易使血压升高，心脏负荷加大，从而使心肌耗氧量加大。对冠心病患者来说，由于血管管腔变窄，心肌所需营养和氧气供应不充分，食用此类辛热之品后，会加重心肌缺血缺氧的现象，易引发心绞痛。

芥末是辛辣调味品，过多食用易积热生燥，导致便秘。

鱼露

慎吃关键词：
亚硝胺、钠。

慎吃鱼露的原因

鱼露中含有多种亚硝胺类物质，亚硝胺类物质能阻断红细胞运输氧气的能力，会导致组织缺氧而坏死，而冠心病患者由于冠状动脉管腔狭窄或堵塞，导致心肌供血供氧不足，食用此类食物无疑会加重其缺氧的症状，易导致心力衰竭。

鱼露的含钠量极高，长期食用易使血压升高，而高血压是引发冠心病的危险因素之一，故不宜食用。

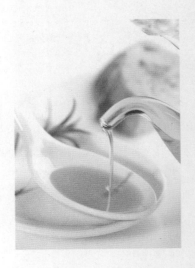

茴香

慎吃关键词：
刺激性。

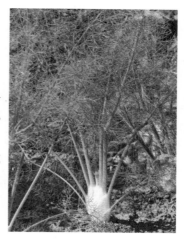

慎吃茴香的原因

茴香为辛辣刺激性香料，具有兴奋性，能使心跳加快，血压升高。对冠心病患者来说，心跳加快会加大心肌的耗血耗氧量，而其本身心肌供应营养不充分，食用后易引发心绞痛。

茴香性热，过多食用容易消耗肠道水分，使胃腺体分泌减少，造成肠道干燥、便秘或粪便梗阻。此外，茴香属于天然香料，长期食用易致癌。故不宜多食。

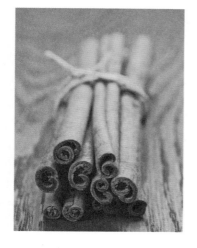

桂皮

慎吃关键词：
黄樟醚。

慎吃桂皮的原因

桂皮是一种辛辣香料，其中含有黄樟醚成分，具有一定的诱变性，能诱发导致肝癌。

桂皮本身有小毒，如用量过大，可发生头晕、眼花、眼涩、咳嗽、尿少、干渴、脉数大等毒性反应。另外，辛辣食物具有兴奋性，能加快心跳，使血压升高。冠心病患者食用后会加重心肌缺血缺氧的现象，故不宜食用。

豆蔻

慎吃关键词：
刺激性。

慎吃豆蔻的原因

豆蔻是刺激性香料，一般作为卤料使用，食用此类食物后能加速心跳，使血压升高。对冠心病患者来说，心跳加快和血压升高都会给心脏带来负担，加剧心肌缺血缺氧的现象。

豆蔻也是天然的香料，一般来说，天然香料都具有一定的诱变性，能诱变正常组织非遗传性增长，易诱发癌症，故不宜常食。

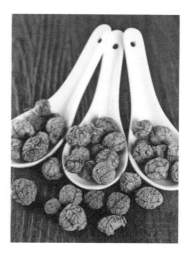

酸菜

慎吃关键词：
腌渍品。

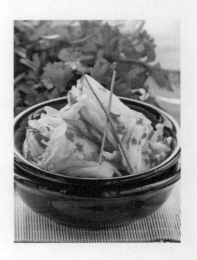

慎吃酸菜的原因

酸菜是腌渍品，蔬菜在腌渍的过程中营养成分损失较为严重，长期食用不利于营养均衡。对冠心病患者来说，要吸收充分的营养物质，食用此类食物对其无益。

禁止食用腌渍时间较短的酸菜。因腌渍时间短，含亚硝酸盐过多，会导致组织缺氧，出现头痛头晕等亚硝酸中毒症状。而冠心病患者心肌供氧不充分，食用后无疑会使心肌缺氧症状加重。

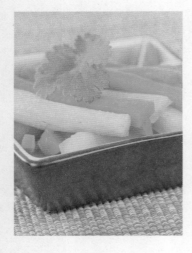

萝卜干

慎吃关键词：
腌渍品。

慎吃萝卜干的原因

萝卜干也属于腌渍品，在腌渍的过程中加入了大量盐分，所以钠含量高，而钠的摄取量与高血压的罹患率呈正比关系，过多的钠盐在体内潴留，可使血管紧张素 I 向血管紧张素 II 转化，使血管收缩，从而使血压升高，加重心脏的负担。对冠心病患者大为不利。

萝卜干是产气类食物，胃肠功能不佳者也不宜多食。

榨菜

慎吃关键词：
腌渍品。

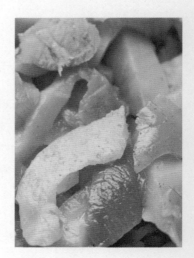

慎吃榨菜的原因

榨菜属于腌渍产品，过多食用易诱发高血压，加重心脏的负担，更为严重的是引发心力衰竭，出现全身水肿及腹水。冠心病患者食用后，会加快其心力衰竭的表现，对其健康不利。榨菜是腌渍类的蔬菜，在制作过程中或多或少的有一些亚硝酸盐成分。若长期过多食用，会增加患癌的风险。

酸笋

慎吃关键词：
发物、腌渍。

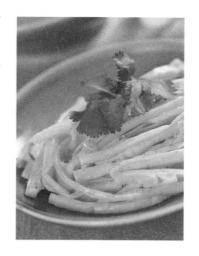

慎吃酸笋的原因

竹笋是发物，酸笋尤甚，患有皮肤病等病症的患者不宜食用。过多食用酸笋易导致消化不良、积滞。酸笋的粗纤维含量极高，食用后会间接引起心脏耗氧增加，冠心病患者食用后易引发心绞痛。

酸笋属于腌渍食物，含有较高的盐分，而冠心病患者不宜食用过咸食物，否则会引起血压升高，引发心肌梗死。

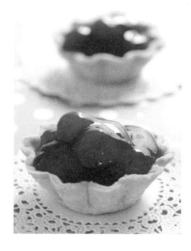

果酱

慎吃关键词：
糖分、添加剂。

慎吃果酱的原因

果酱是把水果、糖及酸度调节剂混合经高温熬制而成的，除了水果中的果糖外，还加入了砂糖、蜂蜜等，含糖量极高，食用过多容易使人发胖，并且不利于血糖控制。一般来说，肥胖易增加患冠心病的概率，故不宜多食。

果酱大多都含有各种食品添加剂，如色素、香精等成分。食用过多，对身体的损害极大，对冠心病患者不利，故不宜多食。

白糖

慎吃关键词：
糖分。

慎吃白糖的原因

白糖能为人体提供能量，过多食用容易引发肥胖、糖尿病以及龋齿等疾病，严重危害人体健康。故冠心病患者不宜多食。

白糖不宜多吃，特别是空腹时，大量吃糖会使血液中的血糖突然增高，破坏机体的酸碱平衡与体内各种有益微生物的平衡，不利于人体健康。此外，白糖是热能食物，但营养成分微乎其微，长期食用容易导致营养缺乏，对患者不利。

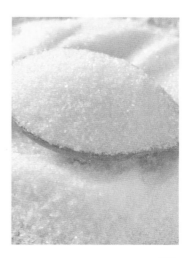

蜜饯

慎吃关键词:
热能、盐。

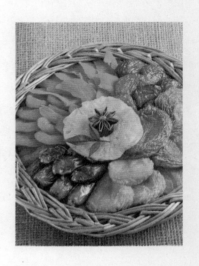

慎吃蜜饯的原因

蜜饯类食品在加工过程中,水果所含的维生素C基本完全被破坏,而加工中所用的白砂糖纯度高达99.9%以上,如此纯的糖中除了大量热能之外,别的营养成分较少。会导致B族维生素和某些微量元素的缺乏,长期食用不利于营养均衡。对冠心病患者不利。

蜜饯含盐量过高,过多食用容易导致高血压,对冠心病患者不利,故不宜多食。

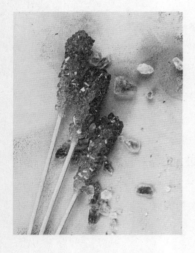

麦芽糖

慎吃关键词:
糖分。

慎吃麦芽糖的原因

麦芽糖也叫饴糖,过多食用容易引起视神经炎。因为糖在人体内代谢需要消耗大量的维生素B_1,而维生素B_1的缺乏是导致视神经炎的最主要原因,经常大量进食甜食,既会导致眼睛疲劳,又会影响视神经的正常功能,故不宜多食。

冠心病患者不宜食用含糖量高的食物,否则会引起血糖升高,血压波动,增加心脏负担,加剧心肌缺氧的现象,对患者不利。

甜点

慎吃关键词:
糖分。

慎吃甜点的原因

甜点属于糖类食物,过多食用易导致龋齿。此外,过多摄入糖类食物,容易导致剩余的糖分转化成脂肪堆积于皮下组织,从而形成肥胖。另外,糖类食物食用过多,容易使血压波动,这也是心脑血管疾病发生的潜在诱因。

甜点除含糖量高之外,几乎无其他营养成分,过多食用势必会减少其他营养成分的吸收,对冠心病患者不利。

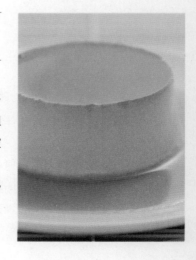

蜂蜜

慎吃关键词：
糖分。

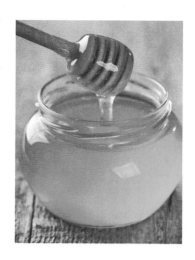

慎吃蜂蜜的原因

有资料显示，100毫升蜂蜜含有糖类82.12克，含水17.1毫升，是一种典型的高热量、高糖的食物。经常食用还会影响其他营养物质的吸收，不利于营养的均衡。而冠心病患者需要优质的营养，长期食用显然对其不利。

少量食用蜂蜜对心脑血管疾病患者有益，但过多食用反而会增加其所带来的危害，故冠心病患者不宜多食。

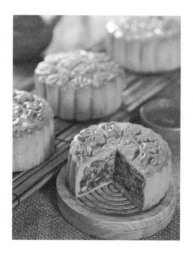

月饼

慎吃关键词：
糖分、热量。

慎吃月饼的原因

月饼中含大量的糖分，会升高人体内的血糖，使胃酸大量分泌，容易使血压升高。吃月饼过量时，容易引起疾病发作，尤其是冠心病等患者，月饼中的糖类、脂质成分会增加血液的黏度，加重心脏缺血程度，诱发心肌梗死。

月饼含热量较高，食用后不易消化吸收，对冠心病患者来说，不宜食用难消化的食物，否则会加重病情。

萨其马

慎吃关键词：
油炸、糖分。

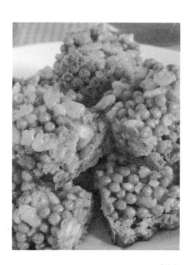

慎吃萨其马的原因

萨其马属于油炸类食物，油炸类食物除了油脂含量高之外，还不易消化吸收。对冠心病患者来说，食用含油脂含量高的食物后，过多的油脂会沉积于血管壁，从而堵塞管腔，加重病情，甚至引发心绞痛或心肌梗死等。

萨其马含糖量较高，过多食用易使血压波动，从而增加心脏的负担，对冠心病患者不利。

高糖饮料

慎吃关键词：
糖分。

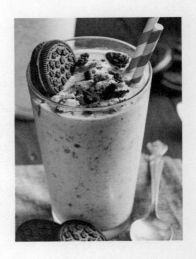

慎喝高糖饮料的原因

　　高糖饮料糖分含量相对较高。有研究表明，长期饮用高糖饮料的人易患肾结石。对冠心病患者来说，食用糖类后，易导致血压升高，会使心脏的耗血耗氧量加大，从而易引发心绞痛或心肌梗死。

　　一般来说，喝高糖饮料多的人，膳食纤维的摄入量会减少，淀粉类主食和蛋白质也吃得较少，易导致营养吸收不均衡，对冠心病患者不利。

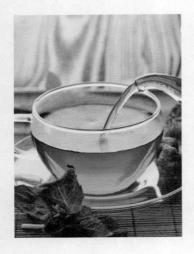

浓茶

慎吃关键词：
咖啡因、鞣酸。

慎喝浓茶的原因

　　浓茶中含有浓度较高的咖啡因，具有兴奋中枢神经的作用，可使人心跳加快，从而升高血压，增加心脏和肾脏的负担。冠心病患者饮用后，会加重心肌缺血缺氧的现象，故不宜饮用。

　　浓茶中还含有大量的鞣酸，与食物中的蛋白质结合后会生成不容易消化吸收的鞣酸蛋白，增加胃肠负担，还会间接导致心脏耗氧量加剧，对冠心病患者不利。

咖啡

慎吃关键词：
热量、咖啡因。

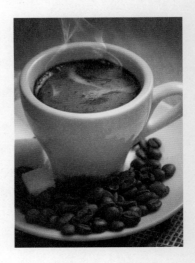

慎喝咖啡的原因

　　咖啡的热量和脂肪含量均较高，长期饮用大量的煮沸咖啡，咖啡豆里的咖啡白脂等物质可导致血清总胆固醇、低密度脂蛋白胆固醇以及甘油三酯水平升高，从而使血脂过高，进一步导致动脉硬化。

　　咖啡中含有咖啡因，长期饮用会使心率加快，血压升高，刺激大脑皮质，使之处于兴奋状态，对冠心病患者不利。

方便面

慎吃关键词：
油脂、盐分。

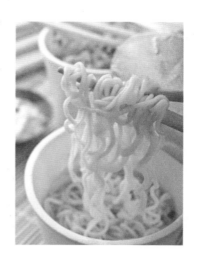

慎吃方便面的原因

方便面油脂含量高，油脂经过氧化后变为"氧化脂质"，易积于血管或其他器官中，加速人体的衰老，引起多种疾病。对冠心病患者来说，动脉硬化是导致其发病的直接原因，故不宜食用。

方便面盐分含量偏高，而吃盐过多易患高血压，且损害肾脏。而血压升高除了会冲击血管壁，对血管壁造成损伤外，还会增加心脏的负担，加大心肌耗氧量。

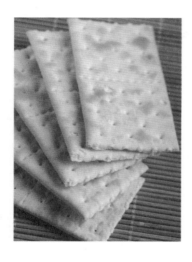

苏打饼干

慎吃关键词：
丙烯酰胺。

慎吃苏打饼干的原因

苏打饼干含盐量较高，长期食用易导致高血压。对冠心病患者而言，食用含盐量较高的食物后会使血容量剧增，增加心脏的负担，从而加大心肌的耗氧量。

苏打饼干和普通饼干一样，也属于油炸食品，而油脂经过高温烹炸后会产生丙烯酰胺，这是一种强致癌物质，据资料显示，1000克苏打饼干中约含丙烯酰胺200微克，高于其他饼干含量，故不宜多食。

白酒

慎吃关键词：
酒精、热能。

慎喝白酒的原因

虽然适当的饮酒有助于防止心脑血管疾病的发生，但是高血压、冠心病患者却不宜饮用，否则会增加其发病概率。

白酒是热能饮品，能分解产生能量，但不含任何营养素。长期过多饮用，不但会影响其他营养素的吸收，导致食欲下降，而且还易损伤胃肠黏膜，对冠心病患者不利。

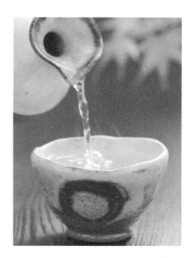

油饼

慎吃关键词：
油炸、致癌物。

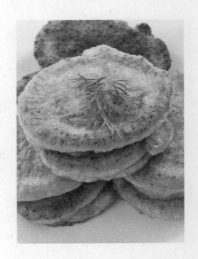

慎吃油饼的原因

面饼经过高温烹炸后，食物和油脂中的维生素A等营养成分均遭到破坏，降低了营养价值，对冠心病患者不利。

经过油炸后，食品表面变硬，有的还被烧焦，蛋白质的氨基酸烧焦后，会产生一种较强的致癌物质，而常吃这类有毒物质，有可能增加胃肠道癌症的发病概率。

油炸类食物含脂肪量较多，对冠心病患者不利。

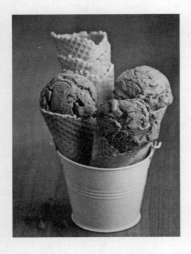

冰激凌

慎吃关键词：
奶油、生冷。

慎吃冰激凌的原因

冰激凌多数是由人工奶油加工制作而成，而人工奶油能增加血液的黏稠度，促进动脉硬化的形成。同时也会增加患冠心病、高血压、糖尿病的风险。对冠心病患者来说，食用此类食物后易引发心绞痛。

冰激凌是生冷类食品，过多食用对胃肠的刺激很大，不利于消化吸收。中医认为，冠心病的发生与痰浊、血瘀相关，食用生冷食物会加重血瘀，对其不利。

油条

慎吃关键词：
油炸、铝。

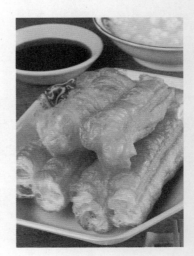

慎吃油条的原因

油条在制作时，需加入一定量的明矾，明矾是一种含铝的无机物。摄入体内的铝虽然能经过肾脏排出一部分，但如果摄入过多，超量的铝会毒害人的大脑及神经细胞，对冠心病患者不利。

油条油脂含量较高，过多食用油脂含量高的食物，易导致脂肪酸沉积于血管壁，堵塞血管。而冠心病患者的动脉管腔较窄，过多食用油条无疑会加重此类现象。

比萨

慎吃关键词：
盐分、烤制。

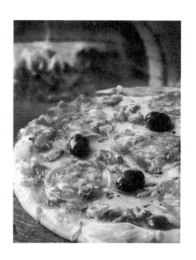

慎吃比萨的原因

比萨在制作过程中常常需要加入较多的盐和其他调味料，成品比萨中往往含有较多的钠，长期食用可引起血压升高，导致水肿。对冠心病患者而言，高血压是导致其发病的一个重要因素，故不宜食用。

比萨是用番茄酱、奶酪、黄油和其他配料烤制而成，脂肪、胆固醇含量高，高血压、高脂血症、冠心病患者不宜食用。

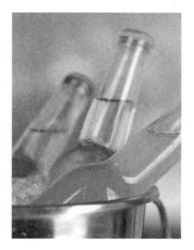

冷饮

慎吃关键词：
寒凉。

慎喝冷饮的原因

冷饮的主要成分是水，若过多饮用，过冷的水可严重影响消化液的分泌和胃肠的功能。另外，冷饮是寒凉的饮品，有中医观点认为，冠心病与痰浊、血瘀有关，若饮用寒凉性质的饮品会增加血瘀的现象，对患者不利。冷饮因为水的成分较多，过多的水要从肾脏过滤排出，过多饮用显然会加重肾脏的负担，严重者还会出现肾炎及肾功能衰竭的现象。对冠心病患者不利。

巧克力

慎吃关键词：
高能量。

慎吃巧克力的原因

巧克力含有酪胺，这是一种活性酸，过多食用容易引起头痛。因为此类物质会导致机体产生能收缩血管的激素，而血管又在不停地扩张以抵抗这种收缩，从而出现头疼现象。另外，巧克力是高脂和高能量的食物，过多食用易导致肥胖，而且还可能诱发心脑血管疾病及动脉硬化的发生。而动脉硬化是导致冠心病的直接病因，故不宜多食。

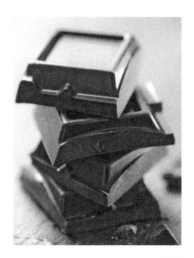

水果罐头

慎吃关键词：
防腐剂。

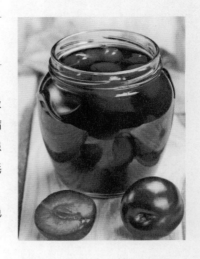

慎吃水果罐头的原因

　　水果罐头取材于各种各样的水果，水果中含有易于消化吸收的单糖——果糖，容易使血糖升高，长期食用会增加糖尿病的发病率，而糖尿病的发生易引发心脑血管疾病。对冠心病患者来说，食用含糖量高的食物后易使血压升高，会加大心肌耗氧量，易引发心绞痛。

　　罐头食品中都加入了防腐剂，有的还添加了人工合成色素、香精、甜味剂等，对身体健康不利。

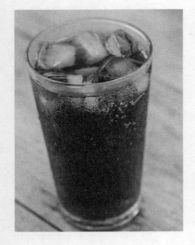

碳酸饮料

慎吃关键词：
食品添加剂。

慎喝碳酸饮料的原因

　　碳酸饮料中含有食品添加剂，而食品添加剂里含多种有机酸，能分解钙质，进而侵蚀到牙齿，过多饮用碳酸饮料对牙齿不好。碳酸饮料中还含有大量的糖，过多饮用容易引起肥胖和糖尿病。此外，碳酸饮料中过多的二氧化碳能刺激胃肠，极易引起腹胀，导致胃肠功能紊乱，对冠心病患者不利。

薯片

慎吃关键词：
油炸。

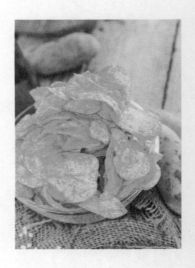

慎吃薯片的原因

　　薯片属于高温油炸类的食物，其中含有一定量的丙烯酰胺，而丙烯酰胺对人体健康威胁极大，是一种强致癌物质，不宜多食。薯片中油脂的含量极高，而油脂中的成分主要是反式脂肪酸，能增加血液的黏稠度，增加低密度脂蛋白的含量，易导致高脂血症，从而引发动脉粥样硬化。对冠心病患者来说，动脉硬化是导致发病的直接原因，故不宜多食。

韭菜

慎吃关键词:
粗纤维。

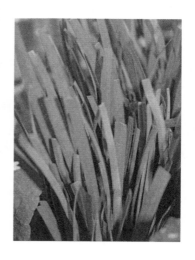

慎吃韭菜的原因

韭菜的粗纤维成分含量较高,过多食用后易增加胃肠负担,不易消化吸收,对冠心病患者来说,不宜食用难消化吸收的食物,因为食用后会间接引起心脏的耗氧量加大,而其本身心肌供血和供氧不够充分,食用后易引发心绞痛。

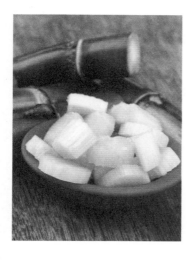

甘蔗

慎吃关键词:
糖分。

慎吃甘蔗的原因

甘蔗多食或久食,"善发湿火,为痰、胀、呕、嗽之疾",故痰多之人不宜。有中医观点认为,冠心病与痰浊和血瘀有关,食用此类食物后显然对其不利。

甘蔗含糖量较高,过多食用含糖高的食物后易导致血糖升高,血压波动。对冠心病患者来说,一旦血压出现波动,就会对原有损伤的动脉血管造成进一步的损伤,也会增加心脏负担。

杏

慎吃关键词:
酸性、积热。

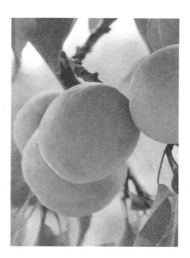

慎吃杏的原因

杏酸性较强,过食容易导致胃酸过多而伤胃,引起胃病,还易腐蚀牙齿诱发龋齿,故不宜多食。

杏过食会伤筋骨、引发老病,甚至会导致落眉脱发、影响视力。

杏性温,过多食用易积热生燥,导致便秘,还易助痰。中医观点认为,冠心病的发生与痰浊相关,过多食用后显然会加重病情。

榴莲

慎吃关键词：
性热、糖分。

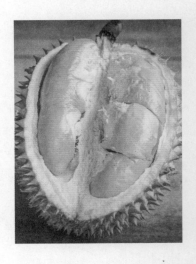

慎吃榴莲的原因

榴莲性热而滞，过多食用能增加内热，可引发和加重头目胀痛、口苦咽干、大便秘结等症状。正常人一天不宜超过100克，而高胆固醇、心脏病者不宜食用。

榴莲的含糖量很高，长期摄入含糖量高的食物容易引起糖类代谢紊乱，导致肥胖。过量的糖分摄入还会在体内转化为内源性甘油三酯，使血清中的甘油三酯浓度升高，故冠心病患者不宜食用。

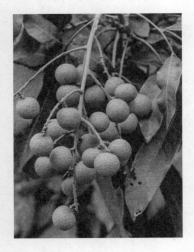

桂圆

慎吃关键词：
性热、上火。

慎吃桂圆的原因

桂圆多食易出现腹泻、流鼻血、口腔溃疡、口腔黏膜发炎、便秘等症状，故不宜多食。

桂圆属于湿热食物，过多食用容易滞气，有上火发炎症状者不宜食用，内有痰火或阴虚火旺，以及湿滞停饮者忌食。而冠心病患者，中医观点认为其发病与痰浊和脾虚有关，食用过多的湿热之品会加重"脾湿困扰"的现象，故冠心病患者不宜食用。

荔枝

慎吃关键词：
性热、糖分。

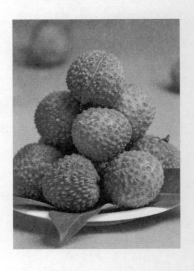

慎吃荔枝的原因

食用过多的荔枝会出现腹胀、频频肚痛等中毒症状；会出现头晕、大汗、全身无力，有的还会感觉到口渴和饥饿感，症状重的会出现抽搐、面瘫、四肢瘫痪、心律失常及血压下降，甚至昏迷等。对冠心病患者不利，故不宜多食。

荔枝性热，含糖量较高。对冠心病患者而言，不宜食用过多含糖量高的食物，否则容易引起血压波动，对病情不利。

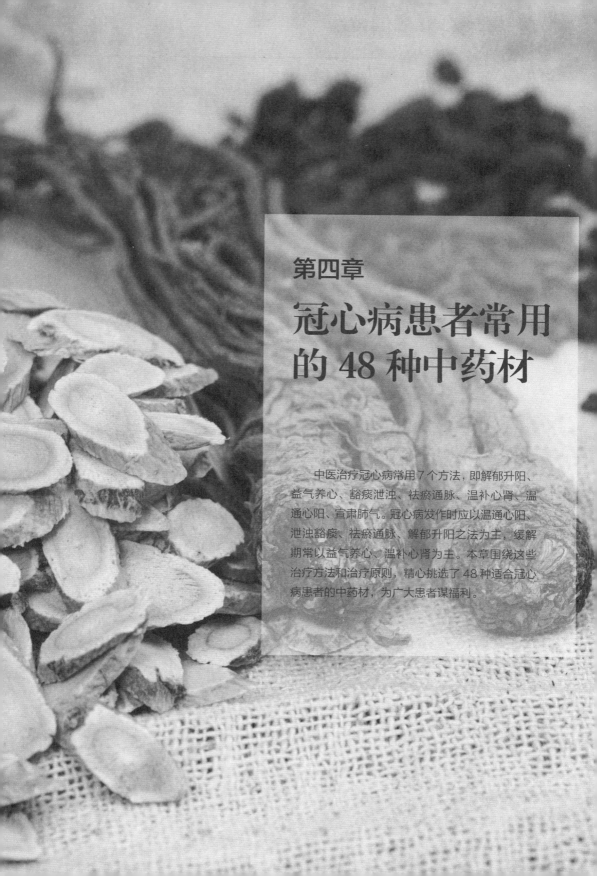

第四章
冠心病患者常用的 48 种中药材

中医治疗冠心病常用 7 个方法，即解郁升阳、益气养心、豁痰泄浊、祛瘀通脉、温补心肾、温通心阳、宣肃肺气。冠心病发作时应以温通心阳、泄浊豁痰、祛瘀通脉、解郁升阳之法为主，缓解期常以益气养心、温补心肾为主。本章围绕这些治疗方法和治疗原则，精心挑选了 48 种适合冠心病患者的中药材，为广大患者谋福利。

当归

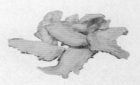

别名：干归、云归、金当归。

性味归经：性温，味甘、辛；归心、肝、脾经。

使用宜忌：煎服常用量6～12克。一般生用。

功效主治

补血活血，调经止痛，润肠通便。用于血虚萎黄、眩晕心悸、月经不调、经闭痛经、虚寒腹痛、风湿痹痛、跌仆损伤、痈疽疮疡、肠燥便秘。酒当归活血通经，用于经闭痛经、风湿痹痛、跌仆损伤。

保健指南

益气活血，逐瘀通络：黄芪30克，当归、白芍各15克，桃仁10克，生地15克，川芎、牡丹皮、桂枝、茯苓各10克。水煎服，每日1剂，分2次服。

黄芪

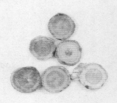

别名：北芪、北蓍、黄耆、黄蓍。

性味归经：性微温，味甘；归脾、肺经。

使用宜忌：煎服常用量9～30克，大剂量30～60克。

功效主治

黄芪可补气升阳，主治脾胃气虚证、中气下陷证；黄芪亦可益卫固表，主治肺气虚、表虚自汗且易外感者；亦能利水消肿，主治气虚水肿、小便不利；黄芪还能托毒生肌，主治气血不足、脓不成溃、久溃不敛。

保健指南

益气活血，理气化痰：生黄芪30克，郁金、党参各15克，青皮12克，太子参、菖蒲、丝瓜络各10克，红枣10枚。水煎服，每日1剂，早、晚分服。

川芎

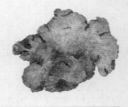

别名：芎䓖。

性味归经：性温，味辛；归肝、胆、心包经。

使用宜忌：常用量3～10克。月经过多者、孕妇及出血性疾病患者慎服。

功效主治

活血祛瘀，行气开郁，祛风止痛。治疗头痛之首选药物，亦可治疗月经不调、经闭痛经、产后瘀滞腥痛、癥瘕肿块、胸胁疼痛、风寒湿痹、跌打损伤、痈疽疮疡。

保健指南

治疗脑动脉硬化：川芎、菊花、赤芍各15克，荆芥、防风、香附、薄荷、羌活、白芷、延胡索、龙胆草各10克，细辛3克。以茶叶为引，水煎服。

红花

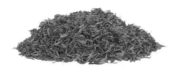

别名：草红花。

性味归经：性温，味辛；归心、肝经。

使用宜忌：常用量3～9克。煎服。孕妇慎用，有出血倾向者不宜多用。

功效主治

活血通经，散瘀止痛。用于经闭、痛经、癥瘕痞块、跌打损伤。活血通经、祛瘀止痛：常与当归、桃仁、川芎相须为用；癥积：常配三棱、莪术以破血消癥；心脉瘀阻、胸痹心痛：常与桂枝、栝楼、丹参同用以温通活络。

保健指南

治疗冠心病日久气阴两虚：黄芪30克，党参、丹参各20克，当归、红花各15克，川芎10克。水煎服，每日1剂，分2～3次服用。

山楂

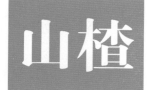

别名：山里红、红果。

性味归经：性微温，味酸、甘；归脾、胃、肝经。

使用宜忌：常用量9～12克。生山楂用于消食散瘀，焦山楂用于止泻止痢。

功效主治

消食健胃，行气散瘀，化浊降脂。用于肉食积滞、胃脘胀满、泻痢腹痛、瘀血经闭、产后瘀阻、心腹刺痛、胸痹心痛、疝气疼痛，以及高脂血症。焦山楂消食导滞作用增强，用于肉食积滞、泻痢不爽。

保健指南

治动脉硬化：山楂、山萸肉各20克，石决明、决明子、菊花、何首乌各15克，生地、金银花、蒲公英、赤芍各10克。水煎服，每日1剂，分2次服用。

玫瑰花

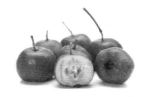

别名：徘徊花、刺客、穿心玫瑰。

性味归经：性温，味甘、微苦；归肝、脾经。

使用宜忌：常用量3～6克。用多、用久可降低性功能。

功效主治

滋补胃肠，改善消化，芳香开窍，安神止痛，散风消炎，润软肠道便，润肤生辉。主治胃纳不佳、消化不良，各种结核引起的消耗性疾病、神经衰弱、心悸、失眠、头昏脑涨、风湿疼痛、心肌炎、肝炎、便秘、面目苍白。

保健指南

理气解郁，和胃止痛：玫瑰花6克，佛手10克。将玫瑰花、佛手洗净，用适量沸水冲泡，代茶饮。

白芍

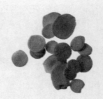

别名：花子、白芍药、金芍药。
性味归经：性微寒，味苦、酸；归肝、脾经。
使用宜忌：常用量6～15克。虚寒性腹痛泄泻者以及小儿出麻疹期间不宜服用。

功效主治

白芍可养血柔肝，缓中止痛，敛阴收汗；常用于治胸腹胁肋疼痛、泻痢腹痛、自汗盗汗、阴虚发热、月经不调、崩漏、带下。

保健指南

疏肝解郁，理气止痛：白芍15～24克，枳实15～30克，柴胡、郁金各15～20克，莪术9～12克，薄荷（后下）9克。将以上药材用清水洗净，去除浮渣，然后入锅加水煎服，每日1剂，早、晚分服。

枸杞子

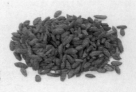

别名：杞子、甜菜子、枸杞子果。
性味归经：性平，味甘；归肝、肾经。
使用宜忌：常用量6～12克。感冒发热患者、外邪实热者要慎用枸杞子。

功效主治

枸杞子有滋补肝肾、益精明目的功效，常用于虚劳精亏、腰膝酸痛、眩晕耳鸣、阳痿遗精、内热消渴、血虚萎黄、目昏不明等症。枸杞子配熟地或女贞子可滋补肝肾精血；配何首乌可益精补血平补肝肾；配黄精可滋阴养血。

保健指南

治疗肝肾阴虚症：熟地24克，山萸肉、干山药各12克，枸杞子、泽泻、牡丹皮、茯苓、菊花各10克。水煎服，每日1剂，早、晚分服。

西洋参

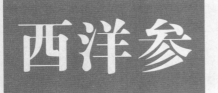

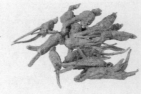

别名：西洋人参、西参、洋参。
性味归经：性寒，味甘、苦；归心、肺、肾经。
使用宜忌：常用量3～6克，另煎兑服。不宜与藜芦同用。

功效主治

西洋参可补气养阴，清热生津。阴虚火旺的喘咳痰血证：常与知母、川贝、阿胶同用，以养阴清肺止血；热病气阴两伤、烦倦、口渴：常与麦冬、鲜石斛同用，以养阴清热生津。

保健指南

养阴生津，益气补血：黄芪30克，西洋参、炙甘草、五味子、白术、当归、麦冬、玉竹、黄精各10克。水煎服每日1剂，早、晚分服。

熟地

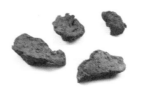

别名： 地黄根、大熟地。
性味归经： 性微温，味甘；归肝、肾经。
使用宜忌： 常用量9～15克。气滞痰多、脘腹胀痛、食少便溏者忌服。

功效主治

熟地具有滋阴补血、补精益髓的功效。治疗阴虚血少及遗精、崩漏、月经不调、消渴、溲数、耳聋、目昏、心悸失眠、健忘、盗汗等症。

保健指南

主治动脉硬化：鳖甲、牡蛎各60克，熟地、生地、女贞子各20克。加水煮沸30分钟，滤出药液；再加水煎30分钟，去渣；两煎此汤药液兑和。每日1剂，分2次服用。

木香

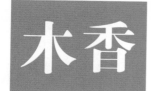

别名： 广木香。
性味归经： 性温，味辛、苦；归脾、胃、胆、大肠、三焦经。
使用宜忌： 常用量1.5～6.0克。生用或煨用。

功效主治

行气止痛，调中导滞。木香用于胸胁、脘腹胀痛，泻痢后重，食积不消，不思饮食。生用行气力强，煨用行气力缓而多用于实肠止泻。

保健指南

益气养阴、活血化瘀，主治气阴两虚、心脉瘀阻：孩儿参9克，丹参9克，当归6克，川芎3克，生地9克，赤芍9克，白芍9克，桃仁9克，红花5克，茯苓9克，木香5克，陈皮3克，炙甘草3克。水煎服，每日1剂，日服2次。

香附

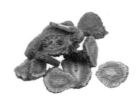

别名： 莎草根、香附子。
性味归经： 性平，味辛、微苦、甘；归肝、脾、三焦经。
使用宜忌： 常用量6～9克。醋炙止痛力增强。凡气虚无滞、阴虚血热者忌服。

功效主治

香附具有理气解郁、调经止痛的功效。主治胁肋胀痛、乳房胀痛、疝气疼痛、月经不调、脘腹痞满疼痛、经行腹痛、崩漏带下、胎动不安等病症。

保健指南

治气疾心腹胀满、胸膈噎塞、噫气吞酸、胃中痰逆呕吐及宿酒不解、不思饮食：香附子（炒，去毛）1600克，缩砂仁400克，甘草200克。将上药研磨为末，每服10克，用盐汤服下。

黄精

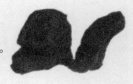

别名：鸡头黄精、鸡头根、黄鸡菜。
性味归经：性平，味甘；归脾、肺、肾经。
使用宜忌：常用量6～12克，鲜用15～30克。复方宜先煎，单方可久煎。

功效主治

补气养阴，健脾，润肺，益肾。用于体虚乏力、心悸气短，以及干咳无痰、久病津亏口干。肺结核、高血压、冠心病等亦可用。

保健指南

益气养血，用于气津两伤、气血亏虚的心绞痛、心肌缺血：黄芪30克，麦冬、白术、玉竹、黄精各15克，党参、炙甘草、五味子、当归各10克。水煎服，每日1剂，分2次服用。

栝楼

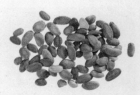

别名：瓜蒌、药瓜。
性味归经：性寒，味甘、苦；归肺、胃、大肠经。
使用宜忌：全栝楼常用量9～15克。栝楼反乌头，不与乌头同用。

功效主治

清热化痰，宽胸理气，散结消肿，润肠通便。治痰热咳喘、胸痹、痰热结胸、肺痿咯血、消渴、黄疸、便秘，痈肿初起之肺痈、乳痈、肠痈等。若用其皮，最能清肺、敛肺、宁嗽、定喘；若用其瓤，最善滋阴、润燥、化痰、生津。

保健指南

通阳散结、行气祛痰，主治心绞痛：栝楼、薤白各12克，白酒适量。将栝楼、薤白、白酒小火同煎服，每日2次，饭后服用。

丹参

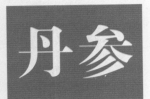

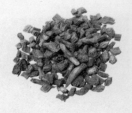

别名：赤参、紫丹参、炒丹参。
性味归经：性微寒，味苦；归心、肝经。
使用宜忌：常用量10～15克。活血化瘀宜酒炙用。不宜与藜芦同用。

功效主治

活血祛瘀，通经止痛，清心除烦，凉血消痈。用于胸痹心痛、脘腹胁痛、癥瘕积聚、热痹疼痛、心烦不眠、月经不调、痛经经闭、疮疡肿痛等症。

保健指南

行气止痛、活血祛瘀，主治瘀血痹阻证，症见心胸疼痛较剧烈、如刺如绞、痛有定处、甚则心痛彻背、背痛彻心或痛引肩背、伴有胸闷、日久不愈：丹参30克，檀香、砂仁各6克。水煎服，每日1剂，早、晚分服。

赤芍

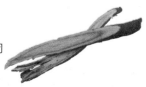

别名： 木芍药、红芍药、臭牡丹根。

性味归经： 性微寒，味苦；归肝经。

使用宜忌： 常用量6～12克。血寒经闭者不宜服用。赤芍反藜芦。

功效主治

本品可清热凉血，散瘀止痛；其清热凉血、散瘀止痛作用与牡丹皮相似，用于血热、血瘀之证；又可清肝明目；故赤芍常用于热入营血、温毒发斑、吐血衄血、目赤肿痛、肝郁胁痛、经闭痛经、癥瘕腹痛、跌仆损伤、痈肿疮疡等症。

保健指南

清热凉血、散瘀止痛、清肝火，可防止脑血栓形成，可治疗冠心病：鲜赤芍40克。水煎服，每日1剂，分3次服用。

党参

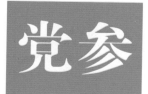

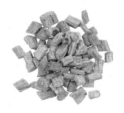

别名： 上党、潞党、潞党参。

性味归经： 性平，味甘；归脾、肺经。

使用宜忌： 常用量9～30克。不宜与藜芦同用。

功效主治

党参可健脾益肺，养血生津。中气不足的体虚倦怠、食少便溏者，可与黄芪、白术同用以补脾益肺；肺气亏虚的咳嗽气促者，可与黄芪、五味子同用以益肺止咳平喘；气津两伤的气短口渴者，可与麦冬、五味子同用以养阴生津。

保健指南

生津补血、健脾益肺，用于冠心病：党参20克。水煎服，每日1剂，连服2周，可增加心肌收缩力，改善左室舒张功能，增加左室舒张期充盈度。

人参

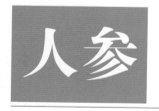

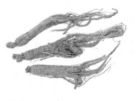

别名： 山参、园参、人衔。

性味归经： 性微温，味甘、微苦；归心、肺、脾经。

使用宜忌： 常用量3～9克。人参不宜与藜芦、五灵脂、莱菔子同用。

功效主治

人参大补元气，复脉固脱，补脾益肺，安神益智。用于体虚欲脱、肢冷脉微、脾虚食少、肺虚喘咳、气血亏虚、久病虚羸、惊悸失眠、阳痿宫冷等症。

保健指南

温阳益气散寒，活血通脉止痛：黄芪30克，桂枝、白芍、淫羊藿、菟丝子各15克，人参、附片、川芎、生甘草、巴戟天各10克。水煎服，每日1剂，分2～3次服用。

陈皮

别名：橘皮、红皮、广橘皮。
性味归经：性温，味苦、辛；归脾、胃、肺经。
使用宜忌：常用量 3～10 克。气虚、阴虚燥咳患者，出血证患者不宜服用本品。

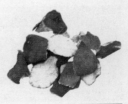

功效主治

陈皮具有理气健脾、调中、燥湿、化痰的功效。适用于肺虚久咳气喘、咳痰者，湿浊阻中之胸闷腹胀、便溏、食欲不振者。

保健指南

清热解毒，凉血祛湿，理气健脾：兔肉200克，陈皮10克，调料适量。将兔肉洗净切块，然后入沸水锅氽烫去除血水，陈皮洗净，按常法煮汤服食。每日1剂。

乌药

别名：台乌药。
性味归经：性温，味辛；归肺、脾、肾、膀胱经。
使用宜忌：常用量 3～9 克。气虚及内热证患者禁服，孕妇及体虚者慎服。

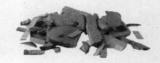

功效主治

行气止痛，温肾散寒。用于寒凝气滞、胸腹胀痛、气逆喘急、膀胱虚冷、遗尿尿频、疝气疼痛、经寒腹痛等症。

保健指南

育阴潜阳、疏肝理气，主治阴虚阳亢型冠心病：石决明、桑寄生各30克，丹参20克，生牡蛎、生龙骨、白蒺藜、枸杞子、生地各12克，乌药、川郁金、杭菊花各9克，百合6克。水煎服，每日1剂，分2次服用。

青皮

别名：橘皮、四花青皮、个青皮。
性味归经：性温，味辛、苦；归肝、胆、胃经。
使用宜忌：常用量 3～10 克。生用或炙用，气虚者忌用。

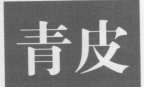
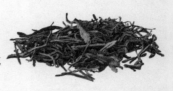

功效主治

疏肝破气，消积化滞。用于胸胁胀痛、疝气疼痛、乳癖、乳痛、食积气滞、脘腹胀痛等症。

保健指南

治血分、气血壅涩、腹胁胀闷、四肢水肿、坐卧气促：郁李仁、牵牛子各50克，槟榔、干地黄各1.5克，桂枝、木香、青皮、延胡索各25克。将上药均研为细末，食前温酒调，每次10克。

柴胡

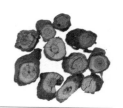

别名：地熏、山菜、茹草、柴草。
性味归经：性微寒，味苦；归肝、胆经。
使用宜忌：常用量5～12克。凡阴虚所致的咳嗽、潮热者慎用。

功效主治

柴胡具有和解表里、疏肝、升阳等功效，主治寒热往来、胸满胁痛、口苦耳聋、头痛目眩、疟疾、下痢脱肛、月经不调、子宫下垂等病症。

保健指南

活血化瘀、通络止痛，主治瘀血痹阻证：牛膝20克，柴胡、生地、川芎各15克，当归、桃仁、枳壳、赤芍各10克，甘草、红花、桔梗各6克。水煎服，每日1剂，分3次服用。

白术

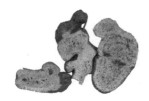

别名：山蓟、山芥、山姜、冬白术。
性味归经：性温，味苦、甘；归脾、胃经。
使用宜忌：常用量6～12克。凡郁结气滞、胀闷积聚者，皆忌用。

功效主治

白术具有补中益气、健脾和胃、燥湿利水、化痰止汗、安胎、增食欲的功效，主治脾胃气弱、不思饮食、倦怠少气、虚胀、泄泻、痰饮、水肿、黄疸、湿痹、小便不利、头晕、自汗、胎气不安等病症。

保健指南

调和气血，畅通心脉：黄芪30克，白术15克，党参、茯苓、陈皮、丹参、郁金、栝楼、薤白各20克，甘草10克。水煎服，每日1剂，早、晚分服。

益母草

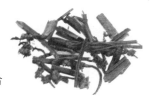

别名：益母蒿、益母艾。
性味归经：性微寒，味苦、辛；归心、肝、膀胱经。
使用宜忌：常用量9～30克。生用或熬膏或入丸剂。外用适合捣敷或煎水外洗。

功效主治

活血、祛瘀、调经、消水。治疗女性月经不调、胎漏难产、胞衣不下、产后血晕、瘀血腹痛、崩中漏下、尿血、泻血、痈肿疮疡等症。

保健指南

缓解心绞痛及胸闷、气短、心悸、头晕等症：益母草、黄芪、生地、麦冬各15克，五味子、当归、川牛膝、丹参、石菖蒲各10克，人参、制乳香、制没药、川芎、路路通各8克。水煎服，每日1剂，分2次服用。

薤白

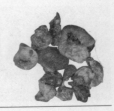

别名：小根蒜、山蒜、苦蒜。
性味归经：性温，味辛、苦；归肺、胃、大肠经。
使用宜忌：常用量5～9克。多吃易发热病，春三月勿食生者。

功效主治

通阳散结，行气导滞。用于胸痹心痛、脘腹痞满胀痛、泻痢后重等症。治寒痰阻滞、胸阳不振所致胸痹证，常与清化寒痰、宽胸散结的栝楼，以及行气化痰消痞的半夏、枳实同用以通阳散结。

保健指南

宽胸解郁，治疗冠心病心绞痛：银杏叶、栝楼、丹参各15克，薤白12克，郁金10克，甘草5克。水煎服，每日早、晚各服1次。

五灵脂

别名：寒号虫粪、寒雀粪。
性味归经：性温，味苦、咸、甘；归肝经。
使用宜忌：常用量3～10克。包煎，或入丸、散用。外用适量。

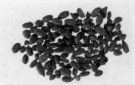

功效主治

五灵脂有疏通血脉、散瘀止痛的功效，主治血滞、经闭、腹痛、胸胁刺痛、跌仆肿痛等症。炒炭治崩漏下血；外用治跌打损伤，蛇、虫咬伤。

保健指南

活血化瘀、理气止痛，主治冠心病心绞痛：丹参30克，赤芍15克，五灵脂、蒲黄、三七、川芎、红花、沉香各10克。将以上药材稍用清水泡，去除浮渣，水煎服，每日1剂，早、晚分服。

百合

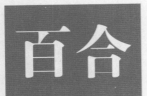

别名：白百合、蒜脑薯。
性味归经：性平，味甘、微苦；归肺、脾、心经。
使用宜忌：常用量6～12克。风寒咳嗽、脾虚便溏者均不宜食用。

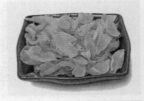

功效主治

百合具有润肺止咳、清心安神的功效，主治肺热久嗽、咳唾痰血、热病后余热未清、虚烦惊悸、神志恍惚、脚气水肿等症。特别适合养肺、养胃的人食用，对一些心悸患者也有较好的疗效。

保健指南

宣肃肺气，理气宽胸：黄芪30克，百合、葛根、桔梗、麦冬、紫菀、香附、杏仁、百部、前胡、党参各10克。水煎服，每日1剂，分3次服用。

玉竹

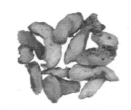

别名：连竹、西竹。

性味归经：性平，味甘；归肺、胃经。

使用宜忌：常用量 10 ~ 15 克，水煎服。痰湿气滞者、脾虚便溏者均慎服玉竹。

功效主治

玉竹药性甘润，能滋心肺之阴、清热润燥，治热病阴伤、咳嗽烦渴、虚劳发热、消谷易饥、小便频数等症，还可加强心肌收缩力、提高心肌抗缺氧能力、抗心肌缺血、降血脂、降血糖。

保健指南

滋阴养心，安神：猪心500克，玉竹50克。玉竹洗净切片，稍浸泡；猪心剖开、洗净血水，与玉竹、生姜片、葱段、花椒放入锅内煮汤。

五味子

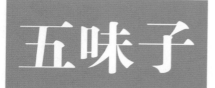

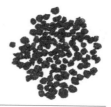

别名：玄及、会及、五梅子。

性味归经：性温，味酸、甘；归心、肺、肾经。

使用宜忌：常用量 1.5 ~ 6 克。凡表邪未解、内有实热、咳嗽初起者均不宜用。

功效主治

五味子可敛肺滋肾、生津敛汗、宁心安神。用于久咳虚喘、梦遗滑精、遗尿尿频、久泻不止、自汗盗汗、津伤口渴、内热消渴、心悸失眠等症。

保健指南

益气养血，用于气津两伤、气血亏虚的心绞痛、心肌缺血：黄芪30克，麦冬、白术、玉竹、黄精各15克，党参、炙甘草、五味子、当归各10克。水煎服，每日1剂，分2次服用。

知母

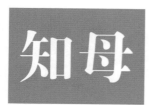

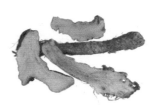

别名：连母、水须、穿地龙。

性味归经：性寒，味苦、甘；归肺、胃、肾经。

使用宜忌：常用量6 ~ 12克。有润肠作用，故脾胃虚寒者禁服。

功效主治

知母具有清热泻火、生津润燥的功效。用于治疗外感热病、高热烦渴、肺热燥咳、骨蒸潮热、内热消渴、肠燥便秘等病症。适用于温热病、高热烦渴、咳嗽气喘、燥咳、便秘、骨蒸潮热、虚烦不眠、消渴淋浊患者。

保健指南

养阴生津，益气补血：黄芪30克，西洋参、知母、炙甘草、五味子、白术、当归、麦冬、玉竹、黄精各10克。水煎服，每日1剂，分早、晚2次服用。

半夏

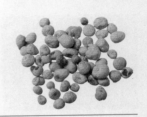

别名： 地文、守田、羊眼半夏。

性味归经： 性温，味辛；归脾、胃、肺经。

使用宜忌： 常用量3～9克。生半夏仅外用，半夏反乌头。

功效主治

半夏有燥湿化痰、降逆止呕、消痞散结之功，主治湿痰证、痰饮或胃寒呕吐、胃热呕吐、胃气虚呕吐、痰热结胸、瘿瘤痰核、痈疽、毒蛇咬伤等症。

保健指南

清热化痰、宽胸散结，主治小结胸病：黄连6克，半夏12克，栝楼30克。上药三味，以水1200毫升，先煮栝楼取600毫升，去滓，再入诸药，煮取500毫升，去滓，分3次温服。

石菖蒲

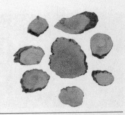

别名： 菖蒲、山菖蒲、溪菖。

性味归经： 性温，味辛、苦；归心、胃经。

使用宜忌： 常用量3～9克。本品为开窍药中唯一入煎剂的药物，鲜品加倍。

功效主治

化湿开胃，开窍豁痰，醒神益智。用于脘痞不饥、噤口下痢、神昏癫痫、健忘耳聋，主治癫痫、痰厥、热病神昏、健忘、气闭耳聋、心胸烦闷、胃痛、腹痛、风寒湿痹、痈疽肿毒、跌打损伤等症。

保健指南

通阳泄浊，豁痰开结：全栝楼30克，桂枝15克，薤白、茯苓、降香各12克，石菖蒲、郁金、枳实、半夏各10克。水煎服，每日1剂，分早、晚2次服用。

附子

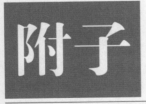

别名： 泥附子。

性味归经： 性大热，味大辛、甘；归心、肾、脾经。

使用宜忌： 常用量3～15克。宜先煎1小时至口尝无麻辣感为度。

功效主治

附子可回阳救逆、补火助阳、散寒止痛；用于阴盛克阳、肢冷脉微、心腹冷痛、冷痢、脚气水肿、风寒湿痹、阳痿、宫冷等各种沉寒痼冷之疾。

保健指南

温经散寒，治疗心胸痛如缩窄、遇寒而作、形寒肢冷、胸闷心悸，甚则喘息而不得卧：丹参25克，栝楼皮16克，制附子（先煎）、枳实、桂枝、薤白各12克，檀香7克。水煎服，每日1剂。

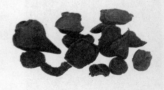

肉桂

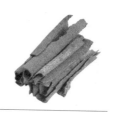

别名：官桂。

性味归经：性大热，味大辛、甘；归脾、肾、心、肝经。

使用宜忌：常用量 1～4.5 克。宜后下或焗服。孕妇慎用。

功效主治

肉桂可补火助阳，散寒止痛，温经通脉。主治肾阳衰弱、阳痿宫冷、下元虚弱、虚阳上浮、心腹冷痛、寒疝腹痛、胸痹、阴疽、经闭、痛经等症。

保健指南

温阳强心，补肾利水，多用于冠心病心肾阳虚而致的阳虚水泛证：丹参、黄芪各30克，桂枝、茯苓、白术各15克，附片、生姜、白芍各10克，肉桂（后下）、淫羊藿各6克。水煎服，每日1剂，早、晚分服。

茯苓

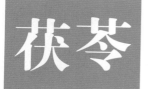

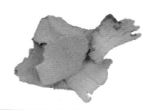

别名：茯菟、茯灵、伏菟。

性味归经：性平，味甘；归心、肺、脾、肾经。

使用宜忌：常用量 9～15 克。虚寒精滑或气虚下陷者不宜服用。

功效主治

利水渗湿，健脾化痰，宁心安神。可治小便不利、水肿胀满、痰饮咳逆、呕逆、遗精、淋浊、惊悸、健忘等症。所含茯苓酸，具有增强免疫力、抗肿瘤以及镇静、降血糖等作用。

保健指南

调和气血，畅通心脉：黄芪30克，茯苓、党参、陈皮、丹参、郁金、栝楼、薤白各20克，白术15克，甘草10克。水煎服，每日1剂，早、晚分服。

杜仲

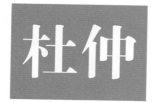

别名：思仙、木绵、思仲。

性味归经：性温，味甘；归肝、肾经。

使用宜忌：常用量 6～9 克。炒用效果更佳。阴虚火旺者不宜服用。

功效主治

杜仲可补肝肾、强筋骨，可治疗肝肾不足、腰痛脚软、肾阳不足、阳痿、尿频等症。现代临床亦用于高血压，有较好的降压作用。

保健指南

育阴潜阳、活血通络，治阴虚风阳上扰型中风：生石决明20克，钩藤、川牛膝各15克，天麻、黄芩、山栀子、杜仲、桑寄生、茯神、夜交藤、益母草各10克。水煎服。

淫羊藿

别名：刚前、仙灵脾、仙灵毗。
性味归经：性温，味辛、甘；归肝、肾经。
使用宜忌：常用量 3 ~ 9 克。阴虚而相火易动者忌服。

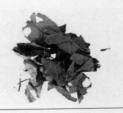

功效主治

补肾壮阳，祛风除湿，强筋键骨。主治阳痿遗精、虚冷不育、尿频失楚、小便淋沥、筋骨挛急、肾虚喘咳、腰膝酸软、风湿痹痛、半身不遂等症。

保健指南

用于胸痹气虚痰瘀交阻症，以及冠状动脉粥样硬化性心脏病、心绞痛者：黄芪、党参、麦冬、何首乌、淫羊藿各10克，野葛、当归、丹参、皂角刺、海藻、昆布、牡蛎、枳壳各5克。水煎服，每日1剂，分3次服用。

红景天

别名：扫罗玛尔布。
性味归经：性平，味甘、苦；归肺、心经。
使用宜忌：常用量 3 ~ 6 克。儿童、孕妇慎用；感冒发热、咳嗽者禁用。

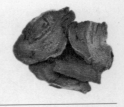

功效主治

具有益气活血、健脾、通脉平喘、改善睡眠、生血活血、抗脑缺氧、抗疲劳、活血止血、清肺止咳、化瘀消肿、解热退烧、滋补元气等功效。主治气虚血瘀、胸痹心痛、中风偏瘫、倦怠气喘等症。外用于治疗跌打损伤和烧烫伤。

保健指南

安神益智，治中风偏瘫：红景天5克，丹参20克，天麻、杜仲、川牛膝、远志各10克。水煎服。

茵陈

别名：因尘、马先、因陈蒿。
性味归经：性微寒，味苦；归脾、胃、肝、胆经。
使用宜忌：常用量 6 ~ 15 克。蓄血发黄及血虚萎黄的患者要慎用。

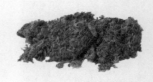

功效主治

茵陈可利胆退黄、清热利湿。主治湿热黄疸、湿温、湿疹、湿疮等症。临床研究发现，茵陈煎剂、水浸剂有降血压、降血脂、抗菌、消炎、扩张冠脉及促纤溶作用。

保健指南

益气健脾、养血活血、化瘀、清热利湿，治疗冠心病心绞痛：茵陈30克，酒大黄、当归、川芎、赤芍、生地各15克，栀子12克。水煎服，分3次服用。

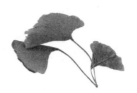

银杏叶

别名：白果叶、鸭脚子。
性味归经：性平，味微苦、涩、甘；归心、肺经。
使用宜忌：常用量9～12克。有实邪者忌用。

功效主治

敛肺，平喘，活血化瘀，止痛。用于治疗肺虚咳喘、冠心病、心绞痛、高脂血症。临床研究发现，银杏叶可改善血液流变学、抗血栓形成，改善微循环，抗心肌缺血、扩张血管、降低血压，抗心律失常。

保健指南

宽胸解郁，治疗冠心病心绞痛：银杏叶、栝楼、丹参各15克，薤白12克，郁金10克，甘草5克。水煎服，每日早、晚各服1次。

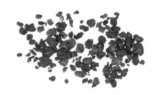

延胡索

别名：玄胡索、元胡。
性味归经：性温，味辛、苦；归肝、脾经。
使用宜忌：常用量3～10克，生用或醋炙用。

功效主治

延胡索可活血、行气、止痛，既入气分又入血分。主治气血瘀滞诸痛证；用于胸胁疼痛、脘腹疼痛、胸痹心痛、经闭痛经、产后瘀阻、跌仆肿痛等症。

保健指南

温通血脉，用于心痛彻背、背痛彻心、寒凝心脉、手足不温，主治心肌梗死型冠心病：蜀椒、干姜、赤石脂、肉桂、延胡索各10克，乌头（炮）、附子（炮）各7克。水煎服，每日1剂，分3次服用。

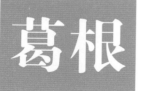

葛根

别名：粉葛、甘葛。
性味归经：性凉，味甘、辛；归脾、肺、胃经。
使用宜忌：常用量9～15克。鲜用量宜加大。退热生津宜生用。

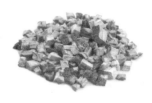

功效主治

葛根可解肌退热、生津止渴、透疹、升阳止泻、通经活络、解酒毒。常用于治疗外感发热头痛、项背强痛、口渴、消渴、麻疹不透、热痢、泄泻、眩晕头痛、中风偏瘫、胸痹心痛、酒毒伤中等症。

保健指南

主治心绞痛：鲜葛根适量，大米100克。葛根切片磨碎，加水搅拌，沉淀取粉，取葛根粉30克，与大米同煮粥。每日早、晚分服。

三七

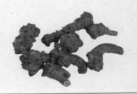

别名： 参三七、田七、土三七。
性味归经： 性温，味甘、苦；归肝、胃经。
使用宜忌： 常用量3～9克，研粉冲服。孕妇慎用。

功效主治

散瘀止血，消肿定痛。用于咯血、吐血、便血、崩漏、外伤出血、胸腹刺痛，以及跌仆肿痛等症。近年来发现，三七具有化瘀之功，对冠心病心绞痛、缺血性脑血管病、脑出血后遗症等，均有较好疗效，还可以用于血瘀型慢性肝炎。

保健指南

温阳运气，通经活络：丹参、降香各15克，木通、王不留行各12克，三七6克，通草3克。水煎服，每日1剂。

枳壳

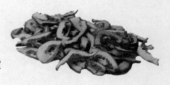

别名： 川枳壳、江枳壳。
性味归经： 性微寒，味辛、苦；归脾、胃、大肠经。
使用宜忌： 常用量3～10克。脾胃虚弱者及孕妇慎服。

功效主治

理气宽中，行滞消胀。用于胸胁气滞、胀满疼痛、食积不化、痰饮内停、脏器下垂，以及咳嗽、水肿、便秘、脱肛、脘腹胀满等症。

保健指南

补肾益髓、活血通络，症见肝肾不足、髓海空虚：生地、山楂、何首乌、枸杞子各15克，菊花12克，赤芍、川芎、当归、红花、桃仁、牛膝各10克，枳壳、柴胡各5克，细辛3克。水煎服，每日1剂，4周为1疗程。

桃仁

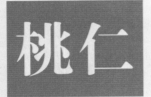

别名： 扁桃仁、大桃仁。
性味归经： 性平，味苦、甘；归心、肝、大肠经。
使用宜忌： 常用量4.5～9克。便溏者慎用，孕妇忌服。

功效主治

桃仁具有活血祛瘀、润肠通便、止咳平喘的功效。用于治疗经闭、痛经、癥瘕痞块、跌仆损伤、肠燥便秘等病症。

保健指南

补肾益髓、活血通络，主治胸中血瘀，症见肝肾不足、髓海空虚：生地、山楂、何首乌、枸杞子各15克，菊花12克，赤芍、川芎、当归、红花、桃仁、牛膝各10克，柴胡、枳壳各5克，细辛3克。水煎服，每日1剂。

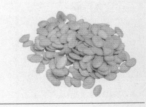

麦冬

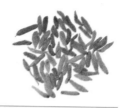

别名： 麦门冬、寸冬。

性味归经： 性微寒，味甘、微苦；归心、肺、胃经。

使用宜忌： 常用量10～20克。畏苦参、青囊，故不宜与之同服。

功效主治

养阴生津。用于肺燥干咳、阴虚痨嗽、喉痹咽痛、津伤口渴、内热消渴、心烦失眠、肠燥便秘等症。肺阴不足、燥咳痰黏，常配以桑叶以滋阴润燥。

保健指南

益气养血，用于气津两伤、气血亏虚的心绞痛、心肌缺血：黄芪30克，麦冬、白术、玉竹、黄精各15克，党参、炙甘草、五味子、当归各10克。水煎服，每日1剂，分2次服用。

郁金

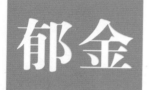

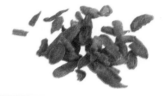

别名： 马蒁、黄郁、玉金。

性味归经： 性寒，味辛、苦；归肝、心、肺经。

使用宜忌： 常用量3～10克。不宜与丁香、母丁香同用，孕妇慎服。

功效主治

活血止痛，行气解郁，清心凉血，利胆退黄。用于胸胁刺痛、胸痹心痛、经闭痛经、乳房胀痛、热病神昏、癫痫发狂、血热吐衄、黄疸尿赤等症。广郁金偏于行气解郁，川郁金偏于活血化瘀。

保健指南

活血化瘀、理气止痛，主治血瘀气滞型心绞痛：丹参30克，郁金、茯神、远志、麦冬、炙甘草各10克。水煎服，每日1剂，早、晚分服。

菊花

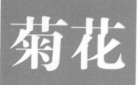

别名： 寿客、黄华、秋菊。

性味归经： 性微寒，味辛、甘、苦；归肝、肺经。

使用宜忌： 常用量5～10克。一般疏散风热多用杭菊，平肝明目则多用滁菊。

功效主治

菊花可疏散风热，清肝明目，平肝潜阳，清热解毒。主治风热感冒、发热头疼，肝热目赤实证，昏花目暗虚证，肝阳眩晕，疔疮肿毒等。菊花煎剂或水提醇沉制剂，对实验性冠状动脉粥样硬化有明显扩张冠脉及增加冠脉流量的作用。

保健指南

健脾、消食、清热、降脂，适用于冠心病、高血压、高脂血症：菊花10克，生山楂、草决明各15克。水煎服，代茶饮。

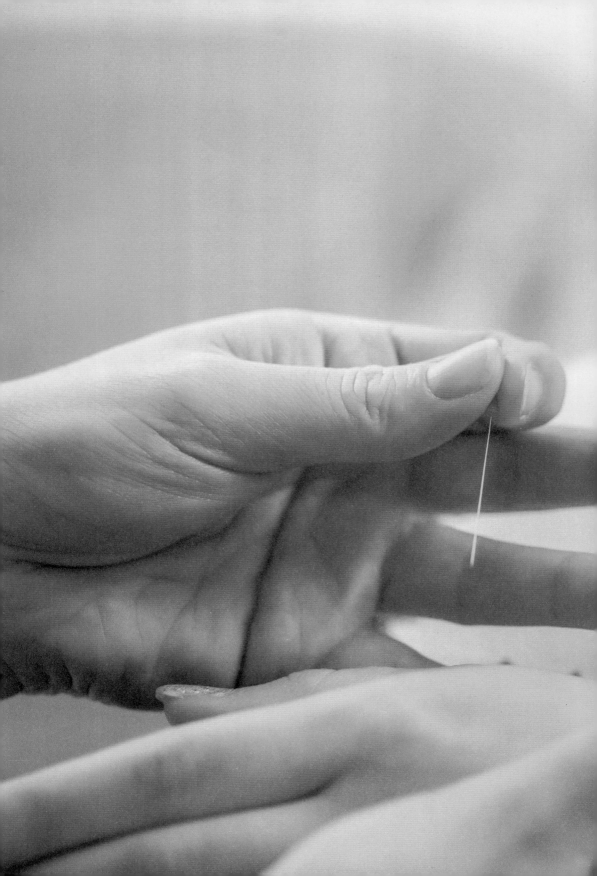

第五章

中医治疗
冠心病

目前患心脑血管疾病的人群逐渐趋于低龄化，如何有效防治冠心病成为人们迫切关心的话题。本章依据中医的传统治疗方法和治疗原则，精选出适合冠心病患者的针灸、推拿、中药方剂等治疗方法，让广大患者在家也能自我保健，从而防病抗病，延年益寿。

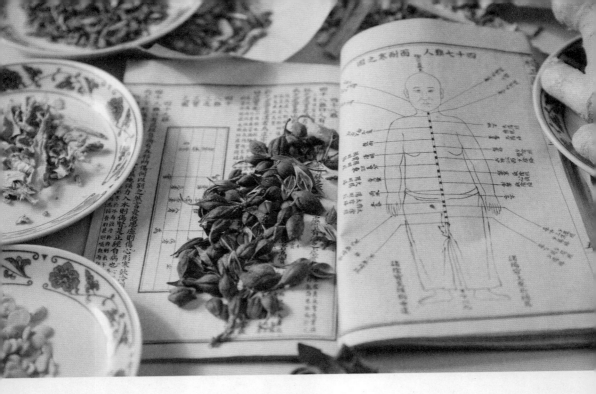

冠心病的分型与常用方剂

中医治疗疾病和现代医学不同，现代医学是根据患者的病理现象来开处方，而中医则是辨证治疗，是根据人体的表里、虚实、阴阳、寒热的变化来辨证论治。

中医对冠心病的认识

冠心病在中医上总的归为胸痹心痛的范畴。具体来说，胸痹心痛是指以胸痛憋闷、心悸气短为主症的一种心系疾病。轻者胸闷或胸部隐痛，发作短暂；重者心痛彻骨，背痛彻心，喘息不得卧，痛引左肩或左臂内侧。中医认为，冠心病属于心脏与营养心脏之脉络的疾病，其发病原因是多方面的，又与整个机体变化有密切的关系。主要方面是由于年老体衰，正气亏虚，脏腑功能损伤，阴阳气血失调，加上七情内伤、饮食不节、寒冷刺激、劳逸失度等因素的影响，导致气滞血瘀，胸阳不振，使心脉痹阻而致病。其中，脏腑经络气血功能失调，人体阴平阳秘的平衡被破坏，是发病的内在原因。

一般来说，一脏之损会波及其他脏腑，反过来受损的脏腑也同样会影响该脏器。即冠心病在发病的过程中，肝、心、脾、肺、肾都会受损。因为心主血脉，为气血运行的动力，心气不足，推动无力则出现气滞血瘀，故出现胸闷、心痛等症。《素问·痹论》云："心痹者，脉不通。"脾为后天之本，主运化，如过食油腻肥厚的食物，损伤脾胃，以致运化失常，变生痰浊脂液，气血运行受阻，致使气结血凝而发生胸痛。再者肺主气、司呼吸，主肃降。若肺气虚或肃降失常，会影响营养心脏之脉络气机郁滞而致血瘀，则发生本病。又暴怒生气，肝失疏泄，肝气郁滞，亦可诱发心绞痛。肾为先天之本，肾阳虚则不能鼓舞其他脏器的阳气，就会使其他脏器功能不行，从而诱发心绞痛。导致冠心病的主要因素有以下几个：

1.年龄因素的影响。一般来说，40岁以上的中老年人脏气已虚，特别是肾脏更为明显。《素问·上古天真论》说："女子35岁左右阳明脉衰，面始憔，发始堕；男子40岁肾气衰，发堕齿槁。"而脏腑功能虚损导致冠心病的发生主要以阳虚为主。《金匮要略》有语云："阳微阴弦，即胸痹而痛，所以然者，责其极虚也。"所谓阳微是说阳气虚少，而阴弦则代表寒邪气盛。阳虚是因，阴盛是果。《诸病源候论·心痛候》有云："若诸阳气虚，少阴之经气逆，谓之阳虚阴厥，令心痛。"因心主血脉，阳气有亏，则导致血液运行不畅，便引发心痛或心悸怔忡。所以说脏腑功能衰退，致胸阳不足、阴邪上乘阳位，二者相互搏结，而致胸痹之病。

2.情志因素的影响。人的七情（喜、怒、忧、思、悲、恐、惊）过用，都可引起发病，但主要是因为生气恼怒或忧思气结。《内经》云："怒则气上，思则气结。"《灵枢·口问篇》云："忧思则心系急，心系急则气道约，约则不利。"又气与血的关系是相互为用、相辅相成的，因气为血帅，血为气母，气行则血行，气滞则血瘀，尤其是已经患有心脉瘀滞之患者，由于生气恼怒、气机逆乱，或忧思气结、气机郁滞，于是形成气血循行不畅。若出现心脉瘀滞不通，则发生猝然心痛。严重者心脉痹阻不通而发生心肌梗死，甚则危及生命。因此，冠心病患者要心胸宽阔，遇事不怒，平时保持和悦的心境，对病情恢复很有裨益。

3.劳倦伤气的影响。《素问·百病始生篇》云："劳则气耗。"过劳使心脏负荷加重，过度劳倦则消耗元气，元气虚则心气自虚，心气虚则推动血液运行无力，尤其是营养心脏之正经及支别脉络已有瘀浊阻滞者，气血循行不畅，耗气之后，心气无力推动血脉循行，日久气血痹阻不通，则猝然心痛。

4.寒邪内袭的影响。人生于天地之间，自然气候的变化与人体息息相关，外界气温的变化，必然影响人体。因气血在体内循行是热则流畅，寒则凝滞，因而寒邪侵袭人体，必定影响经脉气血运行。如王叔和在《脉经》中说："厥心痛者，乃寒气客于心包络也。"《素问·举痛论》云："经脉流行不止，环周不休。寒气入侵而稽迟，泣而不行，客于脉外则血少，客于脉中则气不通。"《诸病源候论》又有云："寒气客于五脏六腑，因虚而发，上冲胸间，则为胸痹。"由于寒冷致使经脉挛缩绌急，气血循行不畅，营养心之经脉出现瘀滞之病变，故而发生心痛。

5.饥饱失度的影响。《内经》有云："饮食自倍，胃肠乃伤。"所以饮食饥饱失度，易损伤脾胃之气，脾气虚则子盗母气，又心生脾，所以致心气虚，心气虚则推动血液循环

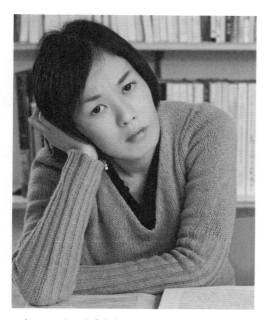

现代人压力大，容易焦虑。

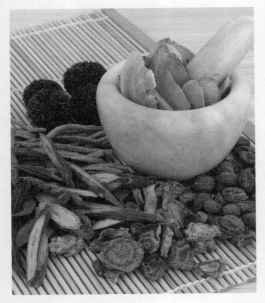

适宜冠心病患者的中药材。

不利，而诱发本病。又《素问·平人气象论》云："胃之大络名曰虚里，出于左乳之下，其动应衣脉宗气也。"所以胃气伤则脉宗气受损。所谓"脉宗气"实指心脏之气，心气受损，就会导致心气推动血液运行无力，尤其影响营养心脏之脉络。气血瘀滞不通时，则猝发心痛。

总的来说，内因是发病的基础，外因是发病的条件。冠心病的病理变化为"本虚标实，虚实夹杂"之症。其本虚可有气虚、血虚、阳虚，标实为血瘀、痰浊、气滞、寒凝。急性期以标实为主，缓解期则以本虚为主，兼标本兼治。

冠心病的中医分型论治

1.痰阻心脉证

证候：胸闷重而心痛微，痰多气短，肢体沉重，形体肥胖，遇阴雨天易发作或加重，伴有倦怠乏力，纳呆便溏，咯吐痰涎，舌体胖大且边有齿痕，苔浊腻或白滑，脉滑。

证机概要：饮食不节，恣食肥厚甘腻，或忧思伤脾，运化失司，聚湿成痰，痰浊盘踞，胸阳痹阻失展，气机痹阻，脉络阻滞。

治法：通阳泄浊，豁痰宣痹、开结。方药：栝楼薤白半夏汤加味。

组成：栝楼12克，薤白12克，法半夏10克，枳实12克，石菖蒲12克，桂枝10克，干姜10克，细辛3克。

加减：若痰蕴化热、咳痰黏稠、色黄、大便干、苔黄腻、脉滑数者，加黄连10克，天竺黄12克，竹茹12克，以清热化痰；若痰阻气机、气滞血瘀、胸部刺痛、舌紫暗者，加郁金12克，川芎12克，丹参15克，以理气活血，化瘀通脉；若痰扰清窍、眩晕、肢体麻木者，加天麻15克，竹茹12克，以祛痰、息风、定眩。

2.气滞心胸证

证候：心胸满闷，隐痛阵发，痛无定处，时欲太息，遇情志不遂时容易诱发或加重，或兼有脘腹胀闷，得嗳气或矢气则舒，苔薄或薄腻，脉细弦。

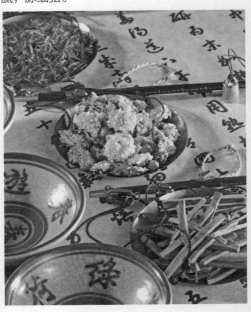

适宜冠心病患者的中药材。

证机概要：情志抑郁，或郁怒伤肝，肝失疏泄，气机瘀滞，心脉痹阻。

治法：疏肝理气，活血通络，调畅心脉。

方药：柴胡疏肝散加减。

组成：柴胡10克，枳壳10克，香附10克，川芎8克，郁金10克，延胡索10克，炙甘草3克。

加减：气郁日久化热、心烦易怒、口干便秘、舌红苔黄、脉数者，加牡丹皮10克，栀子10克，夏枯草15克，以疏肝清热；若气滞日久，兼有血瘀、胸闷心痛甚者，加檀香5克，丹参15克，砂仁6克（后下），以活血化瘀止痛。

3.心血瘀阻证

证候：心胸疼痛，心痛如刺如绞，痛有定处，入夜为甚，甚则心痛彻背，背痛彻心，或痛引肩背，伴有胸闷，日久不愈，可因暴怒、劳累加剧。舌质紫暗，舌有瘀斑，苔薄，脉涩或结代。

证机概要：血行瘀滞，血瘀内停，胸阳痹阻，心脉瘀阻、不畅。

治法：活血化瘀，通脉止痛。方药：血府逐瘀汤合失笑散加减。

组成：桃仁12克，红花12克，川芎10克，赤芍12克，当归12克，生地12克，牛膝12克，柴胡6克，枳壳6克，桔梗3克，甘草3克，蒲黄10克（包煎），五灵脂12克（包煎）。

加减：兼气滞胁胀、喜叹息者，加香附12克，檀香5克，以理气止痛；兼气虚、动则痛甚者，加黄芪30克，党参12克，白术12克，以补中益气；若瘀血甚者、胸痛剧烈者，加乳香10克，没药10克，延胡索12克，降香10克，丹参12克，以加强活血止痛的作用。

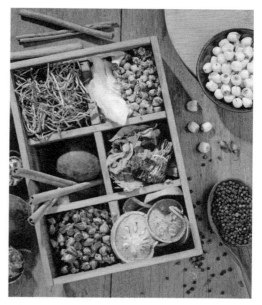

适宜冠心病患者的中药材。

4.心气亏虚证

证候：心胸隐痛，时作时休，心悸气短，动则益甚，伴倦怠无力，声息低微，面色㿠白，易汗出，舌质绛红，舌体胖而边有齿痕，苔薄白，脉虚细缓或结代。

证机概要：心气不足，鼓动无力，阴血亏耗，血行瘀滞，心脉不畅。

治法：补益心气，活血通脉。方药：保元汤加减。

组成：黄芪15克，党参10克，山药15克，炒白术12克，茯苓15克，炙甘草3克，生姜3克。

加减：唇舌紫暗者，加丹参12克，当归12克，以活血通脉；若心阴不足、口渴咽干、心烦失眠者，加酸枣仁30克，麦冬15克，玉竹12克，黄精12克，以益气养阴；若心火上扰、心悸心烦、失眠多梦、口舌生疮者，加黄连10克，炒栀子10克，菊花10克，以清心宁神。

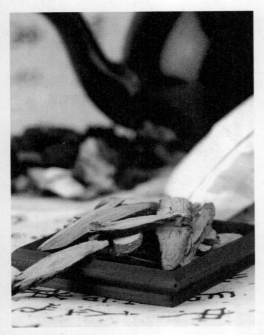

甘草可调和诸药。

5.寒凝心脉证

证候：猝然心痛如绞，心痛彻背，喘息不得平卧，多因气候骤冷或突感风寒而发病或加重，伴形冷，甚至手足不温，冷汗不出，胸闷气短、心悸、脸色苍白，苔薄白，脉沉紧或沉细。

证机概要：素体阳虚，阴寒凝滞，寒邪内侵，气血痹阻，胸阳不振，心脉不畅。

治法：辛温散寒，通阳止痛。

方药：栝楼薤白桂枝汤合当归四逆汤加减。

组成：栝楼10克，薤白10克，桂枝10克，当归12克，细辛3克，白芍15克，通草3克，丹参12克，郁金12克，甘草3克。

加减：畏寒肢冷者，加附子10克（先煎），干姜6克，巴戟天12克，以温经散寒止痛；若瘀血较重、胸部刺痛、舌质暗紫者，加川芎10克，延胡索12克，桃仁12克，红花12克，以活血止痛；若痰浊痹阻、咳吐痰涎者，加陈皮10克，杏仁9克，以宣肺祛痰。

6.心阴不足证

证候：心疼憋闷、心悸盗汗，五心烦热，虚烦不寐，腰膝酸软，头晕耳鸣，口干便秘，舌红少津，苔少或花剥，脉细数或促代。

证机概要：水不济火，虚热内灼，心阴不足，心失所养，血脉不畅。

治法：养心和络，润脉止痛。

方药：生脉散合天王补心丹加减。

组成：太子参12克，麦冬10克，五味子6克，生地12克，玄参15克，天冬12克，丹参12克，当归12克，茯苓12克，柏子仁12克，炒酸枣仁12克，远志10克。

加减：若肾阴虚、腰膝酸软者，加熟地12克，桑葚子12克，女贞子12克，以滋肾养阴、清热；若阴虚阳亢、风阳上扰、头晕目眩、肢体麻木者，加珍珠母30克（先煎），磁石30克（先煎），石决明15克（先煎），以重镇潜阳、息风；若胸闷刺痛、痛有定处者，加五灵脂10克（包煎），以活血通络、止痛。

7.心肾阳虚证

证候：心悸而痛，胸闷气短，动则而甚，自汗，面色㿠白，神倦怯寒，四肢欠温或肿胀，舌质淡胖，边有齿痕，苔白或腻，脉沉细迟。

证机概要：阳气虚衰，失于温运，胸阳不振，气机痹阻，血行瘀滞。

治法：补肾助阳，温补阳气，振奋心阳，温通心脉。

方药：参附汤和桂枝甘草汤加减。

组成：党参15克，附子10克（先煎），桂枝10克，干姜10克，炒白术12克，炙甘草6克。

加减：若心痛较剧者，加蜀椒1克，荜茇10克，细辛3克，赤石脂12克，乳香10克，没药10克，以温阳散寒，理气活血；若水肿，喘促心悸者，加茯苓30克，猪苓15克，益母草15克，泽泻10克，以活血利水消肿；若四肢厥冷者，宜用四逆加人参汤（附子、干姜、甘草、人参），以温阳益气，回阳救逆。

治疗冠心病的常用方剂

1.茵术汤：茵陈30克，苍术15克，莪术15克，鸡血藤30克，水煎服。治疗冠心病总有效率为80%。

2.开封冠心方：木通9克，刘寄奴9克，王不留行9克，瓦楞子15克，莱菔子9克，白芥子6克，远志6克，水煎服。治疗冠心病总有效率为90%。

3.冠心丹参丸：参三七、丹参、降香，制成丸（片）剂，每片或丸1~2克，每次3丸，每日3次。30天为1疗程。治疗心绞痛的总有效率为87%。

4.银蜜丸：银耳0.125克，蜜环菌发酵物

0.125克，制成蜜丸（以上为每丸的含量）。每次5~6丸，每日2~3次。治疗冠心病心绞痛总有效率为97%。

5.黄杨方：从黄杨中提取黄杨碱即环常绿杨碱D，制成片剂，每片含量为0.5毫克。第1个月每次2片，每日3次；第2个月每次2片，每日2次。治疗冠心病心绞痛总有效率为82%。

6.健心灵：黄芪45克，党参30克，丹参30克，片姜黄9克（或郁金9克），玄胡9克（或玄胡粉3克冲服），桂枝9克，炙甘草6克，水煎服。治疗冠心病总有效率为100%。

7.黄芪桂枝方：黄芪20克，桂枝10克，赤芍10克，全当归15克，党参15克，全栝楼15克，细辛5克，沉香5克，薤白12克，丹参30克，水煎服。治疗冠心病总有效率为96%。

8.附子甘草汤：附子10克，黄芪15克，麦冬15克，茶树根30克，益母草30克，仙灵脾12克，甘草6克，党参15克，丹参15

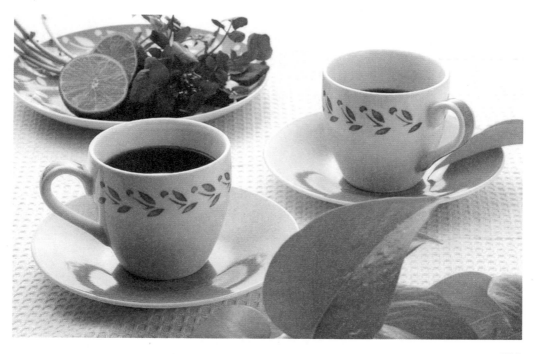

克，黄精12克，水煎服。对冠心病症状有缓解作用。

9.丹参陈皮汤：孩儿参（奶参）9克，丹参9克，当归6克，川芎3克，赤芍9克，白芍9克，生地9克，桃仁9克，红花5克，广木香5克，陈皮3克，甘草3克，水煎服。气阴两虚型每日1剂，每晚睡前服第1煎，次日凌晨4时服第2煎。治疗冠心病心绞痛总有效率为96.3%。

10.黄芪丹参方：黄芪15克，太子参15克，麦冬10克，五味子9克，丹参15克，赤芍15克，红花10克，仙灵脾10克，川芎15克，石菖蒲15克，三七粉（冲服）1.8克，水煎服。治疗急性心肌梗死有较好疗效。

11.陈皮方：虻虫10克，陈皮12克，水煎服。30天为1疗程。治疗冠心病心绞痛总有效率为100%。

12.活血方：当归尾15克，川芎9克，牡丹皮9克，苏木9克，红花9克，玄胡9克，桂枝9克，桃仁9克，赤芍9克，番降香3克，通草3克，炒麦芽6克，穿山甲9克，水煎，入童便及酒、韭汁饮之。以上为1日量。也可制成冲剂或流浸膏，分3次服。治疗死血作梗的心绞痛，疗效满意。

13.祛痰化瘀方：制半夏9克，麦冬9克，五味子9克，炒枳实15克，丹参15克，北沙参15克，茯苓30克，川芎12克，赤芍12克，丝瓜络或小麦为引，水煎服。重症患者每日2剂，分4次服用。30剂为1疗程。治疗冠心病、心绞痛总有效率为90%。

14.补气活血：黄芪30克，归尾6克，赤芍5克，桃仁3克，红花3克，地龙3克，川芎3克，水煎服。治疗冠心病、心绞痛总有效率为85.7%。

15.人参冰片方：生晒参0.045克，冰片0.05625克，蟾酥0.0045克，琉梅草9.375克。上方为1日量，制成9丸，每日3次，每日3丸，口服。当心绞痛发作时，可临时服药，咀嚼或舌下含服均可。1个月为1疗程。治疗冠心病心绞痛总有效率为76.7%。

16.豨莶草方：毛冬青根2500克，豨莶草500克，川红花90克，丹参90克，三七120克，降香30克，冰片6克，研末混合，水泛为丸，每日3次，每次6克。或毛冬青根8克，豨莶草5克，延胡索2克，川红花1克，制成注射液，每次2毫升，每日1~2次肌肉注射。每周肌注6天，120毫升为1疗程。治疗冠心病、心绞痛应用第1个疗程的总有效率为82.6%，服用第2个疗程的总有效率为95.9%。

17.丹参首乌方：丹参8克，生首乌4克，制黄精4克，干葛根4克，葡萄糖25克，加水制成250毫升输液，为静脉滴注1日量。20天为1疗程。治疗冠心病的总有效率为64%。

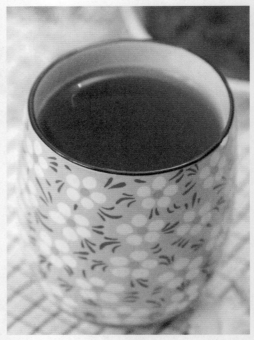
丹参首乌方适合心绞痛型冠心病患者。

18.益气活血方：黄芪、党参、黄精，制成注射液，或赤芍、丹参、郁金，制成注射液。治疗心肌梗死的总有效率为92%。

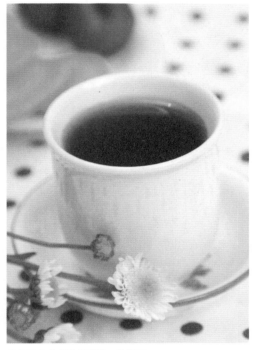

益气活血方有助于预防心肌梗死。

19.三七琥珀散：三七3克，琥珀3克，共研为细末，和匀口服，每次1.5克，每日3次。治疗冠心病。

20.心痛方：栝楼10克，丹参8克，三七5克，郁金12克，蒲黄6克，五灵脂10克（包煎），降香10克，琥珀8克，水煎服，分3次服用。或橘红6克，半夏10克，茯苓12克，石菖蒲8克，郁金12克，檀香5克，蒲黄6克，五灵脂10克（包煎），水煎服，分3次服用，或党参20克，黄芪20克，莪术8克，丹参12克，玄胡10克，川芎8克，黄精10克，香附10克，水煎服，分3次服用。或钩藤12克，赤芍12克，白芍10克，草决明12克，益母草5克，

珍珠母8克，生山楂8克，鸡血藤10克，水煎服，分3次服用。或栝楼10克，薤白10克，橘红10克，荜茇10克，细辛3克，川芎8克，党参15克，高良姜6克，水煎服，分3次服用。治疗冠心病、心绞痛总有效率为78.2%。

21.参七散：大三七、高丽参均等份，共研为细末，和匀口服，每次1克，每日3次。治疗冠心病。

22.橘皮汤：橘皮15～30克，枳实、生姜各10克。把上药加水300毫升，煎取150毫升。待温后口服。治疗冠心病胸闷，胃脘不适感者。

23.二参红枣饮：党参10克，北沙参10克，红枣5枚。将红枣去核，党参、沙参切成片，一起放进炖杯中，加水200毫升，置中火烧沸，然后用小火煮15分钟即可，代茶饮。治疗冠心病。

24.山楂丹参饮：山楂10克，丹参6克。将山楂去核，洗净，切片，丹参洗净切片，放进炖杯中，加入清水200毫升，煎汁即可。代茶饮用。治疗心肌梗死。

25.三棱莪术方：每次用三棱、莪术粉各1克，每日2～3次，温热水送服。治疗冠心病。

26.元胡郁金散：延胡索、郁金、檀香各等份，共研为末，每次2～3克，每日2～3次，用温水送服。治疗冠心病。

27.三七散：参三七粉、沉香粉、血竭粉（按2∶1∶1的比例和匀），每次2克，每日2～3次，用温热水送服。治疗冠心病。

28.养阴活血方：西洋参30克，丹参30克，北沙参30克，苦参30克，三七参（即三七）30克，麦冬30克，赤芍50克，川芎30克，降香50克，秦艽30克，冰片15克。将以上药材共研为细粉（个别药物浓缩提取研末），装胶囊，每粒0.45克，每服5粒，每

日3次。本方能益气养阴、活血化瘀、调整心脉。治疗冠心病、心绞痛、心律失常及胸主动脉硬化症，属气阴两虚、血脉瘀滞者。

29.生脉饮加味方：人参10克，麦冬10克，五味子10克，栝楼20克，薤白15克，枳实20克，桂枝10克，丹参20克，石菖蒲10克，三七粉3克，水蛭3克，炒枣仁30克。上药共煎煮，浓缩提取至浓缩丸，每丸重0.2克，每次服20丸，每天3次，3个月为1个疗程。本方能活血祛瘀、益气养阴。适合冠心病、心肌炎所致心悸、心慌、心绞痛、胸闷气短等病症。

30.甘草桂枝饮：甘草30克，桂枝10克，太子参15克，麦冬15克，五味子15克，丹参15克，栝楼15克，薤白10克。水煎服，每日1剂。本方能温阳益气，活血通络。适用于心阳亏虚、心脉痹阻所致冠心病患者。

31.丹参葛根方：丹参、葛根、山楂各100克，三七、木香各20克。将上药共研成细末，每日3次，每次取药粉10克，餐后开水送服。适用于冠心病、心绞痛。

32.丹参银杏方：三七粉30克，丹参75克，川芎60克，银杏叶18克，合欢皮45克，赤芍30克，红景天30克。将以上药物混合在一起，研磨成细粉备用，每次3克，饭前用开水冲服，1日3次，该药品为1个疗程用量。30天为1个疗程。本方能活血化瘀、降脂、解郁安神、行气止痛，适用于瘀血痹阻型冠心病、心绞痛。

33.牡丹皮地骨皮茶：牡丹皮3克，地骨皮10克，沸水冲泡，闷约15分钟，不拘时饮用。本品能清脑宁心，主治头晕目眩、胸闷心悸，对防治高脂血症、高血压、冠心病也有一定疗效。

34.麦冬煎剂：麦冬、生地各30克，水煎代茶饮服。此药茶有清热养阴作用，而且能补

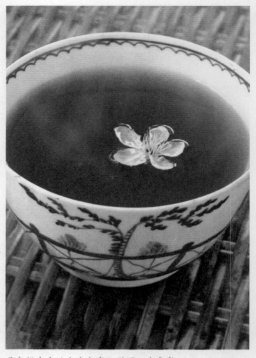

丹参银杏方适合瘀血痹阻型冠心病患者。

气和养心，有助于改善心肌营养，提高心肌耐缺氧能力，能缓解心绞痛及胸闷等症状。

35.黄芪丹参方：黄芪30克，鸡血藤、丹参、党参、蒲黄各15克，川芎、红花、赤芍、菖蒲各10克，降香3克。水煎服，分3次服用。本方治疗气虚血瘀型冠心病，治愈率为57%。

36.茯神丹参方：茯神12克，丹参、赤芍、桃仁、酸枣仁（炒）、柏子仁各9克，薤白、郁金、全栝楼、牡丹皮各5克，桂枝、甘草各3克，红枣5枚。水煎服，分3次服用，每日1剂。本方适用于痰瘀内滞型冠心病，症见心痛，痛有定处，咳唾痰涎，心悸，头晕，失眠，舌紫苔腻，脉滑。

37.丹参柴胡方：黄芪、丹参各15克，党参、麦冬各12克，当归10克，苍术、白术各8克，陈皮、柴胡、姜黄、郁金、五味子各6

克，升麻、砂仁、檀香各5克，薄荷（后下）3克。水煎服，每日1剂，分3次服用。本方适用于老年心绞痛经常发作患者，中医辨证属气阴两虚、瘀血内阻型，症见胸闷隐痛，时作时止，心悸气短，面色少华，倦怠懒言，头晕目眩，苔薄黄，脉细弱无力。

38.菖蒲酸梅茶：九节菖蒲3克，酸梅肉5枚，红枣5枚。加水煎汤，可代茶饮。本茶剂对心气虚弱、心血不足所致之惊恐、心悸、失眠、不思饮食等症效果显著，也适宜冠心病患者服用。

39.红花檀香茶：红花、檀香各5克，绿茶1克。加水适量，煎汤取汁，可代茶饮用。本品具有较好的活血化瘀止痛作用，可缓解冠心病患者心胸窒闷、隐痛等症状。

40.党参生地方：党参、丹参各15克，栝楼皮12克，生地、半夏、枳实、三七、川芎、赤芍、茯苓各10克，降香8克，细辛3克。水煎服，每日1剂，分3次服用。本方能益气阴，荣心肌，化痰瘀，通阴维。主治冠心病、心肌缺血、心绞痛，中医辨证属痰瘀痹阻型，症见左胸闭闷疼痛，痛及左侧胁背或左前臂内侧，时时复发者。

41.黄芪佛手茶：黄芪12克，佛手9克。以沸水300毫升冲泡，代茶饮用，可不拘时饮用，每日1剂。外感发热时停服。临床实践证明本茶品中黄芪能增强心肌收缩力，扩张冠状动脉，改善心肌供血，增强免疫力；而佛手中的佛手内酯有增加冠脉血流量、稳定心率、纠正心肌缺血的作用，饮用此茶能预防冠心病。

42.党参枣仁汤：党参、川楝子各15克，炒枣仁、生龙骨、生牡蛎各20克，当归、菖蒲、山楂、炒麦芽各10克，熟地6克。水煎服，每日1剂，分3次服用。本方适用于冠心病、心绞痛，总有效率为94%。

43.生地麦冬汤：生地、麦冬、党参、炙甘草、五味子、玉竹、郁金、阿胶（烊服）、丹参、桂枝各10克。水煎服，每日1剂，分3次服用。适用于气阴两虚型冠心病，症见心胸疼痛，时发时止，心慌气短，自汗乏力，五心烦热，多梦易惊，舌红苔薄少津，脉沉弦细或结代。

44.丹参茯苓汤：丹参20克，陈皮10克，郁金10克，半夏10克，栝楼壳10克，茯苓10克，三七5克（研末，分2次冲服），红参10克（单煎，兑服），桂枝10克，薤白10克，石菖蒲15克，远志10克。水煎服，每日1剂，分2次温服。本方能祛痰开窍，通阳活血，治疗痰湿内盛型冠心病，症见心悸气短，心胸闷胀而痛，偶发刺痛，头晕沉或嗜睡，舌淡苔腻，脉细者。

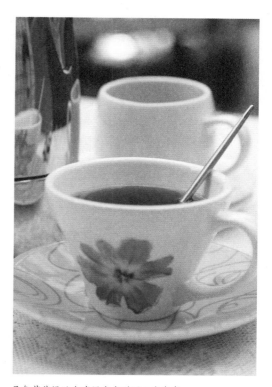

丹参茯苓汤适合痰湿内盛型冠心病患者。

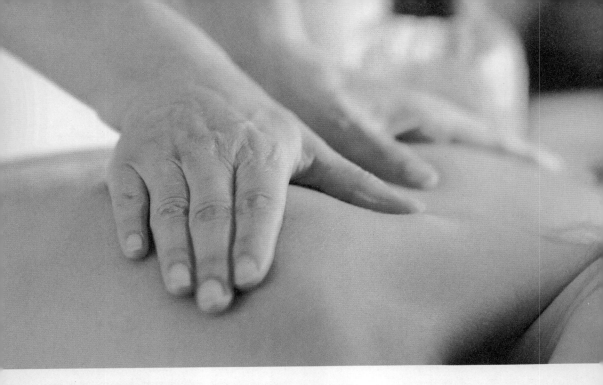

冠心病的治疗方法集锦

　　中医治疗冠心病除了一般的中药内服治疗外，还有针灸、推拿、薄贴、药浴、水疗等中医传统方法。

针灸疗法

　　1.穴位选取

　　主穴：心俞、厥阴俞、大椎、膻中、内关。配穴：痰阻心脉者加丰隆、肺俞、间使；气滞心胸者加中脘、足三里、太冲；心血瘀滞者加膈俞、血海、三阴交；寒凝心脉者加足三里、关元、太溪；心气亏虚者加气海、足三里；心阴不足者加三阴交、少府、太溪；心肾阳虚者加关元、气海。

　　2.穴位定位

　　心俞：背部俞穴，位于第5胸椎棘突下，旁开1.5寸处。

　　厥阴俞：在背部，位于第4胸椎棘突下，旁开1.5寸处。

　　大椎：位于背部正中线上，第7颈椎棘突下凹陷中。

　　膻中：位于胸部，当前正中线上，平第4肋间，两乳头连线的中点。

　　内关：位于前臂正中，腕横纹上2寸，在桡侧屈腕肌腱同掌长肌腱之间。

　　丰隆：位于外踝尖上8寸，条口穴外1寸，胫骨前嵴外2横指处。

　　肺俞：位于背部，当第3胸椎棘突下，旁开1.5寸处。

　　间使：位于前臂掌侧，当曲泽与大陵的连线上，腕横纹上3寸，掌长肌腱与桡侧腕屈肌腱之间。

　　中脘：位于上腹部，前正中线上，当脐中上4寸处。

　　足三里：位于外膝眼下四横指、胫骨边缘处。

太冲：位于足背侧，第1、第2跖骨结合部之前凹陷处。

膈俞：位于背部，当第7胸椎棘突下，旁开1.5寸处。

血海：位于大腿内侧，髌底内侧端上2寸，当股四头肌内侧头的隆起处。

三阴交：位于小腿内侧，当足内踝尖上3寸，胫骨内侧缘后方处。

关元：位于前正中线上，脐下3寸处。

太溪：位于足内侧，内踝后方，当内踝尖与跟腱之间的凹陷处。

气海：位于下腹部正中线上，当脐下1.5寸处。

少府：位于人体的手掌面，第4、第5掌骨之间，握拳时，当小指尖处。

操作方法：实证者针用泻法（捻转角度大，用力重；轻插重提，幅度大，频率快，操作时间长；进针时迎着经脉循行的方向刺入等为泻法），虚证者针用补法（捻转角度小，用力轻；重插轻提，幅度小，频率慢，操作时间短，进针时随着经脉循行的方向刺入为补法），针刺时，施术者要谨慎小心，严格遵守针灸注意事项，留针15～20分钟，行针过程中不要受风。

推拿疗法

方法一：

穴位选取：内关、灵道、膻中、肺俞、心俞、厥阴俞。

穴位定位：

灵道：位于前臂掌侧，当尺侧腕屈肌腱的桡侧缘，腕横纹上1.5寸处。

肺俞：是背部俞穴，位于第3胸椎棘突下，旁开1.5寸处。

操作方法：

1.点按内关穴：当心绞痛、心律失常发作时，用力不停点按内关穴，每次3分钟，间歇1分钟，能迅速止痛或调整心律。

2.揉灵道穴：冠心病发作时，可用拇指先轻揉灵道穴1分钟，然后重压按摩2分钟，最后轻揉1分钟，每天上午、下午各揉1次，10天为1疗程，间歇2～3天，可进行下一疗程。经观察，揉按治疗后心绞痛症状明显减轻。

3.选膻中或背部两侧膀胱经之肺俞、心俞、厥阴俞等穴，用拇指做按揉法，腕推法，一指禅点按法，每次15分钟，每天1次，15次为1疗程，治疗期间，停服强心药及其他药物。

方法二：

穴位及部位选取：内关、神门、上胸部、双侧胁部、腋窝、膻中、郄门、阴郄、至阳、心俞。

神门：在腕部，腕掌侧横纹尺侧端，尺侧

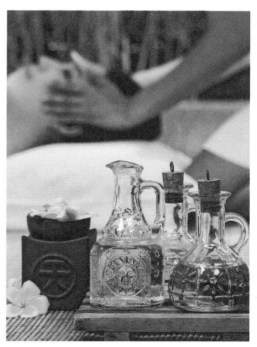

推拿疗法。

腕屈肌腱的桡侧凹陷处。

上胸部：两侧上胸部，即双侧乳头至两侧锁骨下缘之间这一扇形区域的胸部。

双侧肋部：双肋部位于两侧乳头之下至双侧肋弓下缘之上的侧胸区。

腋窝：两侧腋窝定点。

郄门：位于前臂掌侧，当曲泽穴与大陵穴的连线上，腕横纹上5寸处。

阴郄：位于前臂掌侧，当尺侧腕屈肌腱的桡侧缘，腕横纹上0.5寸处。

至阳：位于第7胸椎棘突下凹陷中。

操作方法：患者取仰卧位，施术者坐于右侧，先施指摩法于膻中穴及左侧前胸部5～8分钟，手法宜轻快柔和。继上体位分别指揉上肢郄门、神门或内关、阴郄这两组穴位，每穴指揉1～2分钟。再指揉双侧太溪穴1～2分钟。患者取坐位，双臂向前俯伏于桌子上，施术者位于患者后侧方，以双指揉法分别对心俞、膈俞、厥阴俞等背俞穴进行按揉，每穴1～2分钟。再以指揉法于至阳穴1～2分钟。最后取擦法于心俞穴及至阳穴（均为左右横向摩擦），以热为度。

方法三：

穴位及部位选取：上胸部、内关、心前区部。

操作方法：

1.抹胸：以一手掌紧贴胸部，由上向下按抹，用两手交替进行，按抹30次，按摩时不宜隔衣。

2.以一手拇指指腹紧按另一前臂的内关穴，先向下按，再做向心性（由前臂向上臂方向用力）按压，两手交替进行。对心动过速者，手法由轻渐重，同时可配合震颤及轻揉；对心动过缓者，用强刺激手法。平时则可按住穴位，左右旋转各10次，然后紧压1分钟。

3.拍心：用右手掌或半握拳式拍打心前区，拍打40次，拍打力度以患者舒适为度。

膏药穴位贴敷

膏药穴位贴敷在古代称为薄贴。膏药起源很早，早在《黄帝内经》中已有"治之以马膏膏其急者"的记载，是常用的外治措施之一。膏药的制作过程不算很复杂，只要掌握技巧即可，一般是按配伍，将若干药物浸于食用油（胡香油）中煎熬，去渣、存油，加入黄丹再煎，利用黄丹在高热下经过物理变化，凝结而成，也俗称药肉，再用竹签将药肉摊在纸上或布上，便于收藏、携带，用时稍加热微溶贴敷即可。

穴位贴敷是用药贴贴敷在人体经络行经路线上，使血管扩张、血流量增加，增强血管壁的通透性和细胞的吞噬能力，充分发挥中药的作用，以调畅气血、通经达络，来达到治疗疾病的目的。在操作使用膏药敷贴时，要注意以下三点：

1.选准穴位，注意体位。穴位敷贴疗法是以穴位作为治疗区域，选好、选准穴位十分重要。敷贴穴位在选择时，除了和其他刺灸疗法一样，据症情予以最佳处方外，还应注意，穴位不可选得过多以及少选关节或其他活动度较大的部位的穴位，以避免贴时容易脱落；其次，穴区要选准，尽量采用体表标志。在敷贴时，根据穴位所在部位，分别要求患者保持平卧、正坐、俯首、平肩等正确姿势，使之能敷贴稳妥，防止药物流失。

2.局部清洁，预防不良反应。

3.认真固定，时间适宜。有一定刺激性的药物敷贴时间不可过长，小儿穴位敷贴时间不可过长，有过敏反应史的患者，时间更不宜过长。另外，对某些穴位敷贴时间要恰当选择，如涌泉穴，在临睡前敷贴，起床时去掉为好，以免影响行走；面部穴，最好也按此法，以免影响美观。

一般而言，用药物敷贴治疗冠心病时，要根据心脏病患者的证型及虚实来选择个体化的中药汤剂。常用治疗冠心病的薄贴方法有以下几种：

第一种，心绞痛宁膏。由丹参、红花等药物成分组成，上药依法制成浸膏，涂于布面上即可。心绞痛发作时，将药膏敷贴于患者心前区，每24小时更换1次，2周为1疗程。一般取效最快为12分钟，药效维持48小时。

第二种，活血理气药膏。由三七、水蛭、黄芪、沉香粉、冰片、丹参、葛根、天然麝香组成。将上药制成药膏。取第一组穴位心俞、内关、膻中（都是双边取穴），第二组穴位厥阴俞（双侧）、双关（内关和外关，双侧取穴）、巨阙（位于前正中线上，肚脐上20厘米处）。

用酒精消毒皮肤并脱去表面皮脂，将药膏涂于上述穴位上，用塑料薄膜覆盖后，加胶布固定，每次选用1组穴位，48小时后换用另外1组穴位。

药浴疗法

药浴，在中国已有几千年的历史，是我国医学独特的外治疗法，是一种独特的给药途径。据记载自周朝开始，就流行香汤浴。中药药浴对亚健康的调理有良好的效果。药浴亦称"水疗"，系中药加水煎煮，取药液洗浴局部或全身。现代研究表明，药浴液中的药物离子通过皮肤黏膜的吸收、扩散、辐射等途径进入体内，避免了肝脏首过效应，减少了毒副作用。

人体内脏和体表各组织器官是一个有机的整体。故药浴液中的有效成分通过局部进入体内，以调整脏腑功能而治病求本，同时药浴液的温热效应能够提高组织的温度，舒张毛细血管，改善循环，使血液加速，且通过皮肤组织吸收后，调节局部免疫状态，抑制和减少生物活性物质的释放，从而达到防治疾病的目的。中药足浴疗法具有简便验廉的特点。中药药浴使用方便，无须特殊设备，不受环境条件的过多限制，所用药物价廉易得又疗效显著，对亚健康患者非常适宜，故而广受群众的青睐，在药浴治疗疾病时，要注意以下几点：

第一，沐浴时要注意保暖，浴室温度不宜低于20℃，避免受寒，吹风，洗浴完毕马上拭干皮肤。冬秋之季，尤其注意浴处宜暖而避风。

第二，饭前饭后30分钟内不宜洗浴。空腹洗浴，容易发生低血糖而虚脱昏倒。饭后饱腹沐浴，全身体表血管被热水刺激而扩张，胃肠等内脏血液都会被动员而分散到身体表层，胃肠道的血量供应减少，同时会降低胃酸分泌，并使消化器官功能减低，从而影响食物的消化吸收。

第三，对于儿童、老人和心、肺、脑等病患者，不宜单独洗浴，应有家属助浴，洗浴的时间不宜过长。

第四，沐浴时和出浴后，若感觉口渴，应喝1000毫升左右的温水，及时补充水分。

常用的药浴方有：

1.药浴配制：党参15克，麦冬12克，五味子8克，栝楼皮15克，赤芍15克，红花10克，莪术15克，川芎15克，桂枝10克。煎水后药浴。本方可以益气活血，通络。适用于气阴两虚型冠心病患者。

2.药浴配制：人参10克（或党参30

克），熟附子12克，干姜9克，桂枝12克，茯苓15克，熟地15克，山茱萸12克，枸杞子12克，杜仲15克，丹参15克，甘草6克。煎水后洗浴。本方能温阳散寒，补肾助阳。适用于肾阳虚型冠心病患者。

3.药浴液配制：当归100克，元胡50克，川芎160克，丹参150克，黄芪200克，冰片、桂枝、桃仁、红花、赤芍、炙甘草各80克，加水煎至1000毫升；药浴液每100毫升加苯酚0.5毫升。上述药液加清水10升，灌装密封高压灭菌后备用。采取全身药浴浸浴，100升浴水加入药浴液30毫升，水温保持37～40℃，每天1次，每次20分钟，14次为1个疗程。适用于冠心病患者。

总的来说，药浴用药与内服药一样，亦需遵循处方原则，辨病辨证选药，即根据各自的体质、时间、地点、病情等因素，选用不同的方药，各司其所，才能发挥药浴的最佳性能。但是，从临床数据来看药浴治疗冠心病不如内服药效果明显，所以在治疗冠心病时，很少或不用药浴治疗。

水浴疗法

水浴疗法是利用各种不同成分、温度、压力的水，以不同的形式作用于人体，以达到机械及化学刺激作用来防治疾病的方法。水对机体的作用极其复杂，机体的反应变化体现在许多方面，所以，目前为止，只能认为水浴疗法是一种非特异性全身刺激疗法，即通过神经体液途径在体内产生的极复杂的生物物理变化，引起体内器官功能改变的结果。其发挥作用主要通过以下途径：自主神经作用、肾上腺皮质激素作用、巯基作用、组胺作用、蛋白质代谢作用、离子代谢作用，以及正常化作用。在水浴疗法中，无论水疗还是药浴，治疗作用机制

无外乎三个决定性因素，即温度、机械及化学的刺激作用，其中尤以温度的刺激作用最为显著，即水浴。

实施水疗时要注意以下几点：

1.有严重心脏病的患者不可水疗。

2.高血压患者水疗时，水温要保持低温。

3.有癫痫发病史的患者不可水疗。

4.近期出现的伤疤，在水疗时，有疤痕的区域避免做水疗。

5.怀孕期的女性，不可做水疗的疗程治疗。

6.水疗时间不宜过长，一般20～30分钟为宜，在头一次水疗时，时间要缩短至15分钟内。

7.水疗前1小时及水疗后1小时，不建议做其他运动。

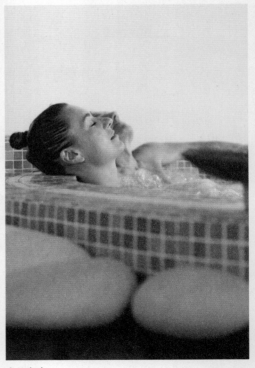

水浴疗法。

根据水的区域划分，水浴疗法可分为海水浴、淡水浴、温泉浴、药物浴（西药浴及中药浴）、矿泉浴、气水浴。而常用的水浴则有温泉浴和矿泉浴两种。矿泉浴的具体方法如下：用威海矿泉水淋浴，每次5～10分钟，水温40℃左右，以没有不适应感为佳，出浴休息10分钟，再疗5～10分钟。以20～25天为1疗程，休息5～7天再进行另一疗程。对治疗心痛有较好效果。

气雾剂吸入法

气雾剂是指含药、乳液或混悬液与适宜的抛射剂，共同装封于具有特制阀门系统的耐压容器中，使用时借助抛射剂的压力将内容物呈雾状物喷出，用于肺部吸入或直接喷至腔道黏膜、皮肤及空间消毒的制剂。由于药物可以直接到作用部位或吸收部位，具有十分明显的速效作用与定位作用，尤其在呼吸道给药方面，具有其他剂型不能替代的优势。

气雾剂使用方便，一揿（吸）即可，老少皆宜，有助于提高患者的用药顺应性，并可避免肝脏的首过效应，而且给药剂量准确。常用于缓解冠心病出现的心绞痛的气雾剂有以下几种：

1.寒心舒气雾剂（含肉桂、香附、川芎、白术、干姜、当归、炙甘草、制附子等）：具有温经散寒、理气止痛的功效。适用于寒性心绞痛患者，表现为感寒痛甚、面色苍白、四肢厥冷、冷汗自出、口淡不渴、平常小便清长、大便溏薄、舌淡苔白、脉沉迟。用药方法：舌下喷雾，每次喷1～2下。此外，还应注意添衣戴帽保暖，或烤火取暖，有条件的可开电热毯、空调等。

2.热心舒气雾剂（含牡丹皮、川芎、生地、犀角、赤芍、玄参等）：具有清热凉血、活血止痛的功效。适用于热性心绞痛患者，表现为得热痛剧、面色发红、肢体温热、热汗频出、口渴喜饮、平时大便秘结、小便短赤、舌红苔黄、脉细数。用药方法：舌下喷雾，每次1～2下。此外，还应注意降温乘凉，开窗通风，有条件的可开电风扇、空调降低室温。

3.宽胸气雾剂（含细辛油、檀香油、高良姜油、荜茇油、冰片、丹参、木香等）：具有理气止痛、芳香醒脑的功效。适用于大多数冠心病心绞痛急性发作时的临时应急用药，尤其适用于长期使用西药类对西药产生耐药性者。用药方法：舌下喷雾，每次喷1～2下，一般症状可于5～10分钟内缓解。

4.复方细辛气雾剂（含细辛等成分）：心绞痛发作时，将瓶倒置，喷口对准口腔，喷2～3次。具有行气止痛的功效。

5.复方丹参气雾剂（含丹参干浸膏、三七、冰片）：具有活血化瘀、理气止痛的功效。适用于胸中憋闷、心绞痛的冠心病患者。用药方法：口腔喷雾，吸入，一次喷3～5下，一日3次，或遵医嘱使用。

6.川苏救心气雾剂（含川芎、苏合香、冰片）：具有活血化瘀、行气止痛的功效。适用于初发性劳累性心绞痛和稳定性劳累性心绞痛的心血瘀阻证候，症见心胸刺痛，胸闷不舒，心悸气短。用药方法：喷于舌下，一日3次，一次喷3下，发作时随时应用。